免疫测定

主　编　樊绮诗
副主编　储迅涛　顾志冬
编　者（以汉语拼音为序）

曹文俊　复旦大学附属眼耳鼻喉科医院
曾敏霞　珠海丽珠试剂股份有限公司
储迅涛　珠海丽珠试剂股份有限公司
樊绮诗　上海交通大学医学院附属瑞金医院
顾文莉　上海交通大学医学院附属第九人民医院
顾志冬　上海交通大学医学院附属瑞金医院
刘湘帆　上海交通大学医学院
孙顺昌　上海交通大学医学院附属瑞金医院
王佳谊　同济大学附属第十人民医院
吴蓓颖　上海交通大学医学院附属瑞金医院
赵　缜　上海市闵行区中心医院
郑佐娅　上海交通大学医学院

人民卫生出版社

图书在版编目（CIP）数据

免疫测定 / 樊绮诗主编 . —北京：人民卫生出版社，2018
ISBN 978-7-117-26850-9

I.①免… Ⅱ.①樊… Ⅲ.①免疫测定 Ⅳ.①R446.61

中国版本图书馆 CIP 数据核字（2018）第 131994 号

人卫智网	www.ipmph.com	医学教育、学术、考试、健康，
		购书智慧智能综合服务平台
人卫官网	www.pmph.com	人卫官方资讯发布平台

免 疫 测 定

主　　编：樊绮诗
出版发行：人民卫生出版社（中继线 010-59780011）
地　　址：北京市朝阳区潘家园南里 19 号
邮　　编：100021
E - mail：pmph @ pmph.com
购书热线：010-59787592　010-59787584　010-65264830
印　　刷：三河市尚艺印装有限公司
经　　销：新华书店
开　　本：787×1092　1/16　　印张：16　　插页：2
字　　数：399 千字
版　　次：2018 年 10 月第 1 版　2018 年 10 月第 1 版第 1 次印刷
标准书号：ISBN 978-7-117-26850-9
定　　价：69.00 元
打击盗版举报电话：010-59787491　E-mail：WQ @ pmph.com
（凡属印装质量问题请与本社市场营销中心联系退换）

谨以这本书献给我们敬爱的老师陶义训教授

序

　　基于抗原抗体结合反应的免疫测定，特异敏感，在临床疾病诊疗中的应用极为广泛，既可作为筛查试验和诊断试验，也可作为确证试验。应用上的特点，一是方法多，二是项目多。

　　现代免疫学的发展与微生物学相伴相随，免疫测定技术的发展一开始亦是如此，从1896年用于伤寒诊断的肥达试验（Widal test），免疫测定经历了免疫凝集、免疫沉淀和标记免疫测定技术的发展历程。免疫凝集试验可分为直接凝集试验、间接凝集试验和自身红细胞凝集试验等。免疫沉淀试验也有环状沉淀试验、免疫扩散（单向和双向）、免疫电泳、免疫透射比浊和免疫散射比浊等。标记免疫测定技术则可分为放射性核素标记和非放射性核素标记两大类，后者又有酶、荧光素、直接发光剂如吖啶酯、镧系元素、三联吡啶钌、胶体金和胶体硒等的标记。20世纪70年代中期出现的杂交瘤技术产生了单克隆抗体，其应用于免疫测定极大地提高了免疫测定的灵敏度和特异性，且为不同免疫测定方法的设计提供了广阔的想象空间。因此，如果说抗原和抗体特异相互作用只是免疫测定技术的基本框架，那么，标记物、单克隆抗体、固相支持物等就像是这个框架上最为丰富多彩的外装。

　　从理论上讲，任何一种抗原或半抗原物质，只要能得到其特异抗体，均可以建立相应抗原或半抗原的免疫测定方法；同样，任何一种特异抗体，只要能得到纯的特异抗原，也可很容易地建立这种特异抗体的免疫测定方法。因此，临床上采用免疫学方法测定的生物活性物质越来越多，应用越来越广。免疫测定在可预见的未来，仍将是大分子蛋白质和特异抗体测定的首选方法。

　　樊绮诗教授主编的《免疫测定》从抗原抗体结合反应的基本原理、特异抗原和抗体以及标记物的制备、测定试剂的研发、免疫测定及其相关技术、质量控制等免疫测定技术本身及应用等方面进行了全方位的论述，作者均为陶义训老师的弟子们。该书应是一本既可供在读本科生、研究生学习免疫测定技术时的重要参考书，也是免疫测定试剂研发企业技术人员不可多得的实用工具书。樊教授与我已相识十多年，只知她是一位在分子遗传检测领域有很深造诣的大专家，做事严谨认真，看到即将付梓的《免疫测定》，才知樊教授原来师出免疫学和免疫测定技术大家陶义训老师门下，在免疫测定技术方面也有如此的深知。很高兴能有机会为樊教授主编的《免疫测定》一书作序，感谢樊教授为业界奉献了这本免疫测定专著。

　　陶义训教授也是我当初进入免疫测定这个领域后一直深为景仰的老师，后来在我们举办全国会议时，也有幸几次请到陶老师为我们全国免疫检验的同道授业解惑。陶老师循循善诱、平易近人的大家风范给我以及全国同行留下了很深的印象。正如樊教授在前言之前提到的，我也谨将此序献给尊敬的陶义训老师。

李金明

2017年6月

写在前面

19世纪下半叶,科学家们从免疫动物和传染病病人的血清中发现一种物质,具有能特异地结合病原体及其产物的能力,他们把这种物质称为抗体,并且把能引起抗体产生的物质称为抗原。1896年,Vidal根据伤寒病人的血清能与伤寒杆菌发生特异凝集这一现象,建立了肥达反应,成为实验室诊断伤寒的有效指标。一个多世纪以来,根据抗原抗体结合能产生多种反应,如凝集反应、沉淀反应、溶血反应、补体参与的反应、中和反应等,科学家在这些反应原理的基础上发明了各种技术,这些经典的免疫学技术被广泛地用于病原菌鉴定、传染病诊断和流行病学调查。

一、关于免疫测定

免疫测定(immunoassay)是指用特异性抗体(或抗原)测定生物样本中感兴趣的分析物(analyte),通过标记使其得以示踪、可见、显色或发光的技术。

免疫测定技术的诞生和发展基于免疫学反应的基本原理,同时也得益于物理学、化学、生物学等专业的科学理论基础。许多学者认为,免疫测定的发展步伐其实远远地快于现代工业制造业、制药以及环境保护等领域的发展,成为当今发展最快、最为先进的生物学技术之一,在临床医学、生物学、药学,乃至食品技术、法医毒理学、农用化学物、环境监测等研究中都有极广泛的应用。

根据免疫测定的定义,目前公认的现代免疫测定技术发端于20世纪50年代,也就是放射免疫测定(radioimmunoassay, RIA)技术的诞生。放射免疫测定的发明者是Solomon Berson和Rosalyn Yallow,他们用放射性核素^{131}I标记胰岛素,开创了用标记抗体定量测定体内微量物质的先河,尽管发明者当时的研究目的并不是为了发明一种检测技术,但这项成就于1977年获得了诺贝尔生理学或医学奖。20世纪60年代,Stratis Avrameas和José Uriel教授等发明了酶标记免疫技术,用酶替代了放射性核素标记抗体。70年代末期以来,不断有新型标记物被发现而用于抗体的标记,从而陆续有了各种免疫测定技术问世,如荧光免疫技术、化学发光免疫技术、固相膜免疫分析技术等,使得几乎所有具抗原性和半抗原性的生物标志物都可以被测定,这些技术也成为临床免疫学检验中的主流技术。

20世纪80年代中期,美国国会在科学家的建议和推动下,批准启动了"人类基因组计划",该计划出资30亿美元,旨在阐明人类基因组中31.6亿($3.16×10^9$)碱基对的全部序列和基因结构,希望能以此为突破口,解码人类生命的奥秘。"分子生物学"作为一门独立的新兴学科在这样一个庞大的研究计划出台的契机下,得到了迅猛的发展。当时有许多科学家或者加入了"基因组计划"的研究队伍,或是转变了原本的研究方向,从蛋白质分析技术平台转向为更多地用分子生物学理论与技术平台,从核酸与基因层面寻找研究答案。那个时期我正好在国外学习,我看到许多实验室中用于研究蛋白质的经典技术平台与精良设备被弃置一旁,实验室腾出可观的场地用于添置分子生物学研究的设备,而一些仍在坚持蛋白质研究的课题组被紧缩在狭小局促的空间内,成为实验室非主流研究力量,甚至于一些身怀蛋白质研究"绝技"的技师们看上去似乎也不再那么忙碌而充实了……。人们一度认为,人类基因组研究结果的公布对于在医学研究和临床实践中起主导地位的免疫学分析这一工具就是一个终结信号,例如 *The Immunoassay Handbook* 的作者 David Wild 甚至也以为,他这本专著的第 3 版可能就是最后的一个版本了。

然而,人的基因组中仅仅只有大约 25 000 个基因,这说明一个基因能编码多个蛋白质及其变异体(variant),这一令人惊讶的发现使基因组计划延伸到了蛋白质水平,产生了蛋白质组学(proteomics)这一新的概念和研究领域。基于免疫学反应原理的各种分析技术,包括免疫测定,又重新回到了人们的视线中。作为蛋白质研究的有力工具,免疫学分析与测定能帮助科学家追踪细胞内代谢通路和调控机制,理解基因如何调控错综复杂的生物学功能以及回答基因的表达是如何得以控制的。上述提及的 David Wild 本人也没有预料到,他的专著在 2013 年又进行了第 4 版发行,与第 3 版相比,内容有了明显的补充和更新。

在临床医学研究和实践中,免疫测定技术得到不断发展和完善,新的生物标志物不断被发现,体内一些十分微量的物质因之得以被检测出来。因此,免疫测定被认为是生物技术中一个卓著的例子,它可以对一份复杂的生物样本中一万亿个物质中的一个进行定量测定而不需要预先纯化样本,甚至可以测定浓度低至 10^{-21} 摩尔的物质。这些发现与成就极大地促进了基础医学与临床医学的发展,也使免疫测定成为重要的研究和诊断疾病的工具。

免疫学技术发展历程中,一些里程碑式的发明值得我们铭记,例如放射免疫测定、酶标记免疫测定技术等。

放射免疫测定(radioimmunoassay, RIA) 20 世纪 50 年代,流行的观点认为糖尿病的起因可能是由于胰岛素过度的酶降解(enzymatic degradation),而非现在普遍认为的是由于胰岛素分泌的绝对不足。放射免疫测定的发明者 Rosalyn Yallow 和 Solomon Berson 是美国纽约 Veceran Administration Hospital 一个研究小组的成员,他们当时的研究就是为了证明 Dr.I.Arthur Mirsky 提出的胰岛素过度降解这一观点。他们把 ^{131}I 输注糖尿病和非糖尿病者,观察碘标记的胰岛素在这两组个体内缓慢降解并消失的速率,想了解这两者之间降解和消失的速率是否不同。他们使用分离技术证明了受药个体中结合了胰岛素的蛋白质实际上是一个抗体,而这个观点在当时并不能被广泛接受,他们撰写的论文先是被 *Journal of Clinical Investigation* 继而又被 *Science* 拒绝发表。Berson 和 Yallow 教授当时认为他们的发现主要在于其医学应用价值,因为在 20 世纪 20 年代,胰岛素已经被用于病人,但是没有人意识到其在体内会发生免疫反应,而免疫测定技术的建立只是他们研究的副产品。

两位教授在 1956 年设计了放射免疫测定的原理,于 1959 年发表了第一篇描述免疫测定技术的论文。发明者把这个技术称之为免疫测定(immunoassay),后又称其为放射免疫测定(radioimmunoassay),虽然这个名称在逻辑上很符合其技术的原理,但是发明者事后认为这个称呼比较绕口,因为很快就被大家以简称 RIA 代替了其全称。他们后悔为什么当初未给这个技术取个使人更容易记和说的名称。RIA 的发明者并没有为放射免疫测定这个发明申请专利,发明者之一的 Rosalyn Yallow 教授是一位女科学家,她说她小时候的"闺蜜"们大多崇拜的是电影明星,而她从小就敬仰居里夫人。她认为作为科学家,就应该向居里夫妇那样,致力于科学的发现是为了更好地造福于人类,而不是为了获取个人利益。当两位发

8

明者意识到他们的新技术具有广阔的应用潜力时，他们认为应该毫无保留地公开研究成果，他们每年举办讲习班，让全世界的科学家到他们的实验室分享他们的发现和经验，并帮助他们建立自己需要的相关试验。这也就解释了为什么免疫测定这个技术能够这样快地扩展到许多国家、这样快地被用于检测其他各种物质，以及为什么会有这么多的企业参与了免疫测定产品的研发和生产。

酶标记免疫测定（enzyme immunoassay，EIA） 由 Stratis Averameas 教授和他的同事 José Uriel 教授于 1966 年发明。20 世纪 80 年代中期，我很幸运地成为当时国家教委派往发达国家攻读博士学位的成千上万名留学生中的一员。我留学经历中的第一个实验室，就是法国巴斯德研究所"免疫细胞化学"实验室，实验室主任就是 Avrameas 教授。Avrameas 教授是一位原籍希腊的免疫学家，中等个子，我记忆中最深刻的是他那双慈祥和善的蓝眼睛，直到现在我也不知道他那时候的实际年龄，只是觉得他看上去是一位长者，但是精力却十分充沛。只要不外出，在实验室一天的工作忙完之际，教授就到各个研究组"闲聊"，了解研究进度，讨论相关问题，从中发现创新的闪光点。他的研究方向是证明体内"天然抗体"的存在及其产生机制。我记得我每天与各种纯品系的小鼠打交道，所接触的研究技术主要是免疫动物、抗血清的纯化、ELISA 技术、细胞培养和细胞化学等方面的实验。由于自己对这个研究方向不是很感兴趣，进展并不明显，加之那时候我也和大多数人一样，向往从事与分子生物学有关的课题研究，所以在一年之后我便离开了 Avrameas 教授的实验室，以后便没有机会再见到过他。

酶标记免疫测定技术的发明成为一个重要的事件，在于用酶替代了放射性核素标记抗体（或抗原），避免了放射性物质污染环境的问题。尽管有学者认为，在经典的放射免疫试验中，所用的放射活性核素的量一般为 20nCi/ 测试管，以 ^{125}I 标记抗体为例，考虑到其半衰期，放射性废弃物的处理问题几乎可以忽略。酶免疫测定是利用酶能高效地催化反应的专一性和抗原抗体反应的特异性相结合的技术，酶标记的物质既保留了其免疫学活性，又能发挥酶对底物的催化活性，通过酶催化底物产生显色反应，对抗原（或抗体）进行定位分析或是定性、定量测定。在此基础上，又衍生出了酶免疫组织化学技术，两者统称为酶免疫技术。20 世纪 70 年代，瑞典学者 Peter Perlmann 和 Eva Engvall、荷兰学者 Anton Schuurs 和 Bauken Van Weemen 分别报道了一种后来被业内人士觉得是耳熟能详的称之为酶联免疫吸附试验（enzyme-linked immunosorbent assay，ELISA）的技术，这个技术的特点之一就是使抗体或抗原结合到某种固相载体表面并保持其免疫活性，也就是形成固相的抗体或抗原。我们现在普遍使用的 96 孔反应板也被称作"Terasaky micro-well plate"，是由一名叫做 Terasaky 的日本学者发明的。1980 年前后，Terasaky 教授来中国作学术访问，曾经来到现在的上海交通大学医学院上海市免疫学研究所作学术报告和演示在微孔板内进行 ELISA 反应。那时我还是一名刚参加工作的小助教，在那里我第一次看到了 Terasaky 教授带来的微孔反应板和了解了 ELISA。

1980 年前后，文献库中应用 EIA 的研究论文数量显著上升，而应用 RIA 的研究报道数量则持续走低。但尽管如此，统计资料显示在 20 世纪 90 年代早期 EIA 和 RIA 仍然占所有免疫测定研究报道的 70% 以上，应用依旧十分广泛。

20 世纪 70 年代以来，免疫测定的核心元素开始经历了许多关键性的改进和发展：检测信号从放射活性发展为酶活性的、再又发展为化学发光性质的；抗体的制备从传统的免疫动物获得抗血清的分离纯化到用杂交瘤技术生产单克隆抗体，现在又有了基因工程重组抗体；诊断试剂中抗体的选择从单一的多克隆抗体到多克隆/单克隆抗体的组合使用，也有一个以上单克隆抗体的组合使用。试验中所涉及的分离技术从抗体沉淀和离心、乳胶颗粒离心发展到应用顺磁性颗粒进行磁性分离，而均相测定技术的出现便完全不再需要分离这一步骤了。这些发展使得免疫测定的特异性和敏感性得到提高，检测速度更快，样本用量也越来越少。临床检验实验室根据各自不同条件和需要，选择不同的检测技术和平台，如ELISA（国外也有专家认为更应该称其为"酶标记的固相免疫测定"）、荧光免疫测定（如时间分辨荧光免疫测定）、化学发光免疫测定（如化学发光酶免疫测定、电化学发光免疫测定）等。如今，相当一部分临床检验实验室在很大程度上已经用自动化的化学发光测定技术代替了ELISA技术，因为前者的试剂稳定性更好而且检测信号产生得更快，更能满足临床检测的要求。而今，免疫测定呈现多样化的发展：测定能力有定性、定量与半定量测定；测定平台包括手工、仪器、全自动化、POCT、高通量测定，实验室可以根据需要选择。

　　虽然与人类基因组计划的大众知晓程度相比，免疫测定的创新发展并不为大众所了解，但是免疫测定市场产生的效益显著地大于所有基因诊断相关产品的总和。还有，2013年的统计资料显示，全球免疫测定市场销售额至少为200亿美元，这个数字为当年所有计算机和电子游戏产品销售总额的70%，由此可以想见免疫测定在实际应用中的广泛性和重要性。

　　尽管质谱（mass spectroscope，MS）技术原理并不基于免疫学反应，但是我认为在本书的前言中还是有提及的必要。从目前分析和检测技术的发展趋势看，在方法学上能从混合物（如生物样本）中特异地检测出某一物质、最有可能与免疫测定技术相竞争的技术恐怕就是质谱技术了，当然目前质谱技术还并不适合较大量样本的分析和人群筛查。令人感兴趣的是，近年来关于液相层析-串联质谱（LC-MS/MS）技术建立起适合于临床应用性分析平台的报道和前瞻性述评越来越多，已经可以用此技术对部分多肽和蛋白质进行定量，例如血管紧张素Ⅰ、缓激肽、葡萄糖依赖的促胰岛素肽（GIP1-42）、胰高血糖素样肽1（GLP-1）等和一些蛋白质如ApoA、ApoE及其同种型、载脂蛋白、胰岛素样生长因子、甲状旁腺激素、胃蛋白酶等。另外还有学者认为，LC-MS/MS技术能显示其巨大应用前景的是对治疗性单克隆抗体的定量，目前生物治疗市场中治疗性单克隆抗体占有主导地位，而在过去的20年中，已经有大约20余种治疗性单克隆抗体被美国FDA批准使用。

　　与LC-MS/MS技术相比，目前免疫测定仍然具有颇多优势，如便于操作和较高通量等，而LC-MS/MS的自动化问题、样本的预处理等问题都是在技术本身的发展过程中需要面对的。因而，免疫测定不会立刻被LC-MS/MS技术所替代。我们在临床应用时，无论选择哪种技术，都应该首先基于检测的目的考虑，考虑所选技术的检验结果能否回答临床提出的问题；当然检测通量、成本效益比、操作的易接受性等，都是实验室在选择检测平台时所要考虑的因素。

　　免疫测定的临床应用价值主要体现在对于疾病的辅助诊断、判断病情预后、疗效监控和人群筛查几个方面。但是还有一些如抗原+抗体联合检测、抗原/抗体确证试验、抗体亲和力试验等能给医生在对一些病人的临床症状不够典型、检测结果不够明朗、病情难以明确诊断之际提供极有诊断价值的信息，帮助医生正确处理。

　　抗原+抗体联合检测　感染病原体后，人体的免疫系统需要经过一段时间才能产生抗体，病原体抗原往往先于抗体出现在血液中，因此抗原抗体联合检测试验可有效缩短检出感染性疾病的窗口期。目前针对人类免疫缺陷病毒（HIV）和丙型肝炎病毒（HCV）的抗原抗体联合检测最为常见。以 HIV 抗原抗体诊断试剂盒（ELISA 法）为例，样本中的 HIV-1 和 HIV-2 抗体采用双抗原夹心法检测，而 P24 抗原则采用双抗体夹心法检测。检测抗体的包被抗原和酶标记抗原为混合重组 HIV 抗原，但其中不含 P24 抗原；检测抗原的包被抗体和酶标记抗体均为 P24 抗体，酶标记抗体通常会采用生物素 - 亲和素系统。通过检测 P24 抗原，可将检出 HIV 感染的窗口期缩短 1~2 周。

抗原 / 抗体确证试验　免疫测定所基于的抗原抗体反应虽然具有高度的特异性，但由于存在各种内源性或外源性干扰因素，仍不免产生一定比例的假阳性反应。尤其是一些重要的感染性疾病，筛查所用的免疫测定试验要求尽可能不出现漏检，所以设定的临界值（cutoff value）较低，特异性更不可能达到 100%，此时就需要对筛查试验呈阳性反应的样本作进一步补充试验（确证试验），以排除假阳性。

抗原确证试验　抗原确证试验是用来对抗原检测呈阳性反应的样本进行确认，以明确样本内是否真正含有相应抗原。临床上对乙型肝炎病毒表面抗原（HBsAg）的确证试验最为常用，对 HIV P24 抗原的确证则较少采用，后者往往通过核酸检测来证明 HIV 抗原的存在。抗原确认试验的原理为中和试验，以 HBsAg 的检测为例：试验时要分别设立对照管和检测管，检测管中先加入 HBsAb 特异性抗体与样本进行孵育，而对照管中则加入不含 HBsAb 抗体的缓冲液。之后在检测管和对照管中分别加入 HBsAg 检测所需的试剂进行免疫测定。若样本中含有 HBsAg，则会与检测管中的 HBsAb 发生中和，最终得到的检测信号强度会明显低于对照管；而当样本中不含 HBsAg 时，则中和反应不会发生，检测管与对照管测得的信号强度相近。通过比较检测管与对照管的检测信号强度，就可以确定样本中是否真正存在 HBsAg。若用于筛查的免疫测定得到强反应性的结果，此时出现假阳性的可能性很小，因此中和试验多用于弱反应性样本的确证。

抗体确证试验　抗体确证试验多用于对重要传染病病原体感染人体后所产生的抗体进行确证，包括 HIV 抗体、HCV 抗体、梅毒螺旋体（TP）抗体、幽门螺杆菌（HP）抗体等，其中尤以 HIV 抗体的确证最为重要，是国家法定诊断程序的重要组成部分。抗体确证试验的方法学为免疫印迹试验，样本中如果存在特异性抗体，会与反应膜条上的相应抗原结合，再通过酶标记的抗抗体和底物进行显色。抗体确证试验通常需要有两个以上的特异性抗体条带都显色才能确认感染了对应的病原体，若只出现一个特异性抗体条带，通常判定为不确定，需要进行后续的随访检测。

抗体亲合力检测　机体感染病原体后，初次免疫应答后产生的抗体，通常为低亲合力（有功能的亲和力），经过数周或数月后经过亲和力成熟的过程，其与抗原的互补更好，而成为高亲合力抗体。低亲合力抗体的检出通常反映为急性或近期感染；而高亲和力抗体则提示继往感染或复发感染。抗体亲合力试验最常用于优生优育 TORCH（弓形体、风疹病毒、巨细胞病毒、单纯疱疹病毒及其他感染的项目缩写）抗体的检测。当 IgM 测定为阴性而 IgG 为阳性时，需要通过 IgG 抗体亲合力的检测来判断是否为急性或近期感染，从而为临床处置提供重要的依据。就临床意义而言，又以弓形体和巨细胞病毒 IgG 抗体亲合力试验最有价值。以巨细胞病毒 IgG 抗体亲合力检测为例，每个样本的检测需要两孔，分别作为对照孔和检测孔。平行加样后，对照孔和检测孔都将形成"固相抗原 -IgG 抗体 - 酶标记二抗"的复合物。检测孔中若存在低亲和力 IgG 抗体，其中的解离剂使其从固相抗原上解离下来，致含有低亲和力 IgG 抗体的检测孔的吸光度明显低于对照孔；若检测孔的最终吸光度与对照孔相比下降不明显，则提示样本未检测到低亲和力 IgG 抗体。

二、关于这本书

我第一次见到陶义训教授是在一次课堂上，那是 20 世纪 80 年代前半期，陶教授正为当时的上海第二医学院(后于 1985 年更名为上海第二医科大学，也即现在的上海交通大学医学院)法语班学生讲授生物化学课。陶教授深厚的法语功底、渊博的专业知识、深入浅出的教学方式和他本人谦逊儒雅的谈吐和风度深深地感染了在座的所有学生，也包括我这个旁听生。陶教授那时是上海市医学化验所(上海市临床检验中心的前身)的副所长，作为我们国家著名的实验诊断学和临床免疫学专家，被上海第二医学院特聘为教授，为法语班学生讲授生物化学和免疫学课程。1983 年学校创办医学检验系，这是全国最早开设医学检验专业本科教育的 5 所高等院校之一，陶义训教授被聘为首任检验系副主任，正主任是我国著名的临床血液学专家、时任附属仁济医院血液科主任的潘瑞彭教授。陶教授也在那时成为我校临床检验诊断学的研究生导师，我们这些编者中的几个与陶义训教授的师生情谊即源于此。

陶义训教授 1951 年毕业于上海震旦大学医学院，此校于 1952 年国家院系调整时与圣约翰大学医学院、同德医学院组建成上海第二医学院。陶义训教授一生致力于免疫诊断研究，在这个领域做出了卓越的贡献。他毕业后先是在中国人民解放军医学科学院生物化学系从事血浆蛋白免疫化学和血吸虫病的研究工作，率先在国内建立了纸上电泳和免疫电泳方法。1957 年调中国医学科学院寄生虫病研究所，从事血吸虫蛋白代谢和血吸虫病的免疫诊断研究。陶教授曾在美国 NIH 从事生物化学检验、放射免疫测定和酶免疫测定研究，回国后在上海市医学化验所与 WHO 合作研究开发适合于发展中国家使用的免疫检测方法。

陶义训教授带领的团队在我国首先研制成功乙型肝炎标志物 5 种酶免疫诊断试剂，由他主持研究开发的化学交联胶乳免疫凝集试验、单克隆抗体妊娠试验和胶体金膜固相免疫测定等，在国内均居先进水平。陶教授主持的研究成果主要包括：《早早孕诊断的单克隆抗体二点一步酶免疫法》《诊断早早孕的金溶胶斑点法》《抗链球菌溶血素 O 快速诊断试剂盒》《免疫微球的制备与应用》《乙型肝炎酶免疫诊断试剂的研制和应用》《家用检孕卡制备与应用》《滴金免疫测定法及其应用研究》《用合成多肽抗原制备艾滋病试剂的研究》等，这些成果先后分别获国家科技进步二等奖、三等奖，国家卫生部科技成果乙等奖、国家计划生育委员会科技进步二等奖、上海市科技进步二等奖、三等奖。这些成果满足了临床对于疾病诊断、治疗和预防的需要，也推动了我国免疫诊断事业的发展。

陶义训教授不仅是著名的实验诊断学与临床免疫学专家，同时也是优秀的医学教育家。从 20 世纪 80 年代检验系建立的初始阶段，到 21 世纪的第一个 10 年，陶教授始终坚持在教学的第一线，直到 84 岁高龄，还在为检验系学生讲授临床免疫学检验课程，陶教授主讲"免疫测定"时还结合了他在这个领域多年的研究成果和经验积累，系统、精练、生动的讲解为学生和青年教师打开了了解并掌握免疫测定相关知识的大门。陶教授主编了医学检验专业《免疫学和免疫学检验》教材第 1 版和第 2 版，获得国家优秀教材和卫生部优秀教材奖，并评为"国家九五重点教材"，这本教材至今仍然被业内人士认为是免疫学检验教材的经典之作。

陶义训教授是一个学养丰富、在多领域都有深厚造诣的饱学之士。他是上海外国语学院主持集体编写的《法汉词典》的主要编撰者之一，由陆谷孙主编的《英汉大词典》的编者名单中，亦赫然列着陶教授的名字。

陶义训教授数十年来从不追逐名利，而是甘于淡泊，为人处世十分低调，为医学检验和医学检验教育事业执着地奉献了毕生精力，受到业内人士的广泛尊重和敬仰。陶教授为师仁慈，待人宽厚，作为陶老师的学生，我们始终以自己是陶老师的学生为幸、为荣，我们也时常提醒和勉励自己，要像陶老师那样做人、做事。

几年前，陶教授曾和我们聊到，目前免疫学检验相关技术发展很快，临床应用十分广泛，而我们能够参考的国内出版的书籍则不多，他希望我能牵头编写一本关于免疫测定方面的书籍。我知道编写一本这样的书其实难度很大，我也知道自己并不具备这个能力，包括专业能力和组织能力，加之本人的懈怠无为，这件事一搁就是数年。直到一年多以前，我与同门师弟妹和我的学生们聊起这件事，大家一致认为这是一件很有意义的事，一方面我们应该责无旁贷地实现陶教授的愿望，在他的主持下编写一本关于免疫测定的书，把当今快速发展的免疫测定相关研究、免疫学诊断试剂研发生产方面的进展介绍给读者，更何况编写的过程亦是我们自己学习和提高的过程；另一方面，我们认为这本书的编者一定应该是工作在临床免疫检验第一线者和从事免疫诊断试剂研发者，愿意把自己实践中得到的经验和得失与读者分享。尽管陶教授门下的学生很多，分布于国内外著名研究机构、研发企业和医学实验室，但我们还是决定由陶教授部分目前在国内工作的、在临床实验室从事免疫学检验、在免疫诊断试剂研发企业从事研发、生产的学生（简而言之，即免疫测定产品的使用者和研发者），以及学生的学生，组成编写队伍。作为陶教授学生的学生的学生，这一代虽然尚不够资格直接作为本书的编者，但是他们其中的几个也为编写本书所需的参考资料的搜集和整理等付出了努力。

本书的书名——《免疫测定》，是陶教授亲自拟定的，内容的大体框架得到陶老师的认可。这本书就是要紧紧地围绕免疫测定这个主题，以临床实验室进行免疫测定的流程为主线和抓手，对免疫测定基本原理、免疫测定所用试剂生产、免疫测定技术原理、免疫测定质量保证、免疫测定技术发展等相关主题展开归纳、介绍和讨论。我们的初衷是编写一本内容精练、结构紧凑、便于阅读的小书，为从事临床检验的人员、从事诊断试剂研发的人员、为需要用免疫测定进行科学研究的人员，也为对医学检验、免疫学、医学实验技术感兴趣的医学检验、临床医学、医学生物学专业本科生、研究生等在学习和工作中提供有价值的参考资料。

我们把介绍抗原抗体反应的基本原理作为本书第一章内容。这个章节究竟写些什么，也让编者颇费思量。经过反复考虑，编者围绕"免疫测定"这个主题，以不同于大多数编者的视野和思考角度分别就体内和体外的抗原抗体反应特性、参与免疫反应的物质以及影响免疫学反应的因素、免疫学检测的临床意义等进行了介绍，也是为全书的后续内容作了铺垫。

第二章就免疫测定所需的物质及其制备，如免疫原、抗体等的制备作了介绍。编者在第四节中列举了免疫原和抗体制备中常见的问题，这些也正是我们在科研实验过程中最常遇见的问题，希望对从事相关工作的人员有一定启发。

第三章主要介绍免疫标记技术，这部分内容是本书的特点之一。编者与我同一年入陶教授门下学习，数十年来一直坚持从事免疫测定技术的研究，尤其熟悉各种免疫标记技术。编者就其本身的工作经验，并参阅了许多国外资料，对目前应用广泛的各种标记技术就标记方法、标记物的鉴定和纯化等内容系统地进行了介绍。对于即使在临床实验室进行免疫测定而无需自己动手进行免疫标记的检验人员来说，这些内容也是值得了解和学习的。

第四章和第五章亦是本书的特点。至少到目前，国内还难以找到一本介绍商品化试剂研制和生产的参考书籍。这两章的编者毕业后十数年来在国内的免疫诊断试剂研发企业从事产品的研发、生产和技术推广,积累了丰富的经验。在第四章中,作者就免疫测定方法选择的原则、关键原材料的筛选和检测方法的建立、反应体系的优化、质控物和校准物的制备等方面进行了介绍;第五章则介绍了企业是怎样对其产品(定性试剂、定量试剂、校准物、质控物)的性能参数进行确定的。国内还较少见关于免疫测定诊断试剂研发制备及其性能确定的相关书籍,深入、全面地了解所用试剂的性能和相应参数,对于我们在实际工作中使用这些试剂的专业人员来讲,是十分必要的。

第六章"常用的免疫测定技术"和第七章"免疫测定的质量保证"主要由长期工作在免疫学检验专业第一线的人员来写,他们既有较为深厚的专业基础,又有实际工作经验的积累,但是要写好这两部分内容确属不易,因为国内外有太多的参考书籍。第六章作者凭据本人工作经验的积累,在对应用较多的免疫测定技术进行了分类的基础上,主要讨论各技术的原理、特点、优势和局限性。编者还专门列出了二节,就免疫测定中一些值得关注的问题展开了讨论,如免疫测定自动化中的相关功能(如携带污染、信号读取、自动追加检测等)、免疫测定中的前带现象的产生及其处理、试剂中采用单克隆抗体和多克隆抗体的优劣、多点定标和"专家定标"(master calibration)的特点,以及透射免疫比浊和散射免疫比浊法的特点及其适用性等。这些问题在免疫测定中一直颇受关注,但是在多数类似的书中鲜见把这些关注点归纳和集中在一起进行讨论,这是编者在经过反复酝酿之后结合自己多年学习和工作实践的经验归纳,也是这一章乃至全书的亮点之一。

尽管关于实验室质量保证的书籍多得数不胜数,但我们还是把"质量保证"作为本书的一个独立章节展开讨论,毕竟质量保证对于免疫测定至关重要。在本书的第七章,编者参考了较多行业规范、指南、各种质量控制的规范性文件,结合本人对这些问题的理解和实践经验,以临床实验室检验人员的视角,关注质量体系的建立和具体执行中遇到的相关问题。本章相对简略地讨论了分析前环节的质量控制,是因为编者基于篇幅有限,有必要把关注重点更紧凑地集中在免疫测定"分析中"室内质量控制的考虑。

本书的第八章,被定名为"免疫测定相关技术"。编者把一些基于免疫反应原理、目前进展较快、应用较为广泛的技术和方法放在本章作介绍。例如免疫组织化学和免疫细胞化学技术、基于免疫反应的细胞分离和检测技术;又如各类芯片技术、免疫共沉淀技术、免疫PCR技术、治疗性单克隆抗体、免疫传感器等。这些技术或者与免疫测定有紧密的联系,已经在临床诊断中广泛地应用,或者是目前在科学研究中用得较多,但亦具可见的临床应用前景。

本书的编写提纲经过编者们的反复酝酿、讨论和修改,稿件也是几经互审和终审。尽管编者均有深厚的专业底蕴、丰富的工作经验,还参考了大量国外专著、知名专家述评和有关免疫测定的研究报告,但是在编写过程中依然困难重重。所幸有陶义训教授多次亲临指教,有全体编写者严谨、务实的工作态度和齐心协力的合作精神,终究使这个长期处于酝酿状态的计划得以实施,使这本书得以出版。

我们满怀感激之心,感谢陶义训教授把我们领进了免疫学检验这个正处于蓬勃发展的领域的大门,并长期有幸聆听陶教授的教诲;我还要感谢我的同门师弟师妹,师侄、我的学生以及我们的学生的学生们,为本书能够付印所做出的努力。本书的编写过程还是同门手足团聚的过程,这个过程充满了情谊和美好,使我难以忘怀。

尤其要在此特别地表达我们诚挚感谢的是,卫生部临床检验中心副主任李金明研究员在百忙之中为本书作序,李主任审阅了全部原稿并对稿件中的错误给予了仔细点评和纠正。本书能得到李主任的悉心指导,实乃我本人和全体编者的荣幸。

本书的相关章节还得到我的同门师兄,上海交通大学医学院上海市免疫学研究所李伟毅教授的指点和把关;上海交通大学医学院附属瑞金医院施新明先生、上海昆涞生物科技有限公司杨卫冲先生、程伟志先生对本书"免疫测定的质量保证"章节做了具体修正和有益的补充。在此一并表示感谢。

同时,我们还要向人民卫生出版社编辑、设计装帧者等相关工作人员表示谢意,感谢他们为本书的出版所做的努力。

免疫测定领域发展极快,而编者们的水平和能力赶不上发展的速度。因此,本书对一些重要的理论和知识会有遗漏,对一些重要的观点难免会带有个人解读上的局限、偏差或错误,甚至本书在结构、提纲、内容的策划等方面亦有不足。在此,我们怀着极谦恭的态度,敬请读者对这本书中的错误和不足进行批评和指正,以帮助我们进一步提高。

樊绮诗

2017 年 5 月

目　录

第一章　抗原与抗体反应的基本原理

抗原抗体反应是体内普遍存在的现象，在人类进化的漫长岁月中，逐步发展成熟的机体免疫系统针对外来物质或对于生理和病理情况下的部分自身组织，可以通过感知网络和调控机制，产生免疫应答，通过产生相应的抗体和免疫活性细胞及其他免疫成分，发挥特异性免疫清除的机制。而针对自身抗原的抗体则在超过一定时间和空间范畴、并达到一定程度后，通过产生病理性改变导致机体异常或疾病。

免疫沉淀（immunoassay）是基于抗原和抗体的特异性结合而建立的。无论是经典的免疫凝集、沉淀和扩散反应，还是在此基础上发展和衍生出的标记免疫检测，都有赖于抗原与抗体分子中特定区域的相互识别和吸引，并进一步借助所发生的空间构象的改变和逐步形成的非共价键，使两者间形成复合物。这种反应是可逆的，即抗原与抗体形成复合物的同时，抗原抗体复合物有一部分发生解离，当两种反应达成平衡的时候，抗原抗体反应最终完成。上述反应的发生既与抗原和抗体所处的环境有关，也与抗原和抗体本身的性质有内在的密切关联。

由于免疫测定的原理虽然部分地模拟了体内体液免疫反应，但在靶抗原与抗体的来源、种类、标记及其相互结合方面存在显著差别，而免疫测定的重要用途是通过反映免疫状态，实现疾病临床实验诊断。因此，本章分别从体内和免疫测定的不同角度介绍抗原与抗体及其反应。

第一节　抗原与抗体

广义地讲，抗原（antigen，Ag）是指所有能启动、激发和诱导免疫应答的物质，体内抗原可被 T、B 细胞的受体（TCR 或 BCR）识别并结合，通过一系列细胞内及细胞间信号传递和放大作用，T 细胞被激活和（或）B 细胞活化产生抗体，特异性淋巴细胞或抗体继而与抗原发生特异性反应。抗原既可以是外来物质，也可以是自身成分。

根据抗原分子的大小、组成、空间构象、所处内环境等，其引起机体发生免疫应答的能力是不同的。各类抗原分子可以具有不同数量的抗原表位，引起机体的免疫应答的强弱、范围和持续时间的不同，保持免疫记忆的能力也不同，免疫应答通常具有免疫保护作用，某些情况下也可引发免疫损伤。

1

一、抗原与抗体

（一）抗原的主要来源与种类

19世纪末，免疫学家提出抗体的概念，是因为发现它可以介导特异性的免疫记忆或者可以中和毒素，并且当诱导其产生的物质与其接触后会发生沉淀反应。抗体的生成几乎无一例外是预先接触了某些物质后，宿主对其发生了应答反应，这种特殊的诱导物质与抗体之间的相互关系催生了抗原这一概念。

基于这一前提，抗原是任何可以与抗原受体分子的抗原结合功能域特异地结合的物质，此处抗原受体可以是抗体或 T 细胞受体。通常这是从免疫学角度针对抗体生成和抗原抗体反应而言。另一方面，从临床角度，抗原还可以是过敏原、自身抗原、肿瘤抗原、移植物抗原或病原体抗原。事实上，学者们在临床研究中发现，有时很难界定抗原范畴，因为同样的抗原物质在某些个体内可以诱发机体的免疫应答和炎症，而在另一些个体却发生免疫静默反应。因此，从这个角度而言，界定一种分子是否为抗原并不是基于该物质本身的性质，而是基于其结合了什么样的受体或配体以及导致抗体产生的一系列机制是否完整和有效。

与抗原反应相关的免疫机制曾被人为地划分为天然免疫和获得性免疫两种。近年来学者们发现，天然免疫并非只针对外来侵入物，同时也是十分重要的维持机体正常稳态的必要和关键的监测机制，因此，天然免疫和获得性免疫本就属于一个完整和连续的免疫反应体系。而更重要的是，机体所有重要组织和器官均存在基础水平的相应感受类受体和反应机制（属于经典的天然免疫），如果其感受范围和反应程度处于生理范围，则其就是重要的维持内环境稳态的机制。当外来的物质入侵或组织、细胞发生变异，导致其表现出异常的特征，则可以诱导机体产生或吸引和趋化相应的细胞和感知受体等，经过一系列反应和放大机制，产生相关的免疫应答，即获得性免疫。

体内抗原的来源非常广泛，具有重要临床意义的抗原可以来源于病原体抗原、自身抗原、肿瘤抗原或肿瘤细胞基因与正常细胞基因形成的变异分子和移植物抗原及宿主抗原等。

病原体抗原是机体受到外来生物或微生物入侵时，机体发生免疫应答时所针对的病原体成分。机体暴露于环境中，所有可以导致机体发生感染或引起机体分子、细胞、组织和器官发生变化并引起免疫应答的病原体都可以归类为抗原物质。免疫应答在控制病原体繁殖和感染的同时，其效应的结果如炎症等又是造成机体损伤的常见原因。

自身抗原是机体正常组分，通常受到免疫耐受和免疫豁免的保护而不受机体自身免疫系统的攻击。然而，所有有核细胞都具有降解胞质内蛋白的能力，而且都表达 MHC（major histocompatibility complex，MHC）Ⅰ类分子，所以有核细胞一旦表达非己抗原时，例如受病毒感染而发生整合并编码病毒基因与宿主自身基因混合体蛋白时，或者细胞发生变异产生肿瘤相关融合蛋白时，都能成为抗原呈递细胞，向 T 细胞呈递抗原。另一方面，当感知网络本身发生变化，导致错误地将自身组分判别为非己成分并对其进行免疫应答时，正常的自身细胞和分子也将成为抗原。由于自身免疫的涉及面非常广泛，而且个体差异巨大，因此，可作为自身抗原的抗原谱在不同的人群、地域和人文地理条件下可以发生变化，对相应检测结果进行解读时需要注意。

肿瘤抗原来源于肿瘤细胞或组织本身，但有时瘤细胞与正常细胞的基因发生整合或融合,部分肿瘤与病原体感染如肝炎病毒有关,此时的肿瘤抗原是病毒基因组与瘤细胞基因组的综合产物。肿瘤是基因表达异常性疾病,通常是体细胞遗传,基因表达异常的原因有多种,例如病毒感染可以改变宿主细胞的基因组结构和某些基因的序列,导致其具有恶性表型;也可以是基因重组导致产生融合基因。肿瘤抗原可以诱导机体产生体液和细胞免疫,同时,多种肿瘤类型又发展出免疫逃逸机制。肿瘤免疫治疗是人为地将肿瘤抗原与免疫活性细胞混合培养以诱导肿瘤免疫并回输体内达到治疗效果。

移植物供体的基因组与受体不同,供体器官和组织中与受体在免疫应答相关的感知网络和效应机制中不匹配的成分,将作为抗原引发机体的免疫应答,发生类似于超敏反应的移植物抗宿主反应和宿主抗移植物反应。临床开展器官移植前需要对免疫应答关键基因和蛋白进行供体和受体间的配型,并使用相应的免疫抑制剂以降低移植后的排斥反应。

(二)抗体的产生

外来抗原进入机体后诱导 B 细胞活化并产生特异性抗体。抗原初次进入机体所引发的免疫应答称为初次应答(primary response);初次应答中所形成的记忆细胞再次接触相应抗原刺激后就会产生迅速、高效、持久的应答称为再次应答(secondary response)。再次应答中,抗体的产生具有一定的规律:①应答的潜伏期短,大约为初次应答潜伏期的 1/2;②抗体浓度增加快,抗体水平较初次应答高;③抗体维持时间长;④所需抗原剂量小;⑤主要产生高亲和力的 IgG,而初次应答主要产生低亲和力的 IgM。

TD 抗原(thymus dependent antigen TD-Ag)诱导抗体产生需要 T 细胞辅助,同一抗原上必须有 T 细胞和 B 细胞两种表位,可诱导机体产生 IgM 和 IgG 抗体。TI 抗原(thymus independent antigen, TI-Ag)如细菌来源的多糖和多聚化合物,其含高密度重复性表位,可直接激发 B 细胞免疫应答,主要产生 IgM 抗体。

二、抗原抗体反应

B 细胞介导的体液免疫应答,多数是由 TD 抗原诱导,B 细胞接受抗原信号后,活化并分化成为浆细胞,产生以 IgG 为主的免疫球蛋白。体内抗原抗体发生反应是机体主要的免疫效应功能之一,其目标是清除细胞外的抗原分子和外来颗粒物如病原微生物。

(一)循环中游离的抗体与抗原的反应

IgG 和 IgM 与抗原的结合反应通过 Fab 段与抗原表位结合,形成复合物。由于抗原的生物学活性部位通常有赖于空间构象,因此,抗体的结合改变了抗原的构象并使其丢失部分活性,并且促进其被免疫细胞和分子如吞噬细胞和补体所识别和清除。具有上述功能的抗体主要位于循环中,是清除细菌毒素和病毒的主要途径。

IgG 和 IgM 与病毒等颗粒性物体的抗原结合后,使其带上标签,并且被补体以经典激活途径所形成的攻膜复合物 MAC 所攻击和破坏;这种被贴上标签的病毒也可以被各类循环或组织中的吞噬细胞所识别和吞噬,并被胞内的富含酶类的亚细胞结构所破坏。这个过程即免疫调理作用。

IgG 还可以通过结合靶细胞膜上的抗原,使其自身 Fc 段构象发生变化,并被巨噬细胞、NK 细胞和中性粒细胞等的 Fc 受体所识别,通过后续的信号激活和传递过程,释放免疫活性物质如干扰素和肿瘤坏死因子等,产生放大效应,导致靶细胞被攻击和坏死。此处的抗体既识别抗原,又作为配体被细胞表面的抗体所识别并激活和传递信号。

（二）黏膜部位分泌型 IgA 与抗原的反应

分泌型 IgA 抗体是呼吸道和胃肠道等黏膜部位免疫和固有免疫防御系统中十分重要的组分，抗原在黏膜处可以直接刺激 B 细胞并生成 sIgA，该类抗体随即通过结合异物、游离抗原分子或微生物如病毒等，封闭其相应的活性部位，某些情况下可以阻断它们与黏膜部位细胞表面受体的结合，保护机体免受侵犯。

（三）免疫细胞表面的受体与抗原的反应

T 细胞可以介导特异性细胞裂解作用或诱导靶细胞发生凋亡，细胞毒 T 细胞的杀伤作用具有抗原特异性，TCR 与靶细胞表面的抗原（表位）发生识别和结合是其物质基础，同时这种作用受到 MHC Ⅰ类分子的限制。当发生再次免疫应答时，要求靶细胞表达与初次应答时的靶细胞相同的 MHC 蛋白或抗原结合的共同基序。T 细胞杀伤靶细胞后，其抗体（TCR）可以与靶细胞表面的抗原解离，继续寻找下一个靶细胞并持续发生攻击。

三、抗原与抗体检测的临床意义

（一）确定感染状态与筛查病原体

病原体可以是细菌、真菌、病毒和其他微生物和生物体。上述病原体侵入机体后将遇到多种防御机制，只有成功躲避这些攻击并存活下来，并获得一定程度的繁殖，产生相应的影响，感染才得以建立。感染的过程和机体的反应具有临床的症状和体征，通过实验技术可以不同程度地进行感染状态及病原体的实验诊断，具有重要的临床意义。

1. **病原体抗原与抗体的反应**　病原体产生的毒素、酶产物等致病因子能干扰、损伤和破坏不同宿主细胞的结构与功能，使其发生生理、生化功能等方面的病理改变，由此而发生感染性疾病。此外，感染可直接抑制、干扰和损伤体内组织成分，引起继发性感染以及更为严重的疾病。

抗感染免疫反应也可损伤宿主机体，如产生的抗原 - 抗体（Ag-Ab）免疫复合物在不同组织沉积，造成组织结构与功能的损伤；病原体与宿主成分存在交叉抗原，导致机体产生抗自身抗原的抗体、抗受体抗体以及抗细胞因子抗体，使感染参与了自身免疫病的发生与发展。过度的炎症反应也会累及局部甚至全身组织。

因此，感染与抗感染免疫的进程与发展取决于病原体和宿主免疫反应的类型与性质。病原体与宿主间的相互作用处于动态过程，感染与抗感染免疫的关系错综复杂。近年由于采用多种生物技术，在机体、组织、细胞、分子、基因等多个水平上研究并逐步揭示感染的分子与细胞机制，为多种常见传染病的实验室诊断、疾病预后、治疗及预防提供了客观依据和新的视角和途径。

2. **B 细胞介导体液免疫**　以毒素为主要致病因子的胞外病原体，机体免疫主要是特异性 IgM、IgG 以及 T 细胞亚群中的 Th2 的作用，通常需数日可清除病原体。对主要是胞内感染的病毒和细菌，获得性免疫主要是 IgG、CD_8^+T 细胞（CTL）和 CD_4^+T 细胞（Th1）。这类感染需用几周的时间进行清除。由 T、B 细胞产生的特异性免疫应答能有效地排除感染。当获得性免疫有效排除了感染时，大多数效应细胞发生凋亡，吞噬细胞迅速清除了死亡的细胞。

免疫记忆一般发生在感染后 4 周左右，此时 T、B 细胞记忆达最高峰。记忆 B 细胞产生的抗体,在抗体类别、亲和力和质量上均不同于初次免疫反应产生的抗体(IgM),它来源于极少量高亲和力的前体细胞。

特异性免疫防御机制最重要的临床意义在于能对再次感染产生保护性免疫反应。保护性免疫应答不仅涉及已产生的体内循环抗体和效应 T 细胞,还包括记忆性免疫细胞。

3. 抗胞外菌的免疫机制 补体系统是抗胞外致病菌的主要自然防御机制。细菌表面分子如 G⁻ 菌的 LPS 能激活补体系统,形成攻膜复合物并发生直接溶菌作用,此外可通过吞噬细胞表面的 C3bR,促进巨噬细胞及中性粒细胞的吞噬和杀菌作用。抗体是清除许多胞外菌的重要的防御机制,它使机体对补体敏感致病菌的清除能力得到加强。

当细菌与吞噬细胞接触后,常引起吞噬细胞内发生快速而剧烈的连续反应以杀灭细菌,该过程中产生活性氧中介物和活性氮中介物,以及一氧化氮,这些物质具有极强的杀菌活性。

抗体可通过 Fab 段与致病菌抗原结合,从而促进吞噬作用。抗体与细菌抗原结合形成的复合物能激活补体,产生的 C3b 可调理吞噬作用,而产生的 C3a 和 C5a 则有趋化巨噬细胞的促炎作用。此外,抗体还能通过中和毒素而发挥保护作用。

4. 抗体和补体限制病毒血行播散 循环中的病毒可被抗体中和,阻断病毒和受体的结合;黏膜表面的 IgA 能有效地阻止再次进入体内的病毒的再感染。此外,还能通过抗原 - 抗体复合物激活补体,直接损伤病毒包膜从而阻断病毒进入血流播散。对感染了病毒的细胞,抗体能激活补体,产生膜攻击复合物并溶解感染细胞;此外抗体可激活 NK 细胞,产生抗体依赖的细胞毒效应,杀伤病毒感染细胞。

5. T 细胞抗病毒作用 病毒和病毒蛋白经抗原递呈细胞的加工后与 MHC-I 类分子结合,被 CD$_8^+$ T 细胞(CTL)反应特异性地识别、杀伤和排除。

上皮细胞表面的 CD$_4^+$T 细胞是抗 HSV-1(单纯疱疹病毒 -1)感染的主要效应细胞,它可诱发迟发性超敏反应,促进局部巨噬细胞的聚集,加速病毒清除。多数抗体的产生依赖 CD$_4^+$T 细胞的辅助,通过其分泌的细胞因子可促进杀伤性 T 细胞的细胞毒活性,促进炎性细胞进入病毒感染部位,发挥抗病毒的效应功能。

以疱疹病毒科病原体的急性感染为例,感染初期可在感染局部和血流中检出干扰素和 NK 细胞,约 2 周后在感染病灶局部淋巴结可检出激活的 T 细胞和特异性抗体。

6. 寄生虫感染诱导体液免疫 各种寄生虫感染机体后引发不同的免疫学反应,以体液免疫的变化为主。寄生虫虫体包含的 B 细胞丝裂原物质引起非特异性的高丙种球蛋白血症。疟疾感染时,血液 IgM 升高;疟原虫和利什曼原虫感染时 IgG 升高。游离的锥虫通过抗体依赖性抗寄生虫感染机制为主;而巨噬细胞内锥虫或利什曼原虫感染时,主要是非抗体依赖性的免疫反应。

(二)自身免疫性疾病的辅助诊断

自身免疫性疾病(autoimmune disease,AID)可以是器官特异性的,也可以是非器官特异性的。器官特异性自身免疫性疾病通常局限于某一器官,由针对其自身抗原的免疫应答引起,靶抗原可以是细胞表面的受体等抗原或是细胞内的抗原分子。非器官特异性自身免疫病是针对广泛分布的自身抗原引起的全身性或系统性病变,其特征是淋巴细胞的免疫调节异常和免疫细胞的多克隆激活,病变累及多器官和组织,靶抗原通常是涉及基因转录和蛋白翻译的细胞内组分。

1. 自身抗体介导的自身免疫性疾病 Ⅱ型超敏反应相似的机制所引起的组织损伤在

AID 中较常见，通常由 IgG 或 IgM 型自身抗体与细胞表面或细胞外基质的抗原结合而导致组织损伤。自身抗体与细胞表面抗原结合后，可通过激活补体系统或被单核 - 吞噬细胞系统清除而导致自身免疫疾病；自身抗体若结合粒细胞，可引起粒细胞减少症或缺乏症。

腺体细胞表面受体的自身抗体可通过刺激和封闭受体功能而引起疾病。如 Graves 病病人的血清中，可检测到持续存在的促甲状腺激素受体的自身抗体。此抗体与抗原结合后，可刺激甲状腺细胞产生过量的甲状腺素，造成甲状腺功能亢进。某些胰岛素耐受性糖尿病病人的体内存在大量胰岛素受体抗体，与受体结合后竞争性抑制胰岛素受体与胰岛素结合。重症肌无力（myasthenia gravis, MG）病人的体内存在抗神经肌肉接头乙酰胆碱受体的自身抗体，该抗体与自身抗原结合后形成的复合物可发生内化并降解，致使肌细胞对神经元释放的乙酰胆碱的反应性降低，引起骨骼肌功能异常。

自身抗体对细胞外基质应答可见于肺出血 - 肾炎综合征。病人的抗肾小球基底膜抗体同时针对肾小球基底膜和肺泡基底膜的自身抗原，即Ⅳ型胶原的某些组分发生抗原抗体结合后，可导致循环血液中的单核细胞和中性粒细胞活化，经趋化作用，中性粒细胞进入肾小球和肺泡，攻击自身组织，引起这两种组织发生严重损伤，可发生肾炎和肺出血。

2. **免疫复合物介导的自身免疫病** 免疫复合物介导的自身免疫损伤的机制，与Ⅲ型超敏反应导致组织损伤相似，即抗体分子与可溶性自身抗原形成免疫复合物而参与发病。部分病人体内可持续产生针对自身多种抗原组分的 IgG 抗体，以致免疫复合物不断产生，并沉积于多器官的微小血管壁上，进而激活补体并导致组织损伤。对 SLE 病人，这是一个恶性循环，造成病人以广泛小血管炎症性损伤为特征的多脏器、多系统病变。

3. **自身反应性 T 细胞介导的自身免疫病** 自身反应性 T 细胞可直接活化巨噬细胞，引起局部炎症反应或直接损伤组织细胞。此类疾病如类风湿关节炎和多发性硬化症病人体内受累组织中存在大量活化的 T 细胞和巨噬细胞浸润。

4. **自身抗体检测与自身免疫病诊断** 自身抗体的检出是自身免疫性疾病和多种亚临床器官和组织损伤的标志。对这些自身抗体的检测可为临床提供依据和线索，引导临床医生关注可能受累的器官、组织和系统，进一步结合其他诊断手段如病理学、影像学、功能分析等技术的综合运用，参考临床症状，可及时作出诊断和鉴别诊断。

目前，临床可常规开展的自身抗体检测项目种类繁多，例如抗核抗体（antinuclear antibody, ANA）、抗中性粒细胞胞质抗体（anti-neutrophil cytoplasmic antibodies, ANCA）、抗磷脂抗体（antiphospholipid antibodies, APL）等。自身抗体检测方法主要有酶联免疫吸附法（ELISA）、间接免疫荧光法（IIF）、免疫印迹（IB）、放射免疫法（RIA）、免疫沉淀法（IP）、免疫双扩散法（ID）等，自动化免疫测定技术也越来越多地在临床使用。

（三）肿瘤筛查与随访

肿瘤抗原是指细胞恶性转化过程中出现的新抗原物质的总称。肿瘤抗原产生的分子机制复杂、个体差异大，如由于糖基化等原因导致异常的细胞蛋白的特殊降解产物；细胞癌变过程中合成异常蛋白质；正常情况下处于隐蔽状态的抗原表位暴露出来；由于突变等使正常蛋白质分子的结构发生改变；多种膜蛋白分子的异常聚集；胚胎抗原或分化抗原的重新表达。

1. **检测肿瘤抗原** 最常用的肿瘤实验诊断方法是检测肿瘤抗原，如 AFP 的检测对原发性肝细胞性肝癌、CEA 的检测对直肠结肠癌、胰腺癌和鼻咽癌、AFP 结合人绒毛膜促性腺激素测定对睾丸癌或绒毛膜癌的实验诊断和疗效评价等具有重要价值。近年来对于人类肿瘤特异性抗原的检测和研究,发现多种具有相对特异价值的抗肿瘤单克隆抗体已用于免疫组化或流式细胞术分析,有助于肿瘤的筛选、鉴别诊断和组织类型的区分。例如,对淋巴瘤和白血病细胞表面分化抗原分子的检测,有助于淋巴瘤和白血病的诊断及组织学免疫分型,有效拓展了对于血液系统恶性肿瘤的 MICM 分型,为选择其治疗方案和判断疾病预后提供有价值的依据。

2. **检测抗肿瘤抗体** 部分肿瘤病人体内存在抗肿瘤抗体,如在恶性黑色素瘤病人血清中,可检测到抗自身黑色素瘤细胞抗原的抗体,在鼻咽癌和 Burkitt 淋巴瘤病人的血清中检出多种高滴度抗 EB 病毒抗体,且抗体的免疫球蛋白型别和滴度的信息具有辅助诊断和随访监测价值。

3. **肿瘤的放射免疫显像诊断** 将放射性核素标记抗肿瘤单克隆抗体后,采用静脉输液方式或腔内注射注入体内,可将放射性核素通过肿瘤抗体达到导向肿瘤所在部位的目的,结合 X 射线等方式可以清晰地显示肿瘤部位,有助于定位肿瘤组织并判断肿瘤负载。此技术在临床诊断中的运用具有良好的前景。目前已应用此项技术对部分肿瘤如卵巢癌、黑色素瘤、胃癌、乳腺癌、淋巴瘤和肝癌等开展初步的精准医疗实践。

4. **免疫功能评估** 肿瘤病人免疫功能的评估包括细胞免疫和体液免疫,这有助于判断肿瘤的发展和预后。尽管肿瘤病人外周血的免疫功能状态并不能直接反映机体对肿瘤的杀伤和控制能力,但对于动态观察肿瘤的生长转移和病人预后有一定临床价值。尤其对晚期肿瘤病人免疫功能的监测可及时发现部分免疫功能严重抑制的病人,在治疗方案的选择方面具有重要参考意义。及时采取临床及康复措施恢复病人部分免疫功能,则可以改善病人一般情况,同时也表明治疗方法得当,有助于改善病人生存状态、延长生命。

(四)移植配型前的筛查

移植抗原是与同种异体移植免疫应答有关的抗原,也是引起移植免疫应答的始动因素,这些抗原能引起受者对移植物的排斥反应或者移植物对受者的移植物抗宿主反应。

1. **移植抗原** 主要包括人类白细胞抗原(HLA)系统、次要组织相容性抗原、人类 ABO 血型抗原、组织特异性抗原等。

组织特异性抗原是独立于 HLA 和 ABO 血型抗原之外的一类抗原系统,该抗原可特异性表达于某一器官、组织或细胞的表面。其中,编码血管内皮细胞抗原的基因与主要组织相容性抗原(MHC)系统紧密连锁,而与该抗原不匹配的移植物可诱导受者产生细胞免疫反应。

2. **移植免疫应答** 同种异体器官移植的免疫应答是受者的免疫系统针对移植物产生的特异性免疫应答。在各种器官移植免疫应答中,均有细胞免疫应答和体液免疫应答的参与,但参与程度有所不同。移植免疫应答分为宿主抗移植物反应(排斥反应)和移植物抗宿主反应,后者是存活的同种移植物所携带的免疫活性细胞对宿主的组织抗原发生免疫攻击所引起的移植免疫反应,在临床上被称为移植物抗宿主病(GVHR)。GVHR 好发于骨髓、小肠、脾等富含免疫活性细胞的组织器官移植术后,亦可见于免疫缺陷病新生儿或使用免疫抑制疗法的病人大量输血时,是上述各种移植手术后的严重并发症。

3. **移植排斥应答的实验室检测** 移植术前对供、受者进行免疫学配型,至少应包括:红细胞血型测定、HLA 配型和 HLA 交叉反应检测。人类红细胞血型抗原是重要的组织相容性抗原之一,因此在移植时要求供、受者的 ABO 及 Rh 血型抗原必须相同或相容。而器官移植的供、受者之间 HLA 相容程度愈高，移植物存活的概率愈大，因此，在器官移植前根据配型结果慎重选择供、受者，对提高器官移植的存活率十分重要。

在移植前供、受者双方均应按照国际标准 6 抗原相配原则进行术前配型。供、受体 HLA- I 类和 HLA- II 类基因各位点完全一致是异基因骨髓移植成功的重要前提。

临床配型常规检测的 HLA 抗原多达 100 种左右。在这大约 100 种抗原中，供、受者 HLA 抗原相同的概率极低，以致造成供体利用率亦极低。然而，研究发现，许多 HLA 抗原在分子结构上具有一部分组成成分相同即公共抗原表位，被归类为 HLA 抗原的 10 个交叉抗原组。即使存在部分不同，但供、受者间具有同组抗原时移植手术的成功率也较高，因此有人称此种 HLA 抗原错配为"可接受的错配"。

移植前还应开展淋巴细胞毒交叉配合实验和群体反应性抗体检测。前者主要用于检测受者血清中是否含有抗供者 HLA 抗原的抗体，后者则可帮助临床医生全面地了解受者体内反应性抗体的水平、性质以及致敏的程度，指导选择合适的供体和移植手术的时机，以有效避免超急性排斥反应的发生。

第二节　体外抗原抗体反应

免疫测定的首要前提是获得针对待测物靶分子的特异抗体，该抗体与抗原表位识别和结合的特性是测定性能的决定性因素；如需测定的是抗体，则需制备相应的特异抗原物质，抗原所包含的表位数量及其与待测抗体的反应特性是测定性能的决定性因素。由于抗原通常包含多个表位，抗体检测靶分子通常是一组针对相互关联的抗原表位的不同抗体所组成的抗体谱，检测方法对于特异抗体的检出效能主要取决于所用试剂抗原是否完整包含各表位以及抗原与抗体比例。

一、靶抗原

（一）定义

狭义地讲，在免疫测定中，抗原是指与抗体特异性结合并能被检测的物质。此处所指抗原多数是蛋白质和多肽类，也可以是多糖、脂类和核酸及其复合物等。此外，氨基酸及其衍生物的单体分子等也可作为抗原加以检测，但检测方法与大分子测定所用技术不同。

（二）靶抗原种类

1. **完全抗原**　同时具有免疫原性和免疫反应性的物质称为完全抗原。

2. **半抗原**　只有免疫反应性而无免疫原性的物质称为半抗原。半抗原与生物大分子或高分子材料等通过体外人工操作形成半抗原 - 载体复合物后，可能获得新的空间构象，该人工合成分子能成功诱导免疫应答，产生特异的针对半抗原的抗体。

（三）靶抗原的来源

免疫测定中所用的抗原可分为天然抗原、合成多肽抗原和基因重组抗原。

1. **天然抗原**　天然抗原通常取自动物组织、微生物培养物等，须经提取纯化才能使用，如从 HBsAg 高滴度携带者外周血中分离纯化的 HBsAg 等。天然抗原的特点是所有的表位都未受到破坏,完全保留了天然抗原所具备的抗体结合特性,但天然抗原的纯度对相应的免疫测定方法的特异性有较大影响。

2. 合成多肽抗原 合成多肽抗原是根据蛋白质抗原分子的某一抗原表位的氨基酸序列人工合成的多肽片段。合成多肽抗原一般只含有一个抗原表位,纯度高,特异性强,但由于分子量太小,往往难于直接吸附于固相载体上,一般需借助偶联物间接结合到固相载体表面。合成多肽抗原缺乏完整抗原所具有的立体构象表位,用于相应的抗体检测有可能导致结合于这种立体构象表位的抗体漏检。

3. 基因重组抗原 基因重组抗原是在已知目的抗原基因的基础上,采用基因工程技术表达目的抗原。基因重组抗原不但对原抗原的生物学和免疫学特性能最大限度的保留,而且可大量生产,同时没有从生物组织或体液中提纯抗原所存在的传染危险性。但如果采用的是原核表达的蛋白,则与天然蛋白有一定区别,因为原核表达体系不能对蛋白质进行糖基化修饰,会导致部分表位的不同或缺失。目前商品化的酶联免疫吸附试验(enzyme-linked immunosorbent assay, ELISA)试剂盒基本上使用重组抗原。

(四)靶抗原的基本特性

1. 免疫原性 免疫原性指抗原被 APC、T、B 细胞等识别并诱导机体产生相应体液和细胞适应性免疫应答的属性。抗原的免疫原性与抗原的来源、分子大小和组成及空间构象、数量、机体的内环境等因素有关。

(1)来源:抗原可以是非己物质,也可以是自身组分。外来抗原与宿主的亲缘关系越远,通常免疫原性越强。免疫测定中使用的特异性抗体,通常是将病原体抗原成分或人体组织抗原成分经人工合成或纯化后,将其与佐剂共同免疫实验动物,如家兔、小鼠、羊、马等。

(2)分子大小和组成及空间构象:大分子天然抗原如蛋白质和多肽类分子的免疫原性较强;抗原分子量大且空间构象越复杂,则免疫原性也越强。分子组成复杂程度决定抗原空间构象的复杂程度和多样性,分子组成过于简单时免疫原性较弱。

(3)抗原分子的数量:通常抗原分子的数量较多,其免疫原性也较强。若抗原分子数量过少,或其抗原表位未能充分暴露,则免疫原性较弱。抗体试剂制备过程中使用佐剂的目的,是确保抗原不会因为机体代谢系统和免疫系统快速清除抗原,导致与免疫系统接触的抗原数量相对或绝对不足而影响抗体和免疫活性细胞的产生。但是另一方面,抗原数量过多可诱导免疫耐受。

(4)机体的遗传、性别、生理状态等:这些因素包括 MHC 基因、年龄、性别与健康状态等。因此,选择合适的动物种类用于制备检测试剂非常重要,应挑选发育成熟而健康的动物。此外,为制备抗体试剂而免疫动物时,通常选择皮内和皮下注射的途径,肌内注射次之。

2. 免疫反应性 免疫反应性指抗原分子与免疫球蛋白分子发生特异性识别和结合的属性。在免疫测定中,免疫反应性是检测的基础。抗原与抗体结合的本质是抗原表位与抗体独特型(idiotype)在空间构象相互适宜的基础上,通过相应基团上原子的电子云相互作用形成氢键、离子键和疏水键等非共价键而形成抗原抗体复合物。免疫反应是一种可逆的双向反应,不同的反应条件如 pH、离子强度、温度等都会影响反应的平衡以及达到平衡所需时间。

免疫测定中的抗原可以有多种存在方式。游离抗原可以直接与抗体结合,固相包被的抗原以及细胞膜表面的抗原也可以直接被抗体识别,而位于细胞内的抗原则需要通过预处理,使抗原暴露出来或采用适当的方法增加细胞膜的通透性,使试剂抗体分子可以进入细胞后,才能发生抗原与抗体的结合。此外,对于石蜡包埋的组织,需要预先进行脱蜡和水化,之后其中的抗原才能与抗体结合。某些含较多酯类基团的抗原分子,则需要反应体系中含有一定的脂质成分帮助抗原维持相应的结构,以便抗体分子进行识别、结合。

3. **抗原的特异性** 免疫学检测中抗原与抗体反应的主要基础是两者结合的特异性。抗原的特异性分为两种,即免疫原性的特异性和免疫反应性的特异性,前者指抗原刺激机体产生针对该特定抗原相关表位的特异的细胞和(或)体液免疫应答;后者指抗原只能与其诱导产生的抗体产生特异的结合反应。

免疫检测中的抗原特异性主要取决于抗原分子所含的表位(epitope),又称抗原决定簇(antigenic determinant)。抗原表位的数量和空间构象上的分布位置影响免疫测定方法的性能。例如,采用双抗体夹心法检测抗原时,抗原表位就必须考虑包被于固相的抗体和标记抗体与抗原结合部位可能存在的空间位阻问题,假如两种抗体所针对的抗原表位空间构象离得太近,则一种抗体可能会由于空间位阻而干扰另一抗体的结合,导致抗原和抗体的结合不能充分达到平衡,更容易受到反应条件的影响而引入偶然误差,导致检测的结果重复性较差。

此外,由于抗原表位的特异性很大程度上依赖于其空间构象,而空间构象绝大多数是由非共价键所维持,因此,当环境因素破坏了非共价键、改变了抗原表位的空间构象时,就会对抗原抗体结合的特异性、反应速度、生成抗原抗体复合物的速度以及复合物解离的速度平衡、抗体对抗原的亲和力等诸多方面产生显著影响,从而使检测的灵敏度、特异性和重复性等性能发生明显变化。

此外,抗原免疫动物制备抗体时,需要确保此时的抗原表位构象与待测物抗原相同,而选择适宜的动物品系和采用恰当的方法进行免疫,也是十分重要的。不同分子组成的抗原对制备抗体的动物、佐剂、免疫次数和抗原用量、免疫部位等都有特殊的要求。

4. **抗原可变性** 不同种属和地区的人群的某些抗原分子具有不同的分子组成,因而其虽然具有相同的名称,但其抗原性存在差异。另外,随着时间的推移,一些抗原如某些病毒的抗原组分,由于自身较易发生突变导致编码蛋白的改变,还会因为抗病毒药物或抗生素的使用而发生诱导突变,导致抗原性的改变,这也是微生物以变异并借此逃避宿主免疫系统攻击而获得生存的策略。

此外,某些抗原可以通过基因突变或重组或融合等方式而发生改变,当其累及具有重要功能的基因时,往往引起相关分子功能的明显改变,并可能导致相应的临床症状,是重要的疾病发病机制。此时,虽然抗原分子的一部分仍保留,但分子中引入了新的组分,使抗原性质变化得较为复杂,这种抗原用于免疫测定有可能会引入较多误差。

二、抗体

(一)抗体的来源
免疫测定中所用的抗体可分为多克隆抗体(polyclonal antibody,pAb)、单克隆抗体(monoclonal antibody,mAb)和基因工程抗体(genetic engineering antibody)。

1. **多克隆抗体**　用抗原免疫实验动物，经适当的途径可以获得含有特异性抗体的动物血清，称为抗血清（antiserum）。由于免疫原通常有多个具有免疫原性的表位，因此，血清中的抗体是由多个抗原表位刺激不同 B 细胞并通过其母细胞化形成浆细胞克隆后而产生的混合抗体，是多种单克隆抗体的混合物，因此称为多克隆抗体。多克隆抗体制备方法较为简单、亲和力通常较高，可针对抗原的多个表位同时进行结合；但抗血清也存在缺点，即抗体组成较为复杂、易发生交叉反应，且每次制备的抗体在其亲和力上存在一定差异。

2. **单克隆抗体**　由免疫原免疫动物后，经适当的方法进行筛选和克隆增殖后，来源于单一克隆的杂交瘤细胞所产生的、针对某单一抗原表位的特异性抗体称为单克隆抗体，其优点是结构均一、抗体纯度高、较少发生交叉反应。当然，只针对同一个抗原表位发生结合反应也是单克隆抗体的弱点。需要注意的是，在采用双抗体夹心法测定抗原时，用于固相包被的单克隆抗体和液相标记的单克隆抗体必须针对不同的抗原表位，否则将无法成功建立方法，因为抗原表位只能被包被抗体或标记抗体中的一种所结合。当然，如果同一抗原分子中含有多个相同表位时，则不受此限制。实际使用中，为了提高抗原结合的容量或载量，包被抗体可采用多个单克隆抗体的复合物，从而使固相抗体在免疫测定中能更完全地结合待测标本中的特异抗原。此外，选择抗体时，还应注意避免选择空间结构上过于接近的两个抗原表位作为靶点，因为两种抗体的结合会发生相互干扰。

3. **基因工程抗体**　基因工程抗体又称重组抗体，是指利用基因工程技术对编码抗体的基因按实际需要，通过分子生物学方法进行重组，经筛选、鉴定、体外大量表达，获得具有针对相应抗原表位的特异性反应能力的抗体。迄今已成功制备的基因工程抗体包括人源化抗体、小分子抗体和双特异性抗体等。

（二）抗体的基本特性

1. **特异性**　抗体的抗原结合部位由抗体分子重链高变区 VH 和轻链高变区 VL 上各自的三个超变区组成，该部位形成一个与抗原表位互补的沟槽样空间结构，该区域即独特型，决定了抗体分子结合抗原的特异性。

2. **多样性**　不同种类、数量和存在方式的抗原分子，其刺激宿主 B 细胞所产生的免疫球蛋白分子在种类、数量、特异性以及亚型等方面均不尽相同，呈现明显的多样性。自然界中抗原种类繁多、分子结构复杂，每种抗原常含有多种表位。这些抗原刺激机体产生的抗体存在不同特点，首先是针对各抗原表位产生相应特异性抗体，与此同时，针对同一抗原表位所产生的可以是不同类型的抗体。因此，机体对所有目前已知的抗原所产生的抗体，理论上是一组数量、种类、组成极为庞大的异质性抗体的总和。免疫测定方法的优劣在很大程度上有赖于是否获得优质的和大量的抗体，尤其是 IgG 类抗体，这就需要在免疫原制备、免疫方法的选择、抗体的筛选和纯化、抗体鉴定、大量制备等方面进行不断的优化和改进。

3. **免疫原性**　抗体的化学性质是蛋白质，故在某些情况下其本身也具有免疫原性，可激发机体产生特异性免疫应答。抗体具有免疫原性的基础在于抗体分子中包含不同种类的抗原表位。这些抗原表位的免疫原性在种系角度可以表现为三种不同类型的血清型，即同种型、同种异型和独特型。举例说明，运用同种型抗原免疫宿主动物可以获得针对该类抗原同种型表位的相应抗体，因此，可以使用小鼠的 IgG 免疫家兔，产生兔抗小鼠 IgG 的第二抗体,家兔的这种针对小鼠 IgG 特异性抗体也称为抗抗体。类似地,使用该策略也可产生山羊抗兔或小鼠 IgG 的第二抗体。目前这些抗抗体在临床免疫测定中是常用的检测试剂,常被用于标记不同的示踪剂后作为通用标记抗体。

三、抗原与抗体结合的条件

抗体能特异地识别抗原并与之结合,这种特性是免疫学检测方法建立的基础。抗原与抗体结合除了空间构象互补外,抗原表位与抗体独特型必须紧密接触,才可能使基团之间有足够接近的距离以形成多种非共价键,形成足够大的结合力。抗原与抗体之间的结合力主要包括静电引力、范德华引力、氢键和疏水键。

(一)静电引力

静电引力(electrostatic force)是指抗原与抗体上带有正负相反电荷的氨基和羧基基团之间相互吸引的作用力。抗体和大多数抗原是蛋白质,在一定的 pH 的电解质环境中,蛋白质表现为两性分子,其氨基和羧基会电离形成带阳性电荷的氨基和阴性电荷的羧基,因此抗原和抗体相对应的不同电荷的基团之间可以相互吸引,促进抗原与抗体通过离子键发生结合。静电引力的大小与两个电荷间的距离的平方成反比,即两个电荷间的距离越接近,静电引力越强。

(二)范德华力

范德华力(van de Waals force)是抗原与抗体相互接近时,两种分子发生极化作用而形成的一种吸引力。范德华引力的大小与抗原抗体相互作用基团的极化程度的乘积成正比,与两个基团之间距离的七次方成反比。确保这种引力发挥最大作用的关键,是抗原抗体分子空间构型的互补,抗原与抗体活性部位的相互作用即可产生最强的范德华力。范德华引力的作用强度小于静电引力。

(三)氢键

氢键(hydrogen bond)是由抗原分子中的氢原子与抗体分子中电负性大的原子如氮、氧等相互作用而形成的引力。当具有亲水基团(如羟基、氨基和羧基)的抗原与相对应的抗体接近时,相互间可形成氢键而使抗原与抗体相互结合。氢键结合力较范德华引力强,因其需要供氢体和受氢体的互补才能实现氢键结合,因此,氢键对抗原抗体结合的特异性十分重要。

(四)疏水作用力

在水溶液中,抗原和抗体之间的疏水基团相互接触,对两种分子间空隙中的水分子发生挤压和排斥而趋向聚集的力称为疏水作用力(hydrophobic interaction)。当抗原表位与抗体结合区域相互靠近时,分子相互间正、负极性消失,由于静电引力形成的亲水层也立即失去,排斥了两者间的水分子,从而促进抗原与抗体相互吸引而结合。疏水作用力对于抗原抗体复合物的形成最重要,提供的作用力最大。

(五)维持抗原表位空间构象的主要因素

抗原分子组成的成分和次序的完整性是维持抗原表位空间构象的基础。以具有四级结构的蛋白类抗原举例,每一个抗原表位所包含的 5~7 个氨基酸的定位在蛋白质的一级结构中必须保持完整,这样可以使这些氨基酸在蛋白分子空间构象中所处的各自位置共同形成特定的空间构象;此外,要有相关的内环境以保持肽链局部的二级结构,在此基础上进一步形成稳定的三级结构即功能域,当两个或多个独立功能域相互之间形成四级结构并保持稳定后,抗原分子的免疫原性和免疫反应性得以保持。需要说明的是,抗原分子中并非所有基团都同等重要,而重要基团也并非始终位于抗原表位附近。

四、抗原与抗体结合的影响因素

影响抗原抗体结合反应的因素较多,包括抗原抗体结合的亲和力与亲合力、抗原和抗体本身因素、反应基质因素和实验环境因素等。

(一)抗原抗体结合的亲和力与亲合力

抗原抗体结合的亲和力(affinity)是指抗体的每一个 Fab 片段与单个抗原表位结合的能力。抗原抗体结合反应的平衡常数 K 可反映出亲和力的大小,K 值越大,抗体的亲和力越高,反之亲和力越低。抗体分子的抗原结合部位与抗原表位之间构象互补,使得两者的化学基团之间能够充分接触,抗体与抗原才有可能以较多的非共价键而发生结合反应。如果抗体分子的抗原结合部位与抗原表位之间的构象不能完全互补,形成的非共价键较少,造成两者分子之间的亲和力较低甚至不能结合。

抗原分子上所有抗原表位与抗体形成的总结合能力称为亲合力(avidity)。亲合力与亲和力、抗体的结合价、抗原的有效抗原表位数目呈正相关。

(二)抗原因素

抗原的理化特性、表位数目和种类等均可影响抗原抗体结合反应。例如,红细胞或细菌等颗粒性抗原与相应抗体结合,当两者的数量和比例均适量时,可以形成较大的抗原抗体复合物,从而出现凝集现象;可溶性抗原与相应抗体结合可出现沉淀现象;与此相反,单价抗原与相应抗体结合则不出现凝集或沉淀现象。

(三)抗体因素

抗体的来源、特异性、亲和力和数量以及与抗原分子的比例等均可影响抗原抗体结合反应。例如,鼠和羊等大多数动物的免疫血清具有较宽的等价带,与相应抗原结合易出现可见的抗原抗体复合物,而马和人的免疫血清等价带较窄,抗原或抗体过量都易形成钩状效应而导致生成可溶性复合物;此外,多克隆抗体较单克隆抗体的特异性差,容易发生交叉反应;单克隆抗体只针对一个表位,一般不适用于沉淀反应和凝集试验。

(四)抗原抗体的比例

抗原抗体比例对抗原抗体结合反应所生成复合物的性质具有较大的影响。沉淀反应中,只有抗原抗体比例合适时才能形成肉眼可见的沉淀,反之,不能形成有效的沉淀或凝集,因为此时仅产生相对较小的抗原抗体复合物,即为可溶性免疫复合物。以凝集反应为例,若向加入固定量抗体的一组试管中再依次加入递增浓度的相应可溶性抗原,此时可发现两种分子只有在某些比例范围方能形成有效的凝集物。在此范围内,抗原抗体结合最为充分,凝集物形成较快而且数量较多。上述现象也被称为钩状效应(hook effect)。

钩状效应的特点表现为,在接近适宜比例的附近,抗体过剩时称为前带(prezone),抗原过剩时称为后带(postzone)。Marrack 提出的网格理论(lattice theory)可以合理解释抗原-抗体反应比例性的机制。因为天然抗原大多是多价的,抗体大多为两价,当抗原与抗体在等价带结合时,抗体分子的两个 Fab 段分别与两个抗原表位结合,相互交叉连接成具有立体结构的网格状复合体,形成肉眼可见的沉淀物,基本不存在游离的抗原或抗体。当抗原或抗体过剩时,由于过剩方的结合价未被充分使用,故只能形成较小的网格复合物,并存在有较多游离的抗原(表位)或抗体。使用单克隆抗体时,如抗原分子中仅含有单一的该类表位,则无法形成有效的网格复合物。具体实验过程中要适当稀释抗原或抗体,以调整两者的浓度和比例,使其出现最有效的复合物,避免假阴性的发生。

(五)反应基质

反应基质通常指免疫测定反应液中干扰抗原和抗体反应的物质,其本质是待测物以外的非特异性因素,主要包括但不限于蛋白、电解质、补体系统成分、抗免疫球蛋白抗体(例如类风湿因子和人抗动物的同种型抗体)、药物或其他可能影响标本中待测物和反应体系的物质。反应基质与采用何种测定模式和测定技术以及抗原和抗体本身的特性等方面有较大关系,因此,不同免疫测定的具体影响因素和方式也有所不同。通过良好的实验设计,可减少反应基质因素的影响。例如,尽量使用高亲和力抗体株或抗体片段、尽量使用纯度较高的抗体试剂、降低标本用量使其占测定总体积的比例尽量降低、在测定缓冲液中加入免疫球蛋白以减少非特异性吸附和结合、采用理想的孵育温度和较长的温育时间等。

此外,不同的样本种类对抗原和抗体的反应和检测有不同的影响,如含有较多纤维成分的分泌物其黏度较高,对抗原和抗体的结合造成明显的干扰。临床免疫学检测常见样本的比较如表1-1所示。

表1-1 常见样本的比较

样本种类	举例	抗原与抗体反应条件
血液	血清、血浆	可以直接反应和检测
尿液	晨尿、中段尿	酸性环境,调节为中性时可反应
其他体液(1)	痰液、玻璃体	黏稠,稀释和(或)消化后可以反应
其他体液(2)	泪液、房水	类似于血浆,通常可直接反应
灌洗液	肺泡灌洗液	需要先定量、浓缩、提取或富集
分泌物	脓液	需要稀释、提取或消化、调节pH
组织、培养物	干细胞培养物	一般可直接反应

(六)反应体系

抗原抗体结合反应的正常进行需要适当的反应体系,如电解质、酸碱度和温度。此外,标记免疫学检测在临床上使用广泛,标记物的性质对抗原和抗体的结合有重要影响。

1. **电解质** 抗原和抗体通常为蛋白质分子,在中性或弱碱性条件下,表面带有较多的负电荷,一定浓度的电解质会使它们失去一部分负电荷,导致抗原和抗体分别单独发生沉淀或凝集。适宜浓度的电解质也可以促进抗原抗体相互结合,出现肉眼可见的沉淀物或凝集块。因此,反应体系中常用 0.85% NaCl 或其他离子溶液作为稀释液以提供适当浓度的电解质。当然,还必须考虑到缓冲液的离子强度,计算反应体系中总的晶体分子的浓度。

2. **酸碱度** 抗原与抗体反应一般在接近中性环境下较易发生。过高或过低的 pH 均可影响抗原、抗体的理化性质。此外,当反应液的 pH 接近抗原或抗体的等电点时,抗原或抗体所带正、负电荷相等由于自身吸引而出现凝集,导致非特异性反应即假阳性反应。

3. **温度**　抗原抗体结合反应最常用的温度为37℃和室温(25℃左右),其次是43℃和2~8℃。适当提高反应的温度可增加抗原与抗体分子的碰撞机会,加速抗原抗体复合物的形成。在一定温度范围内,温度越高,形成可见反应的速度越快。但温度过高也会使抗原或抗体变性失活,人为降低抗原抗体反应的效率,影响实验结果。某些特殊的抗原抗体反应对温度有特殊的要求,例如冷凝集素在4℃左右与红细胞结合最好,20℃以上时反而解离。

4. **标记物**　临床常用的标记免疫学检测中,不同标记物种类如荧光素、酶和放射性核素等与抗原或抗体等通过共价键结合后,对抗原与抗体的结合性能也有明显的影响。

五、免疫测定中抗原与抗体的反应

(一)液相中抗原与抗体的反应

抗体的本质是球蛋白,大多数抗原亦为蛋白质。在通常的血清学反应条件下,抗原抗体均带负电荷,使极化的水分子在其周围形成水化层,成为亲水胶体,因此蛋白质分子不会相互凝集或沉淀。当抗原与抗体结合后,使表面电荷减少,水化层变薄甚至消失,蛋白质由亲水胶体转化为疏水胶体。此时,在一定浓度的电解质作用下,可以中和胶体粒子表面的电荷,使各疏水胶体进一步靠拢,形成可见的抗原抗体复合物。

(二)固相表面抗原与抗体的结合反应

非均相免疫测定常涉及固相化的抗原抗体,固相表面抗原和抗体的结合反应通常具有与液相反应很大不同,至少包含以下特点:

1. **抗原抗体结合反应时间**　液相中的抗原和抗体分子呈现布朗运动,当浓度较高时,两类分子相遇并发生特异性结合的概率较高,如果单纯从摩尔浓度的角度估计,理论上在分子数相同的情况下,液相中的抗原 - 抗体更容易接近或达到平衡。当然,还必须考虑到亲和常数和解离常数,因此,实际上最佳的抗原抗体比例是不同的。

固相免疫测定如双抗体夹心法 ELISA 中,固相表面的抗原或抗体分子处于相对静止状态,而待检抗体或抗原处于液相中,抗原抗体结合达到平衡所需要的时间较液相免疫测定长,并随液体所占体积与界面抗体所占体积比的增加而增加。当在酶标板上进行免疫测定时,界面反应动力学显示它对扩散作用有很强的依赖性,扩散性越强反应所需时间越短,结合越充分。通过旋转振荡可加速反应液中分子的运动速率,促进液相中抗原或抗体与固相表面抗体或抗原的结合。但这是一个平衡的双向过程,速度过快将导致两个结果,一是分子的势能过大反而不利于抗原和抗体分子形成复合物;二是已形成的复合物被其他分子碰撞而发生解离。

2. **反应体积**　由于固相表面抗原与抗体的反应,发生在液体 - 固相的交界面,可能处于非共价键形成的有效引力距离内(10nm)。使用微球作为固相载体时,其反应表面区域较微孔要明显增大,因而处于抗原抗体结合界面的体积占总反应体积的比例亦高得多。因此,结合反应的效率也更高。这也是采用固相微球作为全自动化免疫测定分析方法固相载体的重要原因之一。

3. **解离速率**　固相界面(包括细胞表面)抗原抗体复合物的解离速率较液相中的要低很多。正是这种极缓慢的解离速率,使得临床使用的固相免疫测定技术具有很好的反应性能,即使测定中需要多次和相对剧烈的洗涤步骤,也不至于影响已形成的抗原抗体复合物,使之保持结合状态。

4. 固相化抗原或抗体的构象 固相化的抗原或抗体与液相中的抗原或抗体所展示的构象通常在某些区域存在差异。液相中的抗原或抗体分子处于天然构象状态,能确保抗原或抗体的天然免疫反应活性,抗原和抗体具有较高的利用效率。在固相免疫测定中,吸附于固相表面的抗原或抗体的构象发生变化,可能由于存在不同程度的非天然折叠、功能性结合部位在分子中的暴露程度发生明显改变如朝向固相等而发生改变,抗原或抗体的活性便会受到影响,所以抗原和抗体的利用效率通常低于液相免疫测定。

六、免疫测定中抗原与抗体反应的特点

无论抗原抗体的反应介质是在液相中还是在固相表面,抗原抗体结合反应的基本特性都包括特异性、可逆性、比例性和阶段性等特点。

(一)特异性

抗原抗体结合具有高度特异性,这种特异性是由抗原表位与抗体高变区所形成的独特型的互补结合所决定的。天然抗原表面通常含有多种抗原表位,可刺激机体产生多种特异性抗体。若两种不同的抗原分子的部分抗原表位相同或类似,则可与彼此具有一定相似性的抗体分子发生非特异的识别和结合,即交叉反应(cross reaction)。交叉反应可影响血清学诊断的准确性和重复性,采用单克隆抗体是克服交叉反应的有效方法之一。但是另一方面,有时也可利用交叉反应来进行诊断,例如变形杆菌 OX19、OX2、OXk 株与斑疹伤寒和恙虫病的病原体——立 - 克次体之间有相似的抗原表位,故可使用前者的提取物作为替代抗原,用于检测疑似斑疹伤寒病人的血清,如后者与试剂抗原发生阳性反应,出现可见的免疫沉淀或凝集,则可以达到诊断斑疹伤寒病的目的。

(二)可逆性

抗原与抗体结合的本质是两种分子表面的相应基团间发生识别并形成具有一定强度的非共价键结合,因而所形成的复合物不稳定,在一定的条件下可以解离为游离抗原与抗体,这种特性称为抗原抗体结合的可逆性。解离后的抗原或抗体仍然保持游离抗原和抗体原有的生物学活性。根据质量作用定律,抗原抗体复合物形成的速度与抗原和抗体的浓度成正比,浓度越高则反应速度越快,当反应达到平衡时,结合与解离的速度相等。由于某些待测抗原的浓度极低,需要检测方法有足够的灵敏度,此时可以采用的办法是提高试剂抗原或抗体的用量,并应尽量采用高亲和力的抗体。

抗原抗体复合物的解离度主要取决于两个方面:一是抗原抗体结合的亲和力,亲和力越高,解离度越低;二是抗原抗体结合反应的环境因素,如温度、酸碱度和离子强度等。当pH 改变并达到或接近蛋白质的等电点时,可破坏离子间的静电引力,使抗原抗体的结合力下降;增加离子强度可使静电引力消失,降低抗原抗体的结合力,促使其解离。此外,改变反应液的酸碱度可以很大程度影响氢键的形成,这对于抗原抗体复合物的稳定性也十分重要。

(三)阶段性

抗原与抗体反应分为两个阶段,第一阶段是抗原与抗体特异性结合阶段,其特点是反

应快：根据反应体积和两种分子的浓度以及反应液的形状等不同，通常可在数秒钟至数分钟内完成，一般不发生肉眼可见反应；第二阶段为可见反应阶段，根据参加反应的抗原的理化性状的不同，可出现凝集和沉淀等现象。第二阶段所需时间较长，从几分钟或几小时不等，有时需要数天。

（曹文俊）

第二章

免疫测定的靶物质及其制备

　　尽管免疫测定技术多种多样，但其基本原理都是基于抗原抗体相互作用为基础的生化反应。免疫测定的对象主要为抗原、抗体，其他生物大分子如补体、细胞因子、细胞黏附分子、蛋白、酶、激素等同样可通过免疫学方法进行测定。体液中的小分子物质如药物等也可通过免疫学技术进行测定。免疫测定不仅可测定单一分子，也可测定复杂分子如抗原抗体复合物。免疫细胞是免疫系统的重要组成成分，通过免疫学技术还可分析免疫活性细胞的数量及功能。免疫测定在临床既可用于定性实验，也可进行定量分析。测定抗原需制备特异性抗体，而获得特异性抗体又需要高纯度的抗原，抗原的纯度决定了免疫测定的特异性。若免疫测定对象为抗体，则需要制备相应的特异性抗原。因此制备高质量的抗原和抗体是免疫测定的重要前提。

第一节　免疫测定的靶物质

　　免疫测定是依据抗原与抗体反应原理，利用各种标记或免疫技术检测一些体液中的病理或生理物质，如抗体、抗原、补体、细胞因子、细胞黏附分子、蛋白、酶、激素、免疫复合物、免疫活性细胞等，免疫测定还可用于治疗药物浓度的监测。

一、生物大分子

（一）抗体

　　抗体是免疫系统在抗原的刺激下，由 B 淋巴细胞增殖分化成浆细胞时产生的可与相应抗原结合，产生特异性反应的免疫球蛋白。抗体概念最早出现于 1901 年，它是免疫系统结合外来物质如非自身蛋白、微生物及毒素等，并与之中和的免疫分子。在病理状态下，机体可产生抗自身成分的自身抗体，并由此而引起自身免疫性疾病。抗体属于 Y 形蛋白大分子，主要分布在血液中，在组织液、外分泌液、黏膜及一些细胞表面也存在部分抗体。这些抗体均可作为免疫测定对象，为疾病的诊断和治疗提供重要依据。

　　依据理化性质和生物学功能，抗体可分为 IgM、IgG、IgA、IgE 及 IgD 五类。IgM 是免疫应答中最早产生的抗体，微生物感染经过一段时间后，IgM 抗体量一般会逐渐减少，甚至消失。IgM 抗体主要存在于血液中，对防御微生物感染起主要作用，因此 IgM 抗体测定对近期感染有重要诊断价值。人感染细菌或病毒后,这些病原体会刺激免疫系统发生免疫应答,产生特异性 IgM 抗体。用细菌、病毒或相关特异性抗原检测病人血清中有无相应特异性 IgM 抗体及抗体效价的动态变化,可作为病原微生物感染的诊断依据。如检测 HAV-IgM 抗体是诊断甲型病毒性肝炎的重要指标。

IgG 抗体是再次体液免疫应答产生的主要抗体,IgG 抗体亲和力高,在体内广泛分布,在免疫应答中具有保护作用,能防御病原微生物的感染。IgG 抗体是血清抗体的主要组分,它是唯一可以通过胎盘的免疫球蛋白抗体。检测特异性 IgG 抗体对病原微生物感染的诊断和流行病学调查有重要意义。如用梅毒螺旋体 Nichol 株作抗原,通过间接免疫荧光法检测病人血清特异性抗梅毒螺旋体 IgG 抗体,对梅毒诊断具有很高的特异性和敏感性。血清抗 -HBc IgG 抗体在血清中可持续存在数年,检测抗 -HBc IgG 抗体可作为人群乙型肝炎病毒感染的流行病学调查的依据之一。一些自身抗体也属于 IgG 型抗体,如检测血清冷凝集素有助于诊断自身免疫性溶血性贫血。引起 Ⅱ 型超敏反应的抗体主要为 IgG 抗体,如属 IgG 的抗 Rh 抗体,可通过胎盘引起新生儿溶血症。通过 Coombs 试验检测患儿红细胞表面的 IgG 型不完全抗体可诊断新生儿溶血症。

IgA 抗体在血清中的含量仅次于 IgG,按其功能可分为血清型 IgA 和分泌型 IgA 两种。血清型 IgA 抗体功能类似 IgG 抗体和 IgM 抗体,但在免疫防御中的作用不及 IgG 抗体和 IgM 抗体重要。分泌型 IgA 抗体存在于唾液、泪液、乳汁、鼻和支气管分泌液、胃肠液、尿液、汗液等分泌液中,是机体黏膜局部免疫防御的主要抗体。检测血清或分泌物中的 IgA 抗体对临床诊断均有参考意义,如检测血清 EB 病毒抗 EA/D IgA 抗体和抗 VCA IgA 抗体有助于鼻咽癌筛查,检测精浆 IgA 型抗精子抗体有助不孕症的诊断。

IgE 抗体是血清中含量最少的免疫球蛋白,它可与嗜碱性细胞和肥大细胞的细胞膜结合,促使嗜碱性细胞与肥大细胞释放组胺类物质,引起 I 型超敏反应。血清总 IgE 和特异性 IgE 升高对 I 型超敏反应有重要的诊断价值。

IgD 抗体主要出现在 B 淋巴细胞表面,可能与 B 细胞的分化或识别有关。IgD 抗体在血清中的含量较低,但在一些疾病中病人的 IgD 抗体会升高,如血清 IgD 抗体测定(> 2g/L)在临床可作为多发性骨髓瘤的鉴别诊断试验。

(二)抗原

抗原是指能刺激机体产生抗体、并能与相应抗体发生结合,或与 T 淋巴细胞抗原受体结合的物质。免疫原是指能刺激机体发生免疫应答,产生抗体或致敏 T 淋巴细胞的物质。抗原与免疫原两个概念有时互相混用,但本质上免疫原均是抗原,但抗原不一定是免疫原。抗原或免疫原一般是生物大分子如蛋白质、大分子多糖,少数脂类分子也可作为抗原或免疫原。外来物质之所以能被机体识别为抗原或免疫原,是因为它们的膜上或分子中有多种特殊结构,这些结构称之为抗原决定簇(antigenic determinant)或表位(epitope)。抗原决定簇决定抗原的特异性。

抗原检测在诊断学领域的应用主要有两方面:外来物质的检测和自身抗原的检测,测定外来抗原主要用于病毒、细菌、原虫和真菌感染的实验诊断。随着细菌和真菌培养技术的完善和 PCR 技术的普及,通过检测抗原诊断细菌和真菌的方法逐渐减少。少数原虫抗原检测在临床诊断还有一定优势,如通过胶体金探针检测疟原虫循环抗原(乳酸脱氢酶)诊断疟疾的阳性率可达 90% 以上,是诊断疟原虫感染的理想方法。

病毒形态微小,易进入血液,因此抗原检测是病毒感染的重要诊断方法。如人类免疫缺陷病毒（human immunodeficiency virus，HIV）的 p24 抗原检测可作为 HIV-1 抗体不确定个体或处于感染窗口期的辅助诊断方法。检测人白细胞内巨细胞病毒（cytomegalovirus，CMV）pp65 抗原可早期诊断 CMV 血症，敏感性高，特异性强。检测乙型肝炎病毒（hepatitis B virus，HBV）的表面抗原、核心抗原和 e 抗原对判断病人 HBV 感染、治疗及预后等具有重要临床意义。

（三）补体

补体是存在于人和脊椎动物血清、组织液和细胞膜表面的一种不耐热成分，可辅助和补充体内特异性抗体介导的溶菌、溶血等作用，故称为补体。补体并非单一成分，是由 30 多种可溶性蛋白和膜结合蛋白组成的多分子系统，故也称为补体系统。健康个体的补体含量基本稳定，但在一些疾病状态下，补体的含量和活性会发生改变，因此测定血清总补体活性、单一补体成分、补体裂解产物等均具有重要的临床意义。血清总补体活性的测定可了解补体的整体功能，临床常用的单一补体成分测定包括 C3、C4、C2、B 因子及 C1 抑制物等，这些测定可评价机体的免疫状态，一些疾病如组织损伤、感染性疾病、急性炎症、恶性肿瘤等会出现补体活性与含量增高，而一些免疫性疾病如系统性红斑狼疮、自身免疫性溶血性贫血等会出现补体活性与含量降低。Ⅲ型超敏反应如急性肾小球肾炎的发病机制与补体活化产生的 C3a 和 C5a 裂解产物有关，测定 C3a 和 C5a 有助了解疾病进展。

（四）细胞因子

细胞因子是由巨噬细胞、B 淋巴细胞、T 淋巴细胞、肥大细胞、内皮细胞、成纤维细胞或基质细胞产生的小分子分泌蛋白，它可作用于分泌它的细胞，也可作用于旁细胞，还可以内分泌方式作用于远处细胞。依据作用效应，细胞因子可分为趋化因子、干扰素、白细胞介素、淋巴因子、肿瘤坏死因子等类，它们通过受体而发挥作用，参与抗感染、抗肿瘤、免疫反应、炎症反应等。随着检测技术的发展，细胞因子和受体的检测在临床的应用逐渐增加，如 IL-1β、IL-6、IL-8、IL-10、sIL-2R 等。一些自身免疫性疾病病人的血清 IL-6 和 IL-8 升高，器官移植者发生急性排斥反应时血清 sIL-2R 较稳定期明显升高。细胞因子的检测还可评估机体的免疫状态，过高或过低的细胞因子水平均预示机体免疫调节的异常。

（五）细胞黏附分子

细胞黏附分子是介导细胞间、细胞与细胞外基质间相互结合的一类糖蛋白分子。细胞黏附分子与受体结合，使细胞间、细胞与基质间发生黏附，参与细胞识别、信号传导，是免疫应答、炎症反应等生理和病理基础。细胞黏附分子水平的改变与自身免疫病、肝脏疾病、肾脏疾病等的发生相关，如系统性红斑狼疮病人血清 E- 选择素、血管细胞黏附分子 -1、细胞间黏附分子 -1 等均可升高，这几种细胞黏附分子在慢性病毒性肝炎病人中也可升高。

（六）蛋白质、酶、激素

随着化学发光技术、液态芯片技术的发展，许多蛋白质、酶和激素可通过免疫技术而被测定，如肌钙蛋白、肌红蛋白和肌酸激酶质量的测定作为评价心肌损伤的重要标志物，B 型利钠肽是诊断心力衰竭的重要标志物。许多具有重要生理功能的激素如垂体激素、性激素、甲状腺激素、甲状旁腺激素、肾上腺激素等都可以通过免疫测定技术进行测定。

二、小分子

治疗性药物浓度和药物滥用的监测均可通过免疫学方法测定。药物的吸收、分布、代谢、排泄因个体而异,即使服用相同剂量的药物,病人血液中活性药物浓度仍存在较大差异,因此对那些毒性较大、又需要足够剂量的治疗药物需进行浓度监测。在临床治疗中需进行浓度监测的药物主要有强心苷类、苯妥英钠类、茶碱类、水杨酸类药物等,这些药物在血液中浓度的测定方法有放射免疫分析、荧光免疫分析、酶增强免疫测定、酶联免疫分析等。海洛因、可卡因、安非他明等非医疗目的的药物滥用是一个重要的社会问题,及时有效的检测对控制这类药物的滥用有重要意义。实际应用中,对海洛因、可卡因、安非他明等药物的检测通常采用胶体金方法,操作简便,能及时获得结果。

三、免疫复合物

免疫复合物是指抗原抗体结合形成的产物,故也称抗原抗体复合物。机体内形成的免疫复合物有两种形式:沉淀于组织或器官的免疫复合物、溶于体液随血液循环至全身组织的免疫复合物。人体内免疫复合物一般会引起病理反应,如研究发现冠心病病人血清脂蛋白(a)、循环免疫复合物水平显著高于正常人群。因此检测可溶性免疫复合物对疾病的诊断和监测有重要意义。

四、免疫活性细胞

免疫活性细胞指能受抗原刺激产生抗体,或参与细胞介导的免疫反应的细胞,主要包括 T 淋巴细胞和 B 淋巴细胞,其他如 K 细胞、NK 细胞、单核细胞、巨噬细胞、粒细胞、肥大细胞等也属于免疫活性细胞。免疫活性细胞的检测既包括细胞数量的检测,又包括细胞活性的检测。通常通过检测免疫细胞的表面标志来评估细胞数量,而免疫活性细胞功能的检测往往更有临床价值。免疫细胞功能的检测因细胞种类不同而异,B 细胞功能检测一般是测定其产生的抗体;T 细胞、粒细胞、巨噬细胞等细胞的功能测定则多采用体外实验,如植物血凝素刺激 T 细胞的淋巴母细胞转化试验检测 T 细胞功能;吞噬和杀菌功能试验检测粒细胞功能。

第二节　抗　原　制　备

根据性质不同,抗原可分为完全抗原和不完全抗原。既有免疫原性,又有免疫反应性的抗原为完全抗原;只有免疫反应性,而无免疫原性的抗原为不完全抗原,也即半抗原。依据来源,抗原可分为天然抗原、人工抗原和合成抗原。

抗原制备的基本过程包含材料选取、提取、纯化、浓缩、保存等步骤。天然抗原一般为多种成分的混合物,只有将某一单一抗原成分分离纯化后,才可用来作为诊断试剂检测抗体,或用作抗体制备。依据抗原自身特性和来源差异,应采用不同纯化方法进行制备。

一、颗粒性抗原的制备

颗粒性抗原是一种天然抗原，主要有细胞、细菌和寄生虫三类。免疫测定常用的细胞抗原有绵羊红细胞和人红细胞。绵羊红细胞主要为制备溶血试验的抗原，制备过程如下：①采集健康绵羊静脉血，以玻璃珠除去纤维蛋白，获得抗凝全血；②以生理盐水洗涤红细胞3次以制备细胞沉淀；③将红细胞沉淀用生理盐水配成 10^6/ml 个细胞悬液即成为溶血试验用的绵羊红细胞抗原。人红细胞主要用于血型反向鉴定，制备过程与绵羊红细胞类似，但需混合多份同型红细胞抗原。

细菌抗原的制备过程包括：①以液体培养基或固体培养基培养待制备的细菌；②依据细菌抗原性质用不同方法杀菌，如制备 O 抗原的细菌用 100℃ 水浴 2~2.5 小时，制备 H 抗原的有鞭毛细菌用 0.3%~0.5% 甲醛处理，制备 Vi 抗原的细菌在杀菌后用 0.5%~1% 氯化钙溶液处理；③将处理后的细菌继续培养做无菌试验；④将杀菌后的细菌用生理盐水即可配成适当浓度菌液。

寄生虫的活虫、死虫、虫体碎片等可称为虫体抗原，虫体抗原对研究寄生虫的免疫机制、快速诊断、疫苗的研发都具有重要意义。如血吸虫虫卵抗原可用于诊断血吸虫病，其他寄生虫感染如疟原虫、猪带绦虫等都可用相关免疫学技术进行诊断。

二、可溶性抗原

可作为抗原的蛋白质、糖蛋白、脂蛋白、酶、补体、多糖及核酸等可溶于水，因此这些抗原也称为可溶性抗原。可溶性抗原多以混合物形式存在于生物组织内，因此制备可溶性抗原常需纯化。以下以蛋白类可溶性抗原为例介绍可溶性抗原的制备。

（一）组织处理

用于制备抗原的组织多用新鲜组织，若组织不能立即处理，应将其置于 -80℃ 冰箱保存。应先去除组织标本表面的包膜、血迹和污物等，再用生理盐水洗净，然后剪成小块，再将组织小块置于生理盐水中用组织捣碎机捣碎或用研钵磨碎，制备组织匀浆。也可采用胶原酶和蛋白酶消化组织，制备细胞悬液。

（二）细胞破碎

细胞破碎有物理、化学和生物学等方法，真核生物细胞较易破碎，原核生物细胞因有细胞壁而破碎相对较难，可依据细胞类型选取适当的破碎方法。

1. **物理方法** 细胞破碎的物理方法主要有超声破碎和冻融破碎。超声破碎是利用超声波的机械振动破碎细胞的一种方法，超声波的使用频率为 1~20kHz。超声破碎易产热，因此破碎细胞需间歇进行，以避免抗原因温度升高而变性。为了获得更好效果，可在冰浴中进行超声破碎。超声破碎方法简单，但对原核生物细胞的破碎效果不及真核生物细胞。冻融破碎的原理是利用低温使细胞内水分形成冰晶，反复地迅速改变细胞所处环境温度，冰晶和胞内外溶剂浓度突然改变，使得细胞破碎。冻融破碎细胞的方法是将待破碎细胞置于 -20℃ 冰箱使其冻结，然后再在 30~37℃ 环境中缓慢融化，重复2次冻结/融化过程可使大部分类型的细胞破碎。冻融破碎细胞的方法会对抗原活性造成一定程度破坏。

2. 化学方法 细胞破碎的化学方法主要是用表面活性剂处理，常用于破碎原核细胞。在适当的温度、离子强度和 pH 条件下，表面活性剂可与细胞膜中脂蛋白形成微泡，改变细胞膜的通透性，进而使细胞破裂。破碎细胞常用的表面活性剂有十二烷基磺酸钠、二乙氨基十六烷基溴、曲拉通 X-100 等。

3. 生物学方法 细胞破碎的生物学方法主要有酶处理法和自溶法。酶处理法是利用溶菌酶、蜗牛酶、纤维素酶等水解酶消化原核生物的细胞壁，以释放胞内成分。溶菌酶一般用于消化细菌的细胞壁，蜗牛酶往往用于消化酵母细胞的细胞壁，纤维素酶则多用于消化植物细胞的细胞壁。酶处理法破碎细胞条件相对温和，可控制细胞壁的破碎程度，保护抗原活性不被破坏。

自溶法是在适当温度和 pH 的条件下，利用细胞内自身含有的水解酶水解细胞，释放细胞内成分。用自溶法破碎细胞需控制好自溶条件，否则细胞内水解酶会破坏待提取的抗原。真核生物组织细胞自溶时一般将温度设定在 0~4℃，原核生物组织细胞自溶时一般将温度设定在室温。自溶时往往还需加入少量防腐剂。

（三）抗原纯化

细胞破碎后经离心并去除沉淀物后，便可从上清液中纯化抗原。纯化抗原方法主要有超速离心、层析、选择性沉淀以及电泳。

1. 超速离心 超速离心是利用颗粒或分子的沉降系数、质量、密度不同，通过离心力使物质达到分离、浓缩的一种方法。超速离心有差速离心和密度梯度离心两种。差速离心是利用不同的离心速度分别分离各不同组分，如先用低速沉降大颗粒物质，再用高速沉降中等颗粒物质，最后用超速离心沉降小颗粒物质，采用逐级提高离心力来分离不同大小的颗粒或大分子如抗原。

密度梯度离心是一种区带离心，它是将样品放在一个连续的密度梯度介质中，离心时大颗粒沉降快，小颗粒沉降慢，离心后大小相同的颗粒在同一密度梯度介质中形成一条带，从而把各种组分分离开来。常用的密度介质有蔗糖、甘油、氯化铯等，其中蔗糖是常用介质，一般配成 5%~60% 的密度梯度溶液。密度梯度离心适用于分离密度相似、而大小不同的物质，如密度类似、但分子量存在差异的抗原，用本法很容易将其分离。相反，对分子量类似、但密度不同的抗原物质，密度梯度离心难以达到分离效果。

2. 层析 层析是利用混合物中各组分的物理和化学性质如溶解度、分子大小和形状、极性、吸附力、亲合力等不同，使各组分在支持物上分布在不同区域而使得分离。层析分为固相层析和液相层析，前者由固相-液相/固相-气相构成，后者由液相-液相/液相-气相构成。因各组分的物理和化学性质的不同，它们在固定相和流动相中分配也不同，因此各组分随着流动相的前移速度不同而达到分离。

层析可用于有机物、氨基酸、金属离子等物质的分离，它对生物大分子如蛋白质和核酸等的分离有较好的效果。依据分离机制的不同，层析可分为离子交换层析、亲合层析、凝胶层析、吸附层析、分配层析等。常用于抗原分离的方法有离子交换层析、亲合层析和凝胶层析。

离子交换层析是利用交换剂与各组分的亲合力不同，进行层析分离的方法，常用的交换剂有纤维素、交联葡萄糖、琼脂糖、聚丙烯酰胺、凝胶合成的高强度交联树脂、细粉等。在特定 pH 条件下，待分离的目的抗原与其他蛋白质等电点不同，所带电量不同，因此与交换剂的结合力就存在差别。进行洗脱时，逐渐增加洗脱液的离子强度，洗脱液中的离子与蛋白质竞争交换剂上的带电位点，导致不同等电点的蛋白质分别解离。在纯化过程中，带电少、亲和力小的蛋白质分子先被洗脱下来，而带电多、亲和力大的蛋白质分子后被洗脱下来，目的抗原也因此与其他不同蛋白质分离开来，得以纯化。

亲合层析是利用生物分子间所具有的专一性亲和作用，如抗原与抗体、激素与受体、酶与底物、酶与辅酶、酶与抑制物、维生素与其特异性结合蛋白、DNA 与 RNA 间的特殊亲和力。在特定条件下，具有亲和作用的两种分子可紧密结合在一起形成复合物，若将其中的一种分子固定于固相载体上，就可从溶液中分离出另一种分子。亲和层析常用的支持物有纤维素、交联葡萄糖、多孔玻璃珠、琼脂糖、聚丙烯酰胺以及其他新型载体。亲和层析操作简单，分离效率高，纯化的蛋白质活性不易丧失，因此适合纯化抗原。

凝胶层析是利用凝胶的分子筛作用。当分子量不同的蛋白质经过一定孔径分子筛凝胶时，由于在凝胶中受到的阻滞作用存在差异，从而使分子量不同的蛋白质在凝胶分子筛中的迁移速度不同，即可达到被分离的目的。当混合物经过凝胶柱时，小分子蛋白质进入凝胶颗粒内被滞留，大分子蛋白质则被排阻在凝胶颗粒之外而能快速通过凝胶柱。凝胶层析分离条件比较温和，不易引起蛋白质变性，因此凝胶层析分离抗原有优势，即不仅可以保留抗原活性，还可以进行较大量抗原的分离纯化。但凝胶层析技术本身也有局限性，即凝胶产生的分子筛孔径大小有限，能分离抗原的分子量范围较窄；而且凝胶颗粒对脂蛋白、芳香族化合物等具有吸附作用，会影响被分离抗原的纯度。

3. 选择性沉淀　蛋白质的稳定性受一些理化因素的影响，改变某些条件或加入沉淀剂可使蛋白质沉淀，称之为选择性沉淀。通过选择性沉淀可纯化抗原，常用方法有盐析、有机溶剂沉淀、水溶性非离子型聚合物沉淀、核酸沉淀等，其中以盐析最常用。

盐析是一种经典的蛋白质纯化分离法。蛋白质分子借表面的亲水基团与水形成水化膜而溶于水中，形成溶液，蛋白质分子携带的电荷也有助于稳定蛋白质溶液的稳定性。若向蛋白质溶液中加入中性盐类，中性盐对水分子的亲和力大于对蛋白质分子的亲和力，这样就破坏了蛋白质分子周围的水化膜，同时中性盐改变了溶液的离子强度，蛋白质分子表面电荷被中和，使得蛋白质溶液溶解度降低而沉淀。由于不同蛋白质分子的溶解度与等电点不同，沉淀时所需的 pH 与离子强度也不相同，因此通过改变盐溶液的浓度与 pH，可使混合液中的不同蛋白质先后沉淀。如先用 30% 以下浓度的硫酸铵溶液沉淀蛋白质溶液，再进行 30%~60% 硫酸铵溶液沉淀，最后用 60%~80% 硫酸铵溶液进行沉淀。用盐析法纯化蛋白质简便、有效、不损害蛋白质活性，至今仍被广泛应用于抗原的粗提和浓缩，但是盐析法获得的抗原纯度不高。

有机溶剂沉淀原理是基于有机溶剂可降低溶液的介电常数，增加蛋白质分子间静电引力，使蛋白质分子聚集而沉淀。有机溶剂与中性盐一样，也可破坏蛋白质分子的水化膜，降低蛋白质溶液的稳定性，因此加入一定浓度的有机溶剂可使蛋白质沉淀下来。乙醇和丙酮的介电常数较低，是最常用的沉淀剂。有机溶剂与蛋白质溶液密度差异较大，沉淀后易挥发，因此沉淀出的蛋白质纯度较高。以有机溶剂沉淀抗原时，容易引起抗原变性，因此需严格控制操作条件，如沉淀前需先将抗原溶液冷却至接近 0℃，还需要把有机溶剂预冷到更低温度，在充分搅拌抗原溶液条件下加入预冷的有机溶剂，以避免抗原变性。

水溶性非离子型聚合物如聚乙二醇、硫酸葡聚糖等能与蛋白质分子形成沉淀复合物。水溶性非离子型聚合物沉淀蛋白质的原理与有机溶剂类似，主要通过破坏蛋白质分子的水化膜。用此类水溶性非离子型聚合物沉淀蛋白质时，沉淀剂也与蛋白质一起沉淀，沉淀颗粒大而易于收集。聚乙二醇是常用的水溶性非离子型沉淀剂，性质随其相对分子量差异而不同，从无色、无气味、黏稠状液体至蜡状固体，分子量范围在 2000~6000 的聚乙二醇适合用于蛋白的沉淀。聚乙二醇浓度也影响蛋白质的分离效果，实验显示当聚乙二醇的浓度为 3%~4% 时沉淀免疫复合物效果较好，浓度调至 6%~7% 可沉淀 IgM，继续提高至 8%~12% 可沉淀 IgG；当聚乙二醇浓度提高至 12%~15% 时可沉淀其他类型球蛋白，25% 聚乙二醇可沉淀白蛋白。

从组织或细胞中提取抗原时，溶液中通常含有大量核酸成分，除去核酸是纯化抗原的重要步骤。去除核酸主要用沉淀法，简单易行，常用沉淀剂有硫酸鱼精蛋白、氯化锰、聚乙烯亚胺、链霉素等。用核酸酶降解是去除蛋白质溶液中核酸成分的一种新方法，在蛋白质溶液中直接加入 DNA 酶和 RNA 酶即可降解 DNA 和 RNA，应用这种方法去除核酸有取代沉淀法的趋势。

4. **电泳**　蛋白质为胶体分子，在电场介质中蛋白质分子所带电荷不同、分子形状及其大小均不同，因而可以被分离。分离蛋白质的电泳多用凝胶为支持物，包括聚丙烯酰胺凝胶、琼脂糖凝胶、淀粉凝胶、硅胶凝胶等，以聚丙烯酰胺凝胶最常用。在以聚丙烯酰胺凝胶为支持物的电泳中，依据电泳模式不同，又分为等电聚焦电泳、垂直电泳、梯度电泳、免疫电泳和盘状电泳等。

等电聚焦电泳是分辨率最高的电泳技术，适用于分离包括抗原在内的各种蛋白质分子。等电聚焦电泳的原理是在电泳介质中加入载体两性电解质，当通以直流电时，两性电解质即形成一个由阳极到阴极逐步增加的 pH 梯度。由于不同蛋白质各自都有一个等电点，在一特定的 pH 环境（与其等电点相同区域）时，蛋白质分子呈电中性，在电场中便不会泳动。因此，当不同蛋白质移动到其等电点区域时，蛋白质分子不再带电而停止移动。此时不同蛋白质分别被聚焦在各自等电点对应的位置，形成分离的蛋白质区带。

（四）纯化抗原的鉴定

经纯化获得的抗原需进行鉴定，鉴定包括抗原含量、抗原的相对分子量、抗原纯度以及其免疫活性。抗原含量测定方法有凯氏定氮法、双缩脲法、Folin 酚试剂法、紫外吸收法、考马斯亮蓝法、二喹啉甲酸法等，其中以紫外吸收法较为常用。纯度分析一般用 SDS- 聚丙烯酰胺凝胶电泳、质谱分析、高效液相色谱等技术，其中质谱分析和高效液相色谱设备比较昂贵，因此在一般实验室多用 SDS- 聚丙烯酰胺凝胶电泳进行抗原纯度鉴定。抗原免疫活性测定的方法有免疫双扩散法、免疫电泳法、酶联免疫吸附法等。抗原的相对分子量的估测在标准蛋白质分子量标志物（marker）的存在下一般通过 SDS- 聚丙烯酰胺凝胶电泳进行。

（五）免疫球蛋白片段的制备

在适宜条件下，免疫球蛋白分子肽链的某些部位易被蛋白酶水解为相应片段，用免疫球蛋白的水解片段免疫动物，制备得到的抗体会具有更高的特异性。因此，一般需先将免疫球蛋白解离成不同片段如 Fc 片段、Fab 片段、轻链等。轻链的制备需解离二硫键，肽链的解离可通过酶的水解或溴化氰裂解。

免疫球蛋白分子是免疫球蛋白单体通过二硫键将 2 条重链（H 链）和 2 条轻链（L 链）连接而成的，因此制备免疫球蛋白片段时，需先使二硫键解离。解离二硫键的方法有氧化法和还原法，以还原法更为常用。还原法是将二硫键还原成巯基，二硫键断裂后，再迅速去

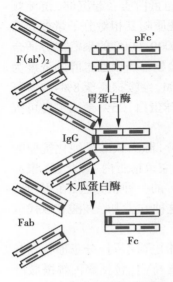

图 2-1　人 IgG 分子的酶裂解

除还原剂，再及时用碘乙酸或碘代乙酰胺进行羧甲基化以封闭巯基，以防止巯基重新结合成二硫键。用氧化法解离肽链后，虽然肽链不能再重新形成二硫键，但肽链中的甲硫氨酸易被氧化成亚砜，色氨酸支链也易被破坏，因此这个方法较少使用。

免疫球蛋白分子解离成免疫球蛋白单体后，还需用温和条件分离免疫球蛋白亚单位之间的氢键、静电引力等非共价键。这些非共价键结合力较弱，将 pH 调至低于 3 或高于 10 时，非共价键便会被破坏。

裂解免疫球蛋白单体的肽键可用生物法和化学法。用生物法裂解肽键需要木瓜蛋白酶、胃蛋白酶、胰蛋白酶等参与。木瓜蛋白酶可将 IgG 裂解成 1 个 Fc 片段和 2 个 Fab 片段；胃蛋白酶可将 IgG 裂解成 1 个 F(ab')₂ 片段和一些无免疫活性的 pFc' 小片段；胰蛋白酶则可将 IgG 裂解成不规则片段（图 2-1，彩图见文末彩插）。在制备抗体试剂时，大多采用胃蛋白酶裂解 IgG，获得 F(ab')₂ 片段。化学法裂解一般用溴化氰，其原理是溴化氰与蛋白质分子中的甲硫氨酸支链的硫醚基产生反应，生成溴化亚氨内酯，此产物再与水反应，使肽链断裂。

三、半抗原

半抗原是只具有抗原性而无免疫原性的物质，因此半抗原可与相应抗体结合产生抗原-抗体反应。半抗原只有免疫反应性，不能单独激发机体产生抗体，也称为不完全抗原。大多数多糖和类脂、一些多肽和核苷酸、某些药物和化学物质都属于半抗原。半抗原虽不具有免疫原性，但若把半抗原与某种蛋白质分子结合，就会获得新的免疫原性，并能刺激机体产生相应的抗体或致敏淋巴细胞。除蛋白质分子外，一些大分子聚合物和颗粒物质均可与半抗原结合，使其获得免疫原性，此类物质称为载体。载体类型、载体与半抗原偶联方式都会影响半抗原-载体诱导的免疫应答效果。半抗原一旦与载体结合就可形成一个或几个抗原决定簇，成为完全抗原，这种完全抗原可引起机体的超敏反应，通常体内 B 淋巴细胞识别半抗原决定簇，T 淋巴细胞识别载体抗原决定簇。

四、人工抗原

用化学合成法制备的含已知化学结构决定簇的抗原，称为人工抗原，主要包括人工结合抗原、人工合成抗原。人工抗原的出现对免疫学研究和疫苗生产均有重要意义。

（一）人工结合抗原

将半抗原与载体结合产生的完全抗原，称为人工结合抗原。半抗原多数为低分子量的物质，如多糖、多肽、甾体激素、脂肪胺、类脂、核酸、药物、抗生素，以及一些化学物质。半抗原需与载体结合才具有免疫原性。

1. **载体种类**　常用载体有蛋白质、多肽聚合物、大分子聚合物三类。蛋白质是一类结构复杂的良好载体，以白蛋白最为普遍，因为白蛋白具有较高的溶解度，免疫原性强，来源丰富，常用的白蛋白有牛血清白蛋白、人血清白蛋白、兔血清白蛋白等，以牛血清白蛋白常用。多肽聚合物是人工合成的载体，如多聚赖氨酸，分子量可达十几万到几十万道尔顿，它与半抗原结合后，可刺激动物产生高滴度、高亲和力的抗体。大分子聚合物如聚乙烯比咯烷酮、羧甲基纤维素可与半抗原结合，加入弗氏佐剂可诱导动物产生高效价抗体。

2. **载体选择**　载体免疫原性的强弱直接影响产生半抗原相关抗体的水平。以蛋白质为载体时，通常选择带正电荷、免疫原性强的碱性蛋白质。以大分子聚合物为载体时，往往选择在体内容易被酶水解的大分子聚合物，因为大分子聚合物在体内需经水解后才能诱发免疫应答，不能被酶水解的大分子聚合物如阿拉伯胶等，不宜做载体。

3. **载体连接**　半抗原与载体的连接可用物理法和化学法。大分子聚合物载体通过电荷和微孔，以物理法吸附在半抗原上。携带游离氨基或游离羧基的半抗原，可通过化学法直接连到蛋白质和多肽聚合物载体上。对那些没有游离氨基或游离羧基的半抗原，可加以适当的结构改造，使其成为带有游离氨基或游离羧基的衍生物，再与蛋白质和多肽聚合物载体相连。半抗原与载体的结合需要保持半抗原的原有免疫活性，同时还需要使载体依然具有可溶性。载体应结合在远离半抗原的抗原决定簇位点。

（二）人工合成抗原

通过化学方法将氨基酸按一定顺序聚合成大分子多肽，使其具有抗原属性，即为人工合成抗原。人工合成抗原常用于抗原特性、抗原抗体反应机制以及实验诊断研究。人工合成抗原一般将目的基因的 cDNA 序列或蛋白质编码序列与载体连接后导入宿主菌内进行表达，并分离和纯化出蛋白质作为抗原，通过免疫动物即可获得相应抗体。要使人工合成抗原免疫动物获得的抗体能与天然抗原能起交叉反应，肽链氨基酸序列的选择是关键。

1. **肽链氨基酸序列选择**　蛋白质上许多肽链氨基酸序列均有免疫原性，但不是所有肽链序列都能通过免疫应答产生抗相应天然蛋白质的抗体，并且它们产生抗体的反应强弱也有所不同。通常仅有 50% 左右的肽链序列可诱导机体产生抗相应天然蛋白质的抗体，原因在于不同肽链序列在天然蛋白质二级结构中所处位点不一。在选择肽链氨基酸序列之前，通常需用软件预测整个蛋白质分子的二级结构，软件预测抗原性的准确率可达 70%。理想的肽链氨基酸序列一般选择其亲水区序列，这样既可保证合成抗原的水溶性，又比较容易合成。肽链合成的长度尽可能为 10~20 个氨基酸，多为 15 个氨基酸，太短不足以形成抗原表位，太长又容易形成特定的空间构象。

2. **多肽合成**　大多数多肽合成通过自动多肽合成仪合成，少数难以合成的则可用其他策略合成。合成后的多肽通过质谱或高效液相色谱分析进行鉴定。

3. **多肽与载体蛋白的结合**　人工合成抗原与载体蛋白的连接一般采用戊二醛作交联剂。

五、基因工程抗原

随着基因重组技术的出现，已可将编码免疫原性氨基酸序列的基因片段克隆到载体上，然后导入到受体细胞进行表达，如此可获得具免疫原性的融合蛋白，经纯化后的基因工程抗原可用于制备疫苗。

第三节　抗 体 制 备

脊椎动物的免疫系统受外来抗原的刺激后,通过免疫细胞介导,一般均能产生抗体,分泌到血液或其他分泌物中,防御病毒、细菌及真菌感染。在胚胎发育阶段,免疫系统将所有组织器官皆识别为"自身物质",对外来蛋白具有极大容忍度。在出生前或出生后不久,机体免疫系统开始发育完善,能识别"自身物质"与"外来物质",具备产生抗体的能力。"外来物质"(抗原)进入机体后一部分被抗原呈递细胞(如树突细胞、单核细胞、巨噬细胞等)捕获,加工处理后递呈给辅助性 T 细胞(如 Th1 细胞、Th2 细胞等),使辅助性 T 细胞活化;另一部分抗原直接与 B 细胞抗原受体结合,刺激 B 细胞活化。同时活化的辅助性 T 细胞再次刺激 B 细胞,B 细胞即可产生抗体。B 细胞开始时一般产生 IgM 型抗体,随后在抗原刺激下通过重链 C 区基因的重排产生 IgG 型抗体和 IgA 型抗体。抗原决定簇决定抗原的特异性。具有单一决定簇的抗原刺激机体后,通常只产生识别单一抗原决定簇的同源抗体,即单克隆抗体。若一个携带多个决定簇的抗原刺激机体,相应地就会产生多种单克隆抗体,这些抗体混杂在一起就称为多克隆抗体。

依据技术途径不同,抗体制备方法有 3 类:免疫动物途径、杂交瘤技术、基因工程技术。免疫动物途径是传统的抗体制备方法,所制备的抗体属多克隆抗体。杂交瘤技术获得的抗体一般为单克隆抗体。利用基因工程技术制备的抗体为基因工程抗体。不同方法制备的抗体各有其优点和缺陷,可依据用途选择合适的抗体制备方法。在免疫动物时,为了提高抗体效价,需给动物注射免疫佐剂。免疫佐剂是指免疫动物时与免疫原同时注射或提前注射的,可增强动物对免疫原的特异性应答或改变免疫应答类型的物质。

一、免疫佐剂

免疫佐剂是一种免疫调节剂,可增强免疫原的免疫原性,提高其免疫效果,增强机体针对免疫原的免疫应答能力,或改变免疫反应类型的制剂。1926 年 Glenny 发现明矾沉淀白喉毒素所产生的微粒能显著增强机体对免疫原的特异性应答,自此免疫佐剂进入实际应用。随着研究的深入,越来越多的物质可作为免疫佐剂。免疫佐剂通过改变免疫原的物理性状,延缓免疫原被降解和排出,增加了免疫原在体内的滞留时间,有效地刺激了机体的免疫系统,提高了机体免疫应答产生抗体的滴度或改变抗体产生类型。免疫佐剂应当无毒性或副作用小,使得最少量免疫原进行最少次的接种产生足够的免疫应答效果。

(一)免疫佐剂种类

依据来源和物质性质不同,免疫佐剂可分 6 类:矿物盐佐剂、矿物油佐剂、细菌佐剂、细胞因子佐剂、植物来源佐剂、核酸佐剂。

1. 矿物盐佐剂　矿物盐佐剂常见的有铝佐剂、磷酸钙佐剂及氢氧化铁佐剂。铝佐剂可激活 Th2 细胞,释放 IL-4 细胞因子,产生高效价的 IgG 抗体和 IgE 抗体,在制备白喉、麻疹及破伤风疫苗时一般使用铝佐剂。磷酸钙佐剂增强免疫应答的机制与铝佐剂相似,不同之处是它不会产生 IgE 抗体,国外已将磷酸钙佐剂应用于卡介苗、白百破、乙型肝炎等疫苗的制备。氢氧化铁佐剂可同时增强机体的体液免疫和细胞免疫，具有较好的应用前景。

2. 矿物油佐剂　常见的矿物油佐剂有弗氏完全佐剂、弗氏不完全佐剂、MF59佐剂。弗氏不完全佐剂是由矿物油（75%~85%）和乳化剂（15%~25%）混合而成，若再加入0.5g/L卡介苗即为弗氏完全佐剂。弗氏完全佐剂能同时增强体液免疫和细胞免疫，而弗氏不完全佐剂仅能诱导Th2细胞释放细胞因子。弗氏佐剂注射机体常在注射部位形成小结和肉芽肿。MF59佐剂包含1%鲨烯、0.5%吐温80和0.5%三油酸聚山梨酯，在欧美国家已成功使用了20余年，如制备流感疫苗、C群脑膜炎球菌疫苗等，对相同剂量的免疫原，用MF59佐剂比铝佐剂产生的抗体效价高3~50倍，所引起的组织病理学变化也较弱，对动物胚胎也无致畸毒性。

3. 细菌佐剂　细菌佐剂主要指微生物及成分来源的佐剂，如卡介苗、百日咳杆菌、短小棒状杆菌、脂多糖、胞壁酰二肽及其衍生物、霍乱毒素等。无毒的微生物菌体可作为免疫佐剂，如牛型结核分枝杆菌、百日咳杆菌及短小棒状杆菌等，在临床应用已获得成功。脂多糖是细菌内毒素，作为免疫佐剂在动物体内作用和功能已被证实。胞壁酰二肽及其衍生物单独注射可增强机体的非特异性免疫功能，作为免疫佐剂可同时增强体液免疫和细胞免疫应答。霍乱毒素是一种不耐热肠毒素，作为免疫佐剂可增强体液免疫和细胞免疫功能。

4. 细胞因子佐剂　细胞因子是由活化的免疫细胞或一些基质细胞所分泌的具有高活性、多功能的小分子蛋白质或多肽。作为免疫系统细胞间相互作用的信号分子，细胞因子与细胞膜上相应受体结合后发挥多种生物效应，在免疫应答、免疫调节、炎症反应中具有重要作用，因此细胞因子具有免疫佐剂的效应。细胞因子佐剂可增强病毒疫苗、细菌疫苗及寄生虫疫苗的免疫效果，同时可发挥抗肿瘤作用。可作为佐剂的细胞因子有干扰素、淋巴细胞因子、单核细胞因子等，因是机体分泌分子，细胞因子作为佐剂无毒副作用。

5. 植物来源佐剂　一些从植物来源成分如皂苷Quil A、Quil A复合物、蜂胶等均可作为佐剂。皂苷Quil A已用于制备猪口蹄疫疫苗，但人用疫苗没有使用皂苷Quil A佐剂。由皂苷Quil A制备的QS-21已被用于HIV-1亚单位疫苗的临床研究。Quil A与胆固醇、类脂混在一起的Quil A复合物作为佐剂，可将蛋白免疫原包裹在微泡内，形成免疫刺激复合物，免疫动物有更大优势。Quil A免疫刺激复合物可刺激B细胞，产生更多抗体，另一方面，它同时刺激T细胞，增强细胞免疫功能，Quil A单独使用有一定的毒性，若形成免疫刺激复合物时其毒性大为降低，表现出良好免疫佐剂作用。蜂胶是由一些植物分泌的树脂混合蜂分泌物、花粉等天然物质形成的，蜂胶作为免疫佐剂可同时增强体液免疫和细胞免疫功能，也能促进补体功能，以蜂胶为佐剂制备的疫苗有禽霍乱疫苗、猪细小病毒疫苗等。

6. 核酸佐剂　脊椎动物在进化过程中逐渐形成了对微生物的天然识别，主要是由免疫细胞膜上的结构识别受体识别侵入体内的病原微生物，能被识别的成分较多，其中细菌和病毒DNA是被识别的成分之一。当免疫细胞结构识别受体与病原微生物的非甲基化CpG序列结合后，就会激发非特异性免疫应答反应，如激活NK细胞和B淋巴细胞。鉴于CpG序列能激活非特异性免疫应答，研究人员利用含CpG序列的DNA链作为免疫佐剂。核酸佐剂是指具有免疫刺激作用的DNA序列，在核酸佐剂中以人工合成CpG DNA最常用，细菌质粒 DNA 也可作核酸佐剂,它们能刺激动物或人体 Th1 细胞诱导的细胞免疫反应。核酸佐剂是新型免疫佐剂,目前处于临床试验阶段的佐剂种类较多,但没有商品化的核酸佐剂。

以上介绍的是目前免疫和疫苗研究过程中应用较多的几类免疫佐剂。理想的佐剂应该是广谱、无毒性、对免疫系统具备有效的激活作用,同时易于生产和使用,目前还没有一种佐剂可同时具备这些要求。随着对各种病原体抗原成分的进一步研究和抗感染免疫机制的深入探讨,将来研发的免疫佐剂会更具有目标性。

（二）免疫佐剂作用机制

免疫佐剂的作用机制并不完全清楚,不同佐剂增强免疫应答的机制也不尽相同,归纳起来主要有 3 类:抗原递呈、抗原靶向、免疫调节。

1. 抗原递呈　免疫佐剂可改变免疫原的物理性状,有利于抗原呈递细胞对免疫原的摄取,降低免疫原被降解的速度,有助于免疫原被主要组织相容性复合体分子结合、运输、递呈给免疫效应细胞。

2. 抗原靶向　佐剂可吸引巨噬细胞到达免疫原存在的组织部位,并活化巨噬细胞,促进免疫原与细胞受体结合,诱导产生免疫应答。

3. 免疫调节　佐剂可以修饰免疫效应细胞对免疫原进行修饰,改变免疫应答的强度或类型。同一免疫原与不同的佐剂联用,可产生不同的免疫反应。佐剂还可直接刺激淋巴细胞增殖分化,增强免疫应答。

二、多克隆抗体

天然抗原常含有多个抗原决定簇,免疫动物后将会产生针对不同抗原决定簇的抗体混合物,即多克隆抗体。多克隆抗体在生物学研究方面有广泛用途如免疫印迹、免疫共沉淀、免疫测定及免疫治疗等。不同实验室会采用不同方案免疫动物,但一般都会获得满意的抗体。尽管免疫山羊或绵羊能获得更大量的多克隆抗体,但免疫兔获得的抗体即用性好,抗体质量高,容易获得检测用的二抗。采集免疫动物的血液可获得多克隆抗体,然后对抗体进行纯化和检测。

（一）动物的选择

制备多克隆抗体可供选择的动物有家兔、绵羊、山羊、大鼠、仓鼠、豚鼠、鸡、马等,具体选何种动物需考虑动物的种系关系、抗原性质、抗体用量、动物个体因素等。

1. 种系关系　一般来说,免疫原来源动物与被免疫动物间亲缘关系越远,其同源蛋白间氨基酸序列差异就越大,免疫所获得抗体效价就越高,抗体多样性更丰富;亲缘关系越近,越难产生抗体;以较远亲缘关系动物的大分子复合蛋白对哺乳类动物进行超免疫接种能获得 10g/L 的特异性多克隆抗体,而用同种异型蛋白进行超免疫接种时,仅能获得 1g/L 的特异性抗体。

2. 抗原性质　不同性质的免疫原对不同动物有不同的免疫效果,因此应针对免疫原的不同性质选择不同动物进行免疫。蛋白类免疫原一般适合免疫大部分动物,酶类免疫原多选择豚鼠免疫,甾体激素类免疫原多选择家兔进行免疫;但一些蛋白类免疫原对个别种类动物免疫效果较差,如胰岛素免疫家兔、IgE 免疫绵羊、胃蛋白酶原免疫山羊等,这就需要选择合适的动物进行免疫。

3. 抗体用量 需要较大量的抗体时一般选择马、绵羊等大动物，需要抗体量较少时可以选择家兔、豚鼠、鸡等；选用动物不同，产生抗体反应比例范围及用途有所不同，如免疫家兔等产生的抗体有较宽的抗原抗体反应比例范围，适合作诊断试剂，而马等大动物产生的抗体的抗原抗体反应比例范围较窄，一般应用于免疫治疗。

4. 动物个体因素 动物年龄、性别等均可影响多克隆抗体的制备，动物免疫功能在青春期达到顶峰，其后随年龄增长而逐渐减退，细胞免疫功能减退早于体液免疫功能的减退，因此免疫青壮年动物所产生的抗体在品质上优于老龄动物，其抗体产生期限也较长。雌性和雄性动物一般均可获得满意的免疫效果，但由于雌性动物驯顺、易于操纵，因而更为常用；对大型动物往往进行去势，使其失去生育能力，以获得更好的免疫效果。

（二）免疫原剂量

免疫动物时，免疫原的剂量较为关键，过多免疫原可引起免疫耐受，过少免疫原不能引起足够强的免疫刺激，确定免疫原剂量需综合考虑免疫原的免疫原性强弱、免疫原分子量大小、免疫周期及动物种类等。在一定范围内，产生抗体的效价随注射的免疫原剂量的增加而升高。一般来说，蛋白类免疫原的免疫剂量比多糖类免疫原宽。免疫原剂量随动物重量增加而提高，以初次免疫为例，小鼠免疫剂量为 $50\sim400\mu g$，家兔为 $500\sim1000\mu g$，绵羊为 $500\sim5000\mu g$。若免疫原是由半抗原合成的，则用量需增加，如初次免疫家兔需 $2000\mu g$（其中半抗原量为 $20\sim200\mu g$）。对动物进行再次免疫时，需降低免疫原剂量，一般为初次免疫剂量的 1/5~2/5。免疫原免疫剂量与注射途径也密切相关，通常静脉注射剂量大于皮下注射，而皮下注射又比掌内注射剂量大。若使用免疫佐剂，可减少免疫原用量。依据所需抗体要求，可调整免疫原的注射量及注射次数，若要制备高特异性的多克隆抗体，可选用低剂量免疫原短程免疫法；若需获得高效价的抗血清，宜采用大剂量长程免疫法。通常，免疫周期短时应多量少次，免疫周期长时应少量多次。若用血清作免疫原，即使是少量，在再次免疫时，极易引起超敏反应，一般需采取相应措施。

（三）免疫途径

免疫原在动物体内的吸收及代谢与免疫途径有密切关系，免疫动物途径有多种，如皮下、皮内、腹腔、淋巴结、肌肉、脾脏及静脉接种。皮下与皮内接种免疫原时通常需多点注射，常接种 10 个点左右，主要部位为肘窝淋巴结周围、足掌、背部两侧、耳后部、颌下部等。皮内接种的免疫原易引起细胞免疫反应，有利于提高抗体的效价。对极微量免疫原（$10\sim100\mu g$），多采用淋巴结内接种，在接种前通常用免疫佐剂进行预免疫，待淋巴结肿大后用微量注射器将免疫原直接注入淋巴结内。

（四）免疫时间间隔

动物体内抗体的产生遵循初次免疫应答和再次免疫应答规律，即初次接种免疫原后 7~10 天，动物血清中才有抗体产生，然后在 14~21 天达到顶峰，随后抗体效价开始下降。初次免疫应答后的一段时间内，若用相同免疫原再次刺激同一动物，则产生的抗体效价远高于初次免疫应答，抗体的类型也由 IgM 转变为 IgG。因此制备抗体时应遵循动物体内抗体产生的规律，免疫原免疫动物的时间间隔应保持适宜，间隔太短起不到再次免疫的效果，太长则丧失前次激发的敏感时期。初次免疫后一般间隔 10~20 天进行再次强化免疫，其后的再次强化免疫时间间隔一般为 7~10 天，若加免疫佐剂者应以 2 周左右为宜。用半抗原进行免疫时，免疫时间间隔可适度延长。免疫原强化免疫的次数一般为 3~5 次。

（五）动物采血方式

在免疫动物前一般采集 2~5ml 血液，分离血清低温冷冻保存，以便日后进行抗体评价。在免疫动物后，采集抗血清前需进行抗体效价分析，以把握最佳采血时间。通常在第 3 次强化免疫后开始进行抗体效价监测，监测效价的方法为免疫双向扩散，抗体效价达 1∶16 以上即可采血。抗体效价高峰一般在第 3~5 次强化免疫期间，这期间采集的抗血清特异性也较高。当然，抗血清特异性主要取决于免疫原纯度。一旦抗血清效价达到高峰，可开始采集动物血液，采血过程需遵循动物伦理学原则。采集量依动物种类不同而异，如家兔一次可采集 20~40ml 血液，而绵羊一次可采 300ml，若处死动物，可采集动物体内的全部血液。采血方法有 3 种：静脉采血、颈动脉采血及心脏采血。

1. **静脉采血** 家兔可选中央静脉采集，山羊、绵羊、马等可选用颈静脉采血，鼠则采取断尾或摘除眼球法采集。为了采集更多血液，一般隔几天采 1 次，如绵羊采血 300ml 后，应立即回输 100g/L 的葡萄糖生理盐水，3 天后可再次采血，再隔 7 天进行一次加强免疫，仍可继续采血 2 次，这样一只绵羊最多可采血 2000ml。

2. **颈动脉采血** 颈动脉采血是抗体制备的最常用采血方法，适合于绵羊、山羊及家兔等动物。采血前暴露颈部，然后切开皮肤，分离颈总动脉，插入采血器进行采血，也可剪断动脉直接放血于容器中。颈动脉采血要控制好采血速度，速度过快，动物会快速死亡，影响采血总量。

3. **心脏采血** 对于大鼠、仓鼠、豚鼠、鸡、家兔等小动物，一般采用心脏采血。采血前先用食指触及动物胸壁，通过心脏搏动找准心脏位置，将针头以 45° 角刺入心脏，采集血液。

血液采集后应尽快分离血清，将血液置于室温使其自然凝固，然后置于 37℃ 孵育 1 小时，再放于 4℃ 冰箱过夜，使血凝块收缩，析出血清，这样既可保证抗体效价不降，也能尽量获得多的抗体。

（六）抗体纯化

经过纯化的免疫原也非单一成分，用它免疫动物后产生的是多种成分的混合物，既包括特异性抗体，也包括非特异性抗体，甚至其他成分。即使用高纯度免疫原，免疫动物后常产生抗 κ 轻链抗体、抗 λ 轻链抗体、抗 γ 重链抗体，这些非特异性抗体有时会出现与特异性抗体的交叉反应，因此需对获得抗血清进行纯化，分离特异性抗体，以满足生物学研究或实验诊断的要求。制备的单克隆抗体可为各种类型 Ig，通过免疫动物获得的多克隆抗体一般为 IgG 类抗体，因此多克隆抗体的纯化通常先进行 IgG 类抗体纯化。

1. **IgG 类抗体纯化** IgG 类抗体纯化方法主要有 3 类：盐析法、离子交换层析及亲合层析。

盐析法一般采用硫酸铵溶液沉淀，先用 20% 硫酸铵沉淀血浆纤维蛋白原，再提升硫酸铵溶液至 45%~50% 沉淀 IgG。盐析一般不引起蛋白变性，但沉淀中含有大量盐分，需进行脱盐处理。盐析法对抗体纯化的主要作用在浓缩，往往需结合其他方法如离子交换层析和亲合层析进一步纯化。

离子交换层析多用纤维素衍生物作离子交换剂，常用的有羧甲基纤维素（阳离子交换剂）和二乙胺基乙基纤维素（阴离子交换剂）。Ig 类蛋白有较高等电点，等电点为 8.6 左右，而大部分蛋白等电点为 6.0~7.0，血清白蛋白等电点则低于 5.0。因此在 pH 为 7.5 时，Ig 类蛋白全部带正电荷，使用阳离子交换剂填充层析柱，就可吸附带负电的蛋白，而带正电的 IgG

分子可直接过柱。离子交换层析纯化 IgG 类抗体方法简单，也不影响抗体活性。

亲合层析是利用金黄色葡萄球菌蛋白 A 可结合抗体分子恒定区特性，用金黄色葡萄球菌蛋白 A 与琼脂糖交联填充层析柱，当抗血清进行过柱时，IgG 抗体可与金黄色葡萄球菌蛋白 A 结合，其他类蛋白则不能结合，用洗涤液洗涤可去掉未结合的其他类蛋白。然后改变洗脱液的 pH 和离子强度，即可洗脱 Ig 类抗体，得到纯化的 IgG 抗体。

2. 特异性抗体纯化　特异性抗体的纯化一般通过与抗原结合进行纯化，主要途径有 2 种：亲合层析和吸附法。

亲合层析通常将提取的抗原或杂抗原交联到 sepharose 4B 制备的亲合层析柱，若用提取抗原交联层析柱，当抗血清进行过柱时，特异性抗体可与抗原结合，杂抗体则不能结合，用洗涤液先洗去，然后改变洗脱液的 pH 或离子强度，即可洗得纯化的特异性抗体。若用杂抗原交联层析柱，当抗血清进行过柱时，杂抗原被吸附在层析柱内，特异性抗体随洗脱液径直流出，收集过柱液即可获得特异性抗体。

吸附法主要是去除已知的非特异性抗体，通常将非特异性 IgG 抗体对应的抗原固化在固相介质上，当抗血清与固相介质孵育时，非特异性抗体被吸附在介质上而被去除，上清液即为特异性 IgG 抗体。

（七）抗体鉴定

动物血清经分离及纯化后，会导致不同程度的活性丧失和效价降低，因此在使用或保存前需进行鉴定，鉴定内容包括抗体效价、抗体纯度、抗体特异性、抗体亲和力等。

1. 抗体效价测定　效价测定可依据抗原性质不同而选用不同方法，如用凝集试验鉴定颗粒性抗原效价，酶联免疫吸附试验和双向免疫扩散试验测定可溶性抗原的效价。采用双向免疫扩散试验测定可溶性抗原效价时，既可稀释抗血清，也可稀释抗原，若沉淀线不易出现，可换用其他方法进行效价测定，如血凝试验、血凝抑制试验、中和试验等。

2. 抗体纯度鉴定　抗体纯度鉴定常采用 SDS-聚丙烯酰胺凝胶电泳、高压毛细管电泳、高效液相色谱等方法，其中以第一种方法较为常用。

3. 抗体特异性分析　抗体特异性是抗体只能与相对应的抗原反应，它是抗体最重要的特性。特异性分析是抗体鉴定的重要内容，双向免疫扩散试验是鉴定抗体特异性的常用方法。鉴定方法为用特异性抗原和相似抗原与抗血清进行双向免疫扩散，若存在交叉反应则显示抗血清中存在杂抗体。

4. 抗体亲和力鉴定　亲和力是指抗体 Fab 片段与对应抗原决定簇间的结合强度，亲和力越高，对抗原结合力就越强，直接影响免疫测定的灵敏度。抗体亲和力鉴定的常用方法有酶联免疫吸附试验、平衡透析法等。

（八）抗体保存

经鉴定为质量合格的抗体，一般先经 56℃、30 分钟灭活补体后加入适当防腐剂分装保存。防腐剂有硫柳汞、叠氮钠、甘油等，防腐剂终浓度依次分别为 0.01%、0.1%、50%。冻存温度为 -80~-20℃，抗体效价可保存 2~3 年不变。若需保存更长时间，一般需冷冻干燥保存，保存年限在 5 年以上。不管何种方式保存抗体，均要避免反复冻融。

三、单克隆抗体

单克隆抗体是由单一克隆杂交瘤细胞所产生的、仅识别某一特定抗原决定簇的同源抗体。1975 年 Kohler 和 Milstein 首先将小鼠脾细胞和骨髓瘤细胞融合建立具有永生性的、B 细胞来源的杂交瘤细胞,该杂交瘤细胞株可以产生单一特异性抗体,即单克隆抗体。单克隆抗体具有理化性质高度均一、特异性强、容易获得、无血清蛋白的交叉反应、可大量制备等特点,已被广泛应用于生命科学研究、疾病诊断与治疗等领域。目前单克隆抗体基本都为鼠源的,兔源单克隆抗体也已商品化,人源单克隆抗体已开始研制。直接免疫人体并不现实,也有违伦理学原则,因此人源杂交瘤细胞的永生性主要通过病毒感染产生。

(一)杂交瘤细胞特征

杂交瘤细胞是由 B 淋巴细胞和骨髓瘤细胞融合而成。单纯的 B 淋巴细胞可产生单克隆抗体,但它不具有永生性,无法长期稳定产生单克隆抗体。骨髓瘤细胞具有永生性,但不具有产生抗体的功能。杂交瘤细胞将具有分泌特异性抗体能力的致敏 B 细胞与具有永生性的骨髓瘤细胞融合为 B 细胞淋巴瘤,因此杂交瘤细胞既具有合成和分泌特异性单克隆抗体的能力,又保留了骨髓瘤细胞在体外可无限增殖的特点。因此可利用杂交瘤细胞制备大量的特异性单克隆抗体。

(二)杂交瘤细胞的筛选原理

细胞的 DNA 合成有 2 条途径:主要途径和补救途径。

1. 主要途径　在叶酸的参与下,由糖分子和氨基酸合成核苷酸,进而合成 DNA 分子。

2. 补救途径　经次黄嘌呤 - 鸟嘌呤磷酸核糖转移酶(hypoxanthine-guanine phosphoribosyltransferase,HGPRT)和胸腺嘧啶核苷激酶(thymidine kinase,TK)的催化,次黄嘌呤和胸腺嘧啶核苷合成 DNA 分子。杂交瘤细胞筛选一般选用次黄嘌呤 - 氨基蝶呤 - 胸腺嘧啶(hypoxanthine-aminopterin-thymidine,HAT)培养基,HAT 培养基含有氨基蝶呤,而氨基蝶呤为叶酸拮抗剂,可阻断细胞内 DNA 合成的主要途径。小鼠骨髓瘤细胞虽具有 TK 酶,但缺乏 HGPRT 酶,不能通过补救途径利用次黄嘌呤合成 DNA,同时 DNA 合成的主要途径也被抑制,因此相互融合的骨髓瘤细胞就会死亡。脾 B 淋巴细胞相互融合虽具有 HGPRT 酶,在 DNA 合成主要途径被阻断时能利用补救途径合成 DNA,但由于脾 B 淋巴细胞不具有永生性,在 HAT 培养基中培养 1 周也会死亡。只有小鼠骨髓瘤细胞与脾 B 淋巴细胞融合成的杂交瘤细胞在 HAT 培养基中既能存活,又能增殖。

(三)杂交瘤细胞的制备过程

单克隆抗体制备的前提是获得杂交瘤细胞,然后选择能产生抗体的杂交瘤细胞进行克隆培养,产生大量的单克隆抗体。具体过程包括亲本细胞的筛选和融合、培养细胞的制备、小鼠骨髓瘤细胞与脾 B 淋巴细胞的融合、HAT 选择性培养基的应用、抗原特异性杂交瘤细胞的筛选与克隆,以及杂交瘤细胞的冻存与复苏。

1. 亲本细胞的筛选和融合　骨髓瘤细胞为永生的 B 细胞系恶性肿瘤细胞,能在体外长期增殖,能与脾 B 淋巴细胞融合的骨髓瘤细胞应具备如下要求:①细胞株稳定且易于培养;②细胞株自身不分泌免疫球蛋白或细胞因子;③细胞株为 HGPRT 酶缺陷株;④与脾 B 淋巴细胞融合率高且融合细胞株稳定。常用的骨髓瘤细胞株有 SP2/0 细胞和 NS1 细胞,以前者最常用。致敏 B 淋巴细胞选择步骤为:①用免疫原免疫与骨髓瘤细胞来源鼠同源的小鼠,免疫原需具有高纯度、高活性,可溶性免疫原可选皮内或腹腔接种,且需加弗氏完全佐剂;颗粒免疫原一般通过腹腔接种;②检测抗体效价,达到要求后摘取小鼠脾脏,分离脾 B 淋巴细胞。细胞融合是制备单克隆抗体最关键的步骤,融合方法有物理法(电场诱导或激光诱导）、化学法（聚乙二醇介导）、生物法（仙台病毒感染）等，以聚乙二醇介导的化学法最常用。聚乙二醇可使细胞膜上脂类物质结构重排，从而产生融合，一般分子量为1000~4000的聚乙二醇均可做细胞融合剂，融合剂浓度为30%~50%。各实验室具体融合方法不尽相同，但需控制好细胞比例、融合反应时间。

2. **培养基的选择**　聚乙二醇促进细胞融合并无选择性，是一个随机的过程，在杂交瘤细胞制备过程中，它可促进脾细胞间融合、脾细胞与骨髓瘤细胞的融合、骨髓瘤细胞间融合、细胞多聚体。脾细胞及其细胞多聚体在培养基中存活几天即会死亡。骨髓瘤细胞及其细胞多聚体在HAT选择性培养基中因缺乏HGPRT酶也会逐渐死亡。只有脾细胞与骨髓瘤细胞融合成的杂交瘤细胞可在HAT培养基中持续增殖生长。

3. **抗原特异性杂交瘤细胞的筛选**　用来免疫动物的免疫原一般有多个抗原决定簇，它免疫动物后可产生针对不同抗原决定簇的多种单克隆抗体，因此要获得特定的单克隆抗体，需对杂交瘤细胞进行筛选。筛选抗原特异性杂交瘤细胞有克隆细胞有限稀释法和流式细胞分选法。克隆细胞有限稀释法是将杂交瘤细胞进行稀释，使每孔仅含一个细胞，然后进行增殖培养，最后检测各孔培养液中的抗体，能与特异性抗原反应的孔中细胞即为阳性克隆细胞，为了获得高度特异性的单克隆抗体，一般进行3~4次稀释，以确保筛选的细胞为真正阳性的抗原特异性杂交瘤细胞。流式细胞分选法是通过基因修饰，使杂交瘤细胞表达除特异性抗体外，还可表达一种标记膜抗体，通过流式细胞仪对抗原特异性阳性杂交瘤细胞进行分选，能显著缩短杂交瘤细胞的筛选时间。

4. **杂交瘤细胞的冻存与复苏**　筛选得到的抗原特异性杂交瘤细胞应尽快液氮冻存，以免细胞出现死亡、被污染，或丧失抗体分泌能力。若杂交瘤细胞冻存时间较长，需定期复苏检查细胞的活性及抗体分泌能力。杂交瘤细胞复苏时需立即放于37℃水浴中解冻，然后用细胞培养液洗涤细胞2次，再转种于已铺好饲养细胞层的培养瓶中，饲养细胞一般选用小鼠腹腔细胞，饲养细胞可促进杂交瘤细胞的生长，等杂交瘤细胞进入增殖期后，饲养细胞就会自然死亡。

（四）单克隆抗体的制备

单克隆抗体大量制备的方法有二：动物体内诱生法和体外细胞培养法（图2-2，彩图见文末彩插）。在筛选到阳性杂交瘤细胞后，一般应尽快制备单克隆抗体，以防细胞死亡或被污染。

1. **动物体内诱生法**　通常选用与杂交瘤细胞来源相同背景的遗传小鼠如Balb/c鼠制备抗体，在接种杂交瘤细胞前，注入免疫佐剂，一周后将杂交瘤细胞注入小鼠腹腔，诱生腹腔肿瘤，形成腹水，用注射器抽取腹水，离心取上清液即可获得单克隆抗体。间断收集腹水，直至小鼠死亡，以获得大量抗体。动物体内诱生法是制备单克隆抗体的主要方法，其抗体效价远高于体外细胞培养法获得的抗体。

2. **体外细胞培养法**　将杂交瘤细胞接种于培养瓶中进行培养，杂交瘤细胞在培养过程中不断分泌抗体至培养液中，离心去除沉淀，上清液中即含有单克隆抗体。通过体外细胞培养法获得的抗体量少、效价低，一般适用于实验室自用。

（五）单克隆抗体的纯化与鉴定

通过动物体内诱生法和体外细胞培养法制备的单克隆抗体一般含有脂类物质及细胞成分，通常可通过二氧化硅吸附或过滤离心等方法去除，然后依据用途和抗体纯度要求不同，采用不同方法进行纯化。单克隆抗体纯化方法与抗血清基本相同，主要纯化方法有盐析法、凝胶过滤法、离子交换层析法、亲和层析法等，最有效的方法为亲和层析

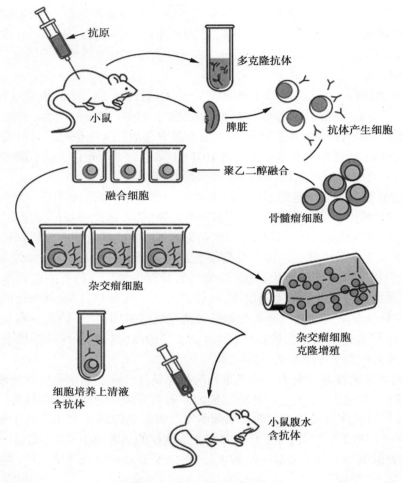

图 2-2　单克隆抗体的制备途径

法。纯化后的单克隆抗体需进行性质鉴定,鉴定的指标包括效价、特异性、Ig 类型、亲和力等。

1. **抗体效价**　抗体效价通常以稀释度表示,稀释度越高,则抗体效价越高。抗体效价可通过凝集反应、放射免疫测定、酶联免疫吸附试验等确定。以腹水为例,凝集反应可达 1∶50 000 以上,酶联免疫吸附试验可达 1∶1 000 000 以上。

2. **特异性**　用特异性抗原和相关抗原鉴定单克隆抗体的特异性。与特异性抗原发生反应,与相关抗原无交叉反应,显示抗体具有特异性。鉴定方法有免疫荧光、酶联免疫吸附、间接血凝、放射免疫等。

3. **Ig 类型**　鼠源单克隆抗体的 Ig 类型主要有 IgG、IgM、IgA,IgG 亚类有 IgG_1、IgG_{2a}、IgG_{2b}、IgG_3 等,鉴定型及亚类需用标准抗型、亚类血清,鉴定方法有免疫琼脂双向扩散法、夹心酶联免疫吸附法、胶体金免疫层析法等。

4. **亲和力**　一般用酶联免疫吸附试验和平衡透析法鉴定单克隆抗体的亲和力。

（六）单克隆抗体的应用

单克隆抗体是单个杂交瘤细胞产生的高度均一的抗体,只针对单一抗原决定簇,具有高度特异性,因此发生交叉反应的概率极小,具有独特优势。单克隆抗体仅与一个抗原决定簇结合,很难形成三维晶格结构,故难以形成肉眼可见的沉淀反应,产生凝集反应也很弱。单克隆抗体对环境有较高敏感性,易受 pH、盐类浓度、温度等条件的影响,环境条件改变时,其活性会降低,甚至丧失。鉴于单克隆抗体的独特优势,其已被广泛应用于生命科学和医学领域。在医学领域的应用有生产临床诊断试剂、进行蛋白纯化、肿瘤靶向治疗、影像学诊断。

1. **临床诊断试剂** 单克隆抗体高度均一、特异性强、纯度高,已被应用于免疫组化、流式细胞分析、酶联免疫吸附试验等诊断试剂。

2. **蛋白纯化** 以单克隆抗体为配体,交联到琼脂糖制备层析柱,可通过亲和层析法纯化特异性蛋白质。

3. **肿瘤靶向治疗** 将肿瘤治疗药物交联到针对肿瘤抗原的单克隆抗体上,当单克隆抗体结合到肿瘤抗原上时,药物可选择性杀伤肿瘤细胞。

4. **影像学诊断** 将放射性核素结合到针对肿瘤抗原的单克隆抗体上,注入病人体内,当单克隆抗体与肿瘤抗原结合时,可对肿瘤大小及定位进行辅助诊断。

(七)兔单克隆抗体

尽管鼠源单克隆抗体有广泛用途,但它不能识别一些抗原,尤其是鼠源抗原,另一方面,鼠源抗体不及兔源抗体的亲和力高。由于没有兔浆细胞瘤,体外病毒感染兔浆细胞瘤存在困难,相当长时间内,兔单克隆抗体制备没有成功。1995 年 Katherine Knight 博士成功地在转基因兔中获得骨髓瘤样肿瘤,后经 Robert Pytela 博士等进一步改进,获得了能产生兔单克隆抗体的兔浆细胞瘤。兔单克隆抗体具有一些鼠单克隆抗体不具备的优点:①更高的亲和力,能识别的抗原决定簇谱更广;②能识别一些在鼠体内不能产生免疫应答的免疫原;③由于兔脾脏大,可供融合的细胞更多,可通过高通量筛选融合细胞;④兔单克隆抗体比鼠单克隆抗体更易人源化。因此,兔单克隆抗体制备成功弥补了鼠单克隆抗体的不足。目前 Epitomics 公司独家拥有兔单克隆抗体技术专利,开发了一些用于科研、诊断和治疗的兔单克隆抗体。

四、基因工程抗体

目前制备的抗体多为鼠源或兔源,对人来言,它们是异种抗原,多次注射可使人产生抗鼠或抗兔抗体,进行治疗时效果会减弱或失去疗效,并增加了超敏反应发生的概率。因此 30 年前,研究人员开始利用基因工程制备抗体,以期降低鼠源抗体的免疫原性。基因工程抗体也称重组抗体,是利用重组 DNA 技术及蛋白质工程技术对编码抗体的基因按不同需求进行加工、改造和重新装配,再转染适当的受体细胞而表达的抗体分子。相对于多克隆抗体及单克隆抗体,基因工程抗体,称为第 3 代抗体。目前已制备成功的基因工程抗体有人源化抗体、小分子抗体、双特异性抗体、抗体融合蛋白、抗体库技术、重组多克隆抗体等。

(一)人源化抗体

人源化抗体指利用基因克隆及 DNA 重组技术对制备鼠单克隆抗体的抗体基因进行改造,其中大部分鼠源的氨基酸序列被人源序列取代,既保留了鼠单克隆抗体的亲和力和特异性,又降低了其异源性,有利于临床应用。人源化抗体主要有嵌合抗体、改型抗体、表面重塑抗体、完全人源化抗体。

1. **嵌合抗体**　通过 DNA 重组将杂交瘤细胞中分离的鼠源单克隆抗体的 V 区基因与人 IgG 的 C 区连接成嵌合基因，转化哺乳动物细胞表达出嵌合抗体，嵌合抗体近 2/3 序列是人源的，它既有鼠单克隆抗体 V 区特异结合抗原的能力，又有人抗体的 C 区功能，减少了异源抗体的免疫原性，又同时保留了鼠单克隆抗体的特异性抗原结合能力。

2. **改型抗体**　嵌合抗体的免疫原性显著低于鼠单克隆抗体，但 V 区基因表达的氨基酸序列仍可诱导一定程度的人抗鼠抗体反应。为了进一步降低嵌合抗体的免疫原性，通过基因工程将鼠源单克隆抗体的互补决定区（complementarity determining region, CDR）取代嵌合抗体的 V 区，这样产生的人源化抗体称为改型抗体，也称 CDR 植入抗体。改型抗体中鼠源序列占极少部分，对人几乎没有免疫原性，但改型抗体结合抗原的能力会下降。通过在人源骨架区引入鼠源的某些关键残基，可部分提高抗体亲和力。

3. **表面重塑抗体**　是对鼠单克隆抗体表面的氨基酸残基进行人源化改造，仅替换那些与人源抗体结构活力相关（structure-activity relationship, SAR）区存在明显差异的区域，在保持抗体活性并兼顾减少异源性基础上，选用与人源抗体表面序列相似的氨基酸替换；所替换的区域不宜过多，以免影响侧链大小、电荷、疏水性等，对可能形成氢键而影响抗体 CDR 区构像的残基尽量保持不变。

4. **完全人源化抗体**　将人 Ig 基因取代鼠 Ig 基因，以免疫原免疫动物，使动物表达人类抗体，达到抗体全人源化的目的。

（二）小分子抗体

指通过基因重组技术表达的、可结合抗原的小分子片段。小分子抗体有抗原结合片段（fragment of antigen binding, Fab）、可变区片段（fragment of variable, Fv）、单链可变片段（single-chain fragment of variable, ScFv）、重链抗体（heavy-chain antibody, HcAb）、单区抗体（single-domain antibody, SdAb）、超变区多肽（hypervariable region polypeptides, HVRPP）、微型抗体（minibody）等。小分子抗体在应用时具有许多优势，如：①穿透力强：小分子抗体分子小，容易穿透血管到达组织细胞，可用于免疫治疗；②容易制备：小分子抗体可通过原核细胞如大肠埃希菌表达，制备成本低；③免疫原性弱：小分子抗体仅含鼠源单克隆抗体的 V 区基因，免疫原性比原鼠源单克隆抗体低得多；④不激活补体：小分子抗体不含 Fc 段，不会与带有 Fc 段受体的细胞结合，不激活补体，能集中到达靶细胞，提高靶向药物治疗的疗效；⑤半衰期短：小分子抗体易降解，半衰期短，有利于肿瘤的影像学检查。

1. **Fab**　Fab 由 1 条完整的轻链（L 链）和近 1/2 重链（H 链）（VH 和 CH1）组成，具有与完整抗体分子相同的抗原结合特性，但仅有 1 个抗原结合位点。Fab 小分子抗体仅有天然 IgG 分子的 1/3，主要功能是结合抗原。

2. **Fv**　Fv 是由 1 条 L 链 V 区和 1 条 H 链 V 区以非共价键结合组成的单价小分子，是保留抗原结合部的最小功能片段，仅有天然 IgG 分子的 1/6，将 VL 和 VH 区的 cDNA 转化大肠埃希菌可以表达 V_L 链和 V_H 链，获得有功能的 Fv。在低浓度时，Fv 易分解为 V_L 链和 V_H 链，因此可用戊二醛将 V_L 链和 V_H 链交联；或在适当位点引入半胱氨酸残基，使 V_L 链和 V_H 链间形成二硫键。

3. **ScFv**　可通过基因工程引入一个 10~25 氨基酸残基的连接短肽将 Fv 分子 V_L 链和 V_H 链连接成小分子抗体，这种小分子抗体称为 ScFv。设计连接短肽时，尽量引入甘氨酸、丝氨酸及苏氨酸,使短肽具有柔韧性和良好的可溶性。ScFv 分子稳定,分子量较低,穿透力强,免疫原性低,可与其他效应分子组成多种有新功能的抗体分子,如在 ScFv 基础上可进一步构建双链抗体、三链抗体、四链抗体等。

4. **HcAb** HcAb 是缺失两条 L 链的 H 链二聚体。天然 IgG 抗体一般是两条 L 链和两条 H 链组成的异型四聚体,但也存在二聚体 IgG 分子,如骆驼血清中的 IgG_2 和 IgG_3 分子均为 2 条 H 链组成的同型二聚体,是天然的 HcAb 分子。可通过基因工程保留抗原结合活性的重链抗体可变区,它仅含可变区、CH2 区、CH3 区,即 SdAb。SdAb 仅为天然 IgG 分子的 1/12,耐热,且对变性剂稳定。两条单域重链抗体组成 HcAb。HcAb 在生命科学研究、抗体药物、疾病诊断与治疗等方面有广泛的应用前景。

5. **HVRPP** 仅含一个能识别抗原、并具有高亲和力的 CDR 多肽抗体称为 HVRPP,是抗原最小识别单位,HVRPP 可直接应用于疾病的诊断与治疗。

6. **微型抗体** 使用接头将 ScFv 的 H 链 V 区与 IgG 分子的 CH3 区连接起来称为微型抗体,微型抗体具有 VL-VH-CH3 结构,两个微型抗体分子可通过 CH3 结构域形成稳定的二聚体。

(三)双特异性抗体

能同时与两种不同性质抗原结合的抗体分子称为双特异性抗体。双特异性抗体分子能同时结合 2 个不同的抗原分子,在不同细胞或分子间架起桥梁,激发定向免疫反应,因此双特异性抗体也称为双功能抗体分子。双特异性抗体的制备方法有化学偶联法、杂交瘤法、基因工程抗体制备法,以后者最为常用。基因工程制备双特异性抗体的原理是通过对小分子抗体基因进行修饰,在同一载体上将两种特异性的 ScFv cDNA 用连接器首尾相连,使其在细胞内表达一条长的肽链,经修饰折叠后形成双特异性抗体。双特异性抗体的制备可以省去传统抗原抗体反应的酶标记,直接将酶引入抗原抗体反应中。双特异性抗体在肿瘤放射免疫显像、肿瘤的靶向药物治疗中有广泛的应用前景。

(四)抗体融合蛋白

抗体融合蛋白是通过基因工程将表达单克隆抗体的 cDNA 与另一种生物活性蛋白的基因融合起来,再导入适当的细胞进行表达,表达的抗体融合蛋白既具有单链抗体的抗原结合能力,又有另一种融合蛋白原有的生物活性。常用的抗体融合蛋白融合的抗体分子片段主要有 Fab、Fv、Fc 等。

1. **含 Fab 抗体融合蛋白** 将单克隆抗体 Fab 段与病原体特定蛋白进行融合,可制备临床诊断试剂。如用抗人红细胞单克隆抗体 Fab 段与 HIV 病毒的 gp41 蛋白进行融合,可建立自体红细胞凝集试验对 HIV 感染进行筛查,当病人体内存在抗 HIV 抗体时,红细胞可出现凝集反应。

2. **含 Fv 抗体融合蛋白** 将单克隆抗体 Fv 段与细胞因子或毒素蛋白融合,可引导细胞因子或毒素蛋白聚集在靶细胞部位,使其在局部发挥生物学活性,降低细胞因子或毒素蛋白在治疗疾病时的毒副作用。

3. **含 Fc 抗体融合蛋白** 将单克隆抗体 Fc 段与生物活性蛋白融合,可延长生物活性物质在体内的半衰期,同时与抗体 Fc 段结合也有助于生物活性蛋白的靶向治疗。

(五)抗体库技术

抗体库技术是将某种动物的所有抗体可变区基因克隆到质粒或噬菌体中表达,利用不同抗原筛选出携带特异性抗体基因的克隆,从而制备出相应的特异性抗体。抗体库技术本质上是利用细菌克隆替代 B 淋巴细胞克隆来获得特异性抗体。抗体库技术包括克隆出抗体全套可变区基因，连接到相关载体，导入大肠埃希菌，利用大肠埃希菌表达具有抗原结合功能的抗体分子片段。可变区基因克隆方法是利用一套引物通过 PCR 技术扩增出全套免疫球蛋白可变区基因，抗体库技术不仅可以模拟动物免疫系统产生抗体的过程，还具有一些杂交瘤技术难以相比的优势：①抗体库技术模拟天然抗体库，库容几乎包含所有的抗体，无需免疫动物；②利用相关抗原直接从非免疫动物的抗体库中筛选出特异性抗体，同时能筛到针对该动物自身抗原的抗体；③利用抗体库技术可直接筛到人源单克隆抗体，克服了杂交瘤技术制备人源抗体的免疫原性；④细菌较杂交瘤细胞容易培养，繁殖快，培养成本低，容易获得大量高纯度抗体。抗体库技术经历了组合抗体库、噬菌体抗体库及核糖体展示抗体库 3 个阶段。噬菌体抗体库是技术成熟、应用最广泛的抗体库技术。

组合抗体库是通过 RT-PCR 技术分别从淋巴细胞中克隆免疫球蛋白 L 链全套可变区基因和 H 链 Fd 段的全套可变区基因，分别构建到噬菌体载体中进行表达。组合抗体库在很短时间内就被噬菌体抗体库所取代。

噬菌体抗体库技术是利用 PCR 扩增抗体整套可变区基因，将抗体分子 DNA 片段如 ScFv、Fab 与噬菌体外壳蛋白 P Ⅲ 或 P Ⅷ链接，融合蛋白表达于噬菌体外壳表面，经"吸附 - 洗脱 - 扩增"筛选富集特异性抗体。依据构建噬菌体抗体库的抗体基因来源不同，可将噬菌体抗体库分 3 类：天然抗体库、免疫抗体库、合成抗体库。天然抗体库的抗体基因来源于未经免疫的动物或人体 B 淋巴细胞，因未经免疫原刺激，所筛选的抗体亲和力相对较低。免疫抗体库的抗体基因来源于经过免疫原刺激的分化浆细胞和记忆性 B 细胞，免疫抗体库筛选的抗体亲和力较天然抗体库高，但应用范围变小。合成抗体库的抗体基因部分来源于人工合成的抗体可变区基因序列，部分来源于天然抗体基因序列，合成抗体库的抗体基因也可全部来源人工合成的抗体可变区序列。

核糖体展示抗体库是在多聚核糖体展示技术基础上发展而来，它是将正确折叠的蛋白与其 mRNA 同时结合在核糖体上，形成 mRNA- 核糖体 - 蛋白质聚合体，使蛋白的基因型和表型结合起来的一种抗体库技术。核糖体展示抗体库完全在体外进行，文库量不受细胞转染效率的影响，利用功能性蛋白质进行筛选，极大提高了文库的库容量和筛选效率。核糖体展示抗体库技术可应用于单链抗体的构建。

（六）重组多克隆抗体

单克隆抗体对肿瘤及自身免疫性疾病的治疗有明显疗效，但对微生物感染的治疗效果欠佳，因为其疗效与激活或阻断的下游信号相关，不能覆盖自然免疫的所有效应器。病原微生物一般有复杂的抗原决定簇，研究已显示用几种不同单克隆抗体治疗时，会呈现协同效应，因此重组多克隆抗体对治疗微生物感染有优势。制备重组多克隆抗体的前提是构建人抗体库，多采用 PCR 技术扩增人抗体的 L 链和 H 链基因，通过噬菌体和核糖体表达展示抗体，再用抗原筛选特异性抗体基因。制备重组多克隆抗体的一项关键技术是位点特异性整合技术，它是依靠重组酶识别基因组中特异位点的特殊序列，通过同源重组将抗体基因插入特异位点，避免抗体基因在基因组中的随机整合，使各抗体基因的表达水平稳定而无明显差异，抗体基因的遗传稳定性有助于保证重组多克隆抗体制备的一致性。重组多克隆抗体兼有多克隆抗体和单克隆抗体的优点，在感染性疾病和肿瘤治疗中有较好的应用前景。

（七）基因工程抗体的应用与展望

基因工程抗体是结合 DNA 重组和蛋白质工程技术制备的一种新型抗体，这种抗体去除了天然抗体的免疫原结构，保留了其抗原结合特性和抗体特异性。因此基因工程抗体在研究和临床应用中有独特优势。基因工程抗体在临床应用主要是作为抗体药物和诊断试剂。

1. 抗体药物　将肿瘤抗原的相关抗体与一些功能分子如细胞毒性药物、毒素、酶、小分子肽、放射性核素等构建成融合蛋白，可对肿瘤的诊断及靶向治疗起到导向作用，减少功能分子的毒性作用。若将与病原微生物抗原的相关抗体与多肽药物融合，可选择性对病原微生物进行清除。

2. 实验诊断和影像分析　将基因工程抗体与酶蛋白构建成融合蛋白，可组成双功能免疫诊断试剂。基因工程抗体在影像分析中具有两大优势，首先抗体携带放射性物质结合到肿瘤抗原，使放射性物质聚集到肿瘤组织成像，起到定位诊断作用；另一方面，通过基因重组使得抗体分子小，穿透力好，能快速清除，使显像诊断时间短，副作用小。

第四节　免疫原与抗体制备的常见问题

免疫动物的免疫原可以是天然的完全抗原，也可以是人工结合抗原、人工合成抗原、基因工程抗原。天然完全抗原的制备过程中会出现抗原纯度不够、活性降低、抗原分子降解，这些问题均可导致抗原质量降低。人工结合抗原是半抗原与载体结合的完全抗原，合适载体的选择至关重要，通常依据半抗原的提取与纯化方法来选择载体，有时为了避免半抗原的抗原决定簇被载体屏蔽，需在半抗原与载体间引入间隔臂。人工合成抗原的分离纯化较天然抗原简单，短肽的合成将直接决定免疫原属性。抗原修饰是基因工程抗原制备的重要步骤，经正确修饰的表达抗原才具有免疫原性。

一、免疫原制备的常见问题

（一）抗原质量

高纯度抗原是制备特异性抗体的基础。抗原不纯会引起免疫动物后产生非特异性抗体。抗原决定簇是抗原活性的结构基础，在抗原制备中破坏抗原决定簇结构将使抗原活性降低或丧失。天然完全抗原在制备过程中还需防止被降解。

1. 抗原纯度不够　抗原纯度越高，免疫动物获得的抗体特异性越好。若抗原纯度降低，会显著增加抗体筛选的工作量。对抗原纯度的要求受多种因素的影响。首先，对抗原纯度的要求与制备抗体的类型有关，若制备单克隆抗体，一般抗原纯度达 85% 以上即可；若需制备多克隆抗体，抗原纯度最好达 95% 以上。其次，作为免疫原时，对抗原纯度的要求还受免疫原性强弱的影响，抗原的免疫原性不强时，制备抗体时要求纯度高；若抗原的免疫原性很强时，对抗原纯度的要求可略低一些。另外，制备抗原时，其纯度也受抗体用途的影响，如制备酶联免疫吸附试验所用抗体时，抗原成分里不要混有牛血清蛋白。最后，纯化抗原时，还需考虑杂质对动物的毒性，若杂质对被免疫动物有较强的毒性，需将毒性杂质完全去除。

2. 抗原活性降低　绝大多数抗原本质为蛋白质,蛋白质活性可以是作为酶所具有的催化功能,也可以是作为结构蛋白所具备的构成特定组织的功能。蛋白活性需要保持其完整的空间结构,如果蛋白装配折叠错误,就不能发挥它应有功能,即蛋白失活。抗原活性是其激活免疫系统的能力,这种能力通常由抗原决定簇决定。抗原决定簇有两类:线性抗原决定簇和结构抗原决定簇。线性抗原决定簇由蛋白抗原的一级结构决定,若在抗原制备过程中即使蛋白完全变性,仍具有抗原活性,此类抗原纯化方法较多。一些抗原的抗原决定簇属结构抗原决定簇,此类抗原只有正确折叠装配才有抗原活性,若折叠装配错误将使抗原活性降低或丧失,有时可能产生新的抗原决定簇,免疫动物后获得的抗体对天然完全抗原没有反应。因此制备具有结构抗原决定簇的抗原时应选用温和的浓缩和纯化方法,避免使用有机溶剂沉淀法纯化抗原。

3. 抗原降解　抗原作为蛋白在提取过程中,如破碎细胞时释放的蛋白酶可将抗原降解,使得抗原失去抗原活性或含量降低,因此在抗原提取过程中,需要加入蛋白酶抑制剂抑制蛋白酶活性,防止抗原降解。常用的蛋白酶抑制剂有苯甲基磺酰氟、胃蛋白酶抑制剂、胰蛋白酶抑制剂、亮抑蛋白酶肽等,它们对不同蛋白酶的敏感性各不相同,在提取抗原时依据材料中的主要蛋白酶选用。纯化后的抗原完整性需进行相对分子量及纯度鉴定,确定抗原在提取及纯化过程中是否被降解。

(二)载体选择不当和载体的屏蔽

人工结合抗原是将半抗原与载体结合产生的完全抗原。可作为半抗原的物质有多糖、多肽、甾体激素、脂肪胺、类脂、核酸、药物、抗生素及一些化学物质等。半抗原的提取与纯化因分子性质不同而采取不同方法,如多肽采用蛋白质类物质的纯化方法,多糖纯化方法有季胺盐沉淀法、有机溶剂沉淀法、金属络合法、盐析、层析、电泳等,脂类半抗原一般采用相应溶剂系统抽提。人工结合抗原的另一重要组分为载体,载体的选择应依据半抗原的提取与纯化方法而定,若载体选择不当,会导致免疫失败。载体的选择应遵循4个原则:①载体表面应有与半抗原结合的化学活性基团,这是制备人工结合抗原的前提条件;②载体应具备一定的容量,可以偶联足够的半抗原;③载体应该是惰性材料,不影响偶联后人工结合抗原的功能;④载体应有足够的稳定性以确保人工结合抗原的稳定。

半抗原与载体偶联成人工结合抗原时,半抗原的抗原决定簇可能会被载体屏蔽而失去免疫原性,因此常常在半抗原与载体间引入间隔臂。间隔臂一般选择那些对半抗原结构影响小,且末端含有能与载体蛋白氨基或羧基偶联的活性基团,如氨基、羧基或羟基。间隔臂介入位点也很关键,最好远离特征性结构,这样可以最大限度地保证半抗原的分子极性。

(三)合成短肽不具抗原决定簇

人工合成抗原与人工结合抗原类似,均是小分子物质与载体蛋白连接构成的人工抗原,不同之处在于人工结合抗原是将天然存在的半抗原与载体蛋白结合;而人工合成抗原是先合成一段多肽,再将多肽与载体蛋白交联。人工合成抗原与人工结合抗原与载体蛋白的交联基本类似,人工合成抗原的关键是短肽设计,短肽需形成抗原决定簇才能产生免疫原性。短肽设计的基本原则应保证在免疫过程中,合成抗原既不会产生强烈的免疫反应,又能刺激动物产生对目标蛋白有结合力的高效价抗体。

蛋白构象影响抗原决定簇与抗体识别区之间的相互作用,若抗原决定簇不能暴露在蛋白质分子的表面,抗体将无法结合到抗原决定簇。天然蛋白的亲水区主要集中在蛋白分子的表面,疏水区则一般被包埋在蛋白分子内部。因此设计人工合成抗原的短肽时应将抗原决定簇置于分子的表面亲水区,使其能被抗体分子识别。为了避免抗原决定簇隐藏到蛋白分子内部,通常将抗原决定簇序列设计到短肽的两端,在蛋白分子中,靠近两端的氨基酸残基通常是暴露在蛋白分子的表面。若抗原决定簇所在区在结构上具有变形性,则可提高抗原与抗体的亲和力。抗原决定簇大多是由连续的氨基酸序列构成,但有时是由不连续的氨基酸序列构成,不连续的氨基酸通过蛋白折叠与装配在空间结构上接近,而构成抗原决定簇。因此设计不连续氨基酸构成的抗原决定簇时,一般先用软件对短肽进行空间结构的预测。短肽长度以 10~20 个氨基酸残基为宜,太短与抗体的亲和力不够,太长可能产生二级结构,且合成难度增加,也不易获得高纯度的抗原。

(四)表达抗原的修饰

正确修饰的基因工程抗原才具有免疫原性。基因工程抗原是通过载体将基因片段导入受体细胞表达有免疫原性的融合蛋白,基因片段的设计与人工合成抗原相似,需使基因片段的表达产物具有免疫原性,同时保持抗原决定簇暴露在蛋白质分子的表面。受体细胞的选择对基因工程抗原的制备也很重要。常见的受体细胞有大肠埃希菌、酵母细胞及哺乳动物细胞等。大肠埃希菌表达系统是最早的基因工程表达系统,通过大肠埃希菌表达抗原成本低,表达量多,但它不能对表达的抗原进行修饰,同时容易形成包涵体。酵母细胞表达系统可以对表达的抗原进行折叠、装配,抗原的安全性高,表达系统简单,但酵母细胞内表达的抗原易过度糖基化,进而影响抗原稳定性。哺乳动物细胞表达系统有中国仓鼠卵巢细胞、小鼠乳瘤细胞等,哺乳动物细胞表达的抗原接近天然蛋白的构象,可对蛋白质进行各种修饰,但哺乳动物细胞表达系统操作繁琐,表达量低。制备基因工程抗原应依据抗原用途及用量选用合适的表达系统。

二、抗体制备中的常见问题

1890 年德国学者 Behring 和日本学者北里在 Koch 研究所应用白喉外毒素给动物免疫,发现其血清中存在一种能中和外毒素的物质,称之为抗毒素,是被发现的第一个天然抗体。此后抗体研究迅速发展,从天然抗体分离、纯化到基因工程抗体制备,从多克隆抗体制备到单克隆抗体的出现,抗体在健康领域的应用越来越广泛,如疾病预防与治疗用的疫苗、免疫调节治疗的生物制品、诊断检测用的抗体、生命科学研究所用抗体等。随着科学进步,抗体制备技术日趋成熟,但制备过程也会出现一些问题,需认真处理。单克隆抗体的制备与多克隆抗体的制备有众多相同的原则,如动物选择、免疫原制备、免疫途径、抗体检测、抗体采集、抗体鉴定、病原体处理等,但单克隆抗体的制备另需建立杂交瘤细胞株,并对杂交瘤细胞进行筛选、克隆培养、冻存等处理。

(一)免疫原质量

选择具有良好免疫原性和反应原性的抗原免疫动物是抗体制备成功的基础。因此获得质量合格的免疫原是抗体制备的首要基本问题。免疫原的制备因抗原性质、免疫途径的不同而异。质量不合格的免疫原是抗体制备失败的常见原因。

(二)免疫动物种类和免疫途径不当

制备单克隆抗体通常选择与小鼠骨髓瘤细胞同源的小鼠作为供脾动物,小鼠龄以 4~8 周为宜,杂交瘤细胞在此鼠龄期的腹腔可快速生长。近来有学者主张采用大鼠制备单克隆抗体,其血清和腹水比小鼠高多倍,适合于大量制备单克隆抗体。制备多克隆抗体选用的动物范围较大,可以是哺乳动物,也可以是禽类动物。动物的选择应把握3个原则:①被免疫动物应与抗原来源的动物保持较远的亲缘关系,以保持抗原的强免疫原性;②多克隆抗体的用量是选择免疫动物的重要考量因素,若需要较大量的抗体需选择马、牛等大动物,若抗体需求量小时,一般免疫兔、羊、鸡、鼠等动物;③动物的个体状态也需筛选,被免疫的动物必须是适龄、健康的个体。动物的免疫途径有多种,如皮下、皮内、腹腔、淋巴结、肌肉、脾脏及静脉接种等。采用免疫途径取决于免疫原吸收与代谢、免疫剂量、动物种类等因素。免疫途径不当会导致抗体获得量少,甚至得不到抗体。

(三)动物接种后出现异常反应

动物接种免疫原后,在免疫反应时间内要留意动物饮食,测量动物体温,观察动物精神状态。为了避免动物在免疫过程中出现异常反应,应做到如下几点:①制定合理的免疫程序,接种部位准确,免疫原剂量适中;②保持动物居住环境的适宜温度、湿度、光线、通风等,并定期进行消毒,防止动物感染;③免疫动物前,提供动物均衡丰富的营养,提高其非特异性免疫力,避免转群、运输、惊吓动物,也可在免疫前喂食动物一定量的维生素;④免疫动物前,需对动物进行健康检查,对健康不佳、体质较弱、年龄不宜的动物暂缓接种。接种后,若动物出现异常反应时,如出现超敏反应、全身感染、过敏性休克等应及时进行救治。

(四)抗体被病原体污染

免疫程序结束后应检测动物血清的抗体效价,若效价达到预期要求,视为免疫获得成功,就可及时采血。若血清效价低于规定要求,可增加免疫次数或免疫剂量,之后再达不到要求,视为免疫失败,该动物应被淘汰。血液采集方法已在本章第3节中详述,需要注意的是血液采集前动物应空腹1天,第2天上午动物空腹时进行,避免出现脂血。采血过程中应注意无菌操作,并防止溶血。血液容器需进行灭菌,分离后的血清加防腐剂后分装冻存,避免被病原体污染。

抗体的安全性是抗体应用的首要问题。血清病原体主要是病毒,处理病毒主要是排除病毒、去除病毒、灭活病毒。排除病毒是制备抗体过程中要遵循无菌操作规范,防止血清中出现高浓度病毒。去除病毒一般采用物理方法,如膜过滤法,不仅可减少病毒数量,同时可进一步纯化抗血清。灭活病毒是抗体安全的技术难点,病毒灭活需考虑如下几点:①灭活技术不能改变抗体的免疫性活性和理化性质;②灭活技术不能导致血清成分发生变性,不能产生新抗原,也不能导致人类或动物致病;③灭活技术也不能激活血清成分;④灭活方法简单经济。目前应用于抗血清病毒灭活的方法有γ线辐照法、流体力学高压法、核酸为靶点的光化学法等。

(五)杂交瘤细胞筛选失败

瘤细胞的选择以及瘤细胞与脾细胞混合比例等是影响瘤细胞与脾细胞融合的重要因素。为了避免瘤细胞与脾细胞融合失败,建立杂交瘤需选择合适生长期的骨髓瘤细胞,按比例正确混合瘤细胞与脾细胞,并增加两种细胞的接触面积。

1. **瘤细胞的选择** 骨髓瘤细胞在长期传代培养中会发生变异,进而影响其与脾细胞的融合,因此一般选择对数生长期的小鼠骨髓瘤细胞,在进行融合前更换新的培养基,并将培养基血清浓度提升至15%~20%。

2. **瘤细胞与脾细胞的比例** 骨髓瘤细胞与脾细胞的混合比例一般设定在1∶2.5~1∶5,

若脾细胞数量太高,会大量消耗培养基中的营养、次黄嘌呤、胸腺嘧啶,影响杂交瘤细胞的生长;若免疫小鼠的抗原的免疫性不强,可适当提高脾细胞的数量,但需增加培养液的更换频率。

3. **增加骨髓瘤细胞与脾细胞的接触面积** 骨髓瘤细胞与脾细胞混合后低速离心,吸弃上清液,加入聚乙二醇以增加两种细胞的接触面,不可用力吹打细胞,避免降低细胞的融合;也可加入聚乙二醇和二甲亚砜混合物来增加细胞融合的概率;在细胞培养时加入小鼠腹腔细胞作饲养细胞,也能提高细胞融合成功的概率。若抗原的免疫原性弱,融合率低,用24孔培养板培养可节约筛选时间,反之,用96孔培养板培养可节约筛选时间。

杂交瘤细胞在培养时容易失去分泌抗体的染色体,同时也受到不产生抗体的杂交瘤细胞的排挤,因此杂交瘤细胞的筛选应快速进行。筛选杂交瘤细胞的方法有酶联免疫吸附试验、免疫荧光试验、放射免疫分析、细胞毒试验等方法。方法选用时除考虑快速、简单、可靠外,还需考虑抗原性质、抗体类型、是否依赖补体等因素。目前筛选杂交瘤细胞最常用的方法是酶联免疫吸附试验。

（六）杂交瘤细胞死亡

杂交瘤细胞系是由骨髓瘤细胞与被免疫动物的脾细胞融合形成,不是严格的贴壁细胞,而是半悬浮细胞,为了避免培养过程中杂交瘤细胞死亡,在克隆培养时更换培养液只需每次更换培养液体积的3/4即可,剩余培养液中细胞可反复培养,减少培养环境改变对杂交瘤细胞的生理影响,漂浮细胞可继续单独培养。杂交瘤细胞的克隆培养也可采用软琼脂平板法培养。杂交瘤细胞不宜采用体内或体外传代培养,需通过冷冻保存。细胞冻存过程要经历液体溶液的固化和水分子通过细胞膜的渗透过程,冻存细胞溶液一旦形成冰晶,会导致细胞内外环境改变,增加防冻剂对细胞的毒性,造成细胞损伤。细胞冻存有程序性降温液氮冻存法和非程序性降温液氮冻存法。程序性降温液氮冻存法需专用设备,温度控制较好,对细胞损伤小,缺点是操作复杂费时,成本较高。非程序性降温液氮冻存法可用10%的DMSO作保护剂,血清浓度为20%,先将细胞悬挂于液氮罐口和液氮之间,距液氮面大于15cm,2~3小时后,再将细胞放入液氮中冻存。冻存时间选择处于对数生长期细胞,在收集细胞前一天更换新鲜培养液,次日收集细胞冻存。

（七）单克隆抗体的量产

商用单克隆抗体通常需大量生产。杂交瘤细胞克隆培养到一定数量后就可进行单克隆抗体的大量制备,制备技术有体外培养、体内培养及微囊技术。体外培养过程中由于细胞爆发式生长,最终细胞死亡,因此获得的抗体效价较低。体内培养能从动物的血清或腹水中获得高效价抗体,其效价可达体外培养1000倍,是目前大量制备单克隆抗体的最常用方法。微囊技术是将杂交瘤细胞接种于一种由碳水化合物多孔膜组成的微球中进行培养,培养一段时间后,从培养液中分离出微囊,冲洗打开囊膜,离心后即可获得高浓度的单克隆抗体,抗体制备量较传统的体外培养法提高许多倍。

血清中含有上百种蛋白质,通过血清培养制备的单克隆抗体需要纯化,纯化过程中未被除去的异种蛋白若用于治疗时可能诱发超敏反应。不同批血清之间抗体质量差异较大,影响抗体批间的稳定性;另一方面,血清容易污染,来源有限,成本较高。采用无血清培养基培养杂交瘤细胞越来越受到广泛关注。无血清培养基是用不同添加剂来代替血清,进行杂交瘤细胞的培养。代替血清的添加剂有白蛋白、酪蛋白、大豆类脂、亚油酸和油酸、抗坏血酸、胰岛素、转铁蛋白、乙醇胺、亚硒酸钠、微量元素等。通过无血清培养基培养杂交瘤细胞制备的单克隆抗体容易纯化，易于大规模生产，细胞被污染的机会降低，且成本低廉。相对于动物体内培养，获得的抗体效价仍然偏低。随着研究深入，无血清培养基应有广泛的应用前景。

（孙顺昌）

第三章

免疫测定标记物

免疫测定是将抗体作为一种特殊的分析试剂,利用其能够特异结合抗原的特点,实现对待测物质的检测。传统免疫分析方法,如免疫比浊和免疫凝集试验等,可检测到样品中 μg/ml 至 ng/ml 含量的物质。但如果需要检测超微量变化的物质,则需要引入能够增强检测信号的标记分子,通过标记试剂的放大作用来提高检测方法的灵敏度。

放射免疫分析(radioimmunoassay,RIA)是经典的免疫标记定量分析技术,具有完整的方法学体系和优良的检测性能,在科研和临床上至今仍被广泛应用。20 世纪 70 年代末至 80 年代初,非放射性核素标记的免疫分析技术取得了迅速发展,主要归功于标记物制备方法的不断改进和新型标记材料的出现。本章主要介绍化学标记物制备方法,即通过化学手段将一种分子共价偶联到另一种分子上。化学标记的目的是使被标记物在保持自身性质(免疫活性)的基础上兼有标记物的某些性质(如发光特性)。

人工抗原制备技术可将小分子化合物(半抗原)与蛋白质载体大分子进行共价结合,其中的一些方法已证明很适合用于金属螯合剂、荧光剂和化学发光剂等小分子化合物与抗体或抗原的偶联。随着纳米颗粒、量子点等新材料在免疫测定领域中的广泛应用,蛋白质与固相载体表面的包被技术也取得了进步。通过化学方法先在固相载体表面包被一层具有众多功能基团的大分子,形成水凝胶体系,改善固相载体表面的刚性和疏水性,再与抗体或链霉亲合素等生物分子相结合,得到功能化的载体颗粒。这种包被方式既可保留传统共价结合法的优点,又可使生物分子具有高的活性和很强的实用性。这些技术的进步均为标记免疫测定技术提供了强有力的支撑。

第一节 放射免疫测定 ^{125}I 标记物

放射性核素是指不稳定的原子核,能自发地放出射线(如 α 射线、β 射线等),通过衰变形成稳定的核素。衰变时放出的能量称为衰变能。最常见的衰变有 α 衰变、β 衰变、γ 衰变。在放射免疫分析中,常用于标记抗体和抗原的放射性核素有 ^{3}H、^{125}I。所有的有机化合物均含有氢,用 ^{3}H 来置换氢,不会改变原有化合物的结构和免疫学活性,特异性好。^{3}H 的半衰期长,标记化合物的保质期比较理想。^{3}H 标记的不足之处是标记操作比较繁琐,一般需由专门机构来承担,不易推广;难以获得高比放射性的标记物,进而限制了检测方法的灵敏度;^{3}H 放出的是弱 β 射线,需要用较昂贵的液体闪烁计数器才能进行测量。因此,除非已有

现成的 ^3H 标记物，否则不宜作为建立放射免疫检测方法的首选。

相比较而言，^{125}I 标记有较多的优点：一是 ^{125}I 半衰期为 60 天，在标记物储存及废液处理方面都比较适宜；二是它只发射低能量的 γ 和 X 射线，而无 β 粒子，因而标记物辐射自分解少，有足够的稳定性，用一般晶体闪烁计数器就能进行精确的测量；三是含有酪氨酸、酪氨残基或组氨残基的蛋白质和多肽，以及小分子的甾类化合物、核苷酸等物质均可用 ^{125}I 标记，操作简单，数小时就可完成标记和纯化，而且成本低廉，一般实验室都易做到。所以目前在放射免疫分析中，使用 ^{125}I 标记物最多。

抗原和抗体的 ^{125}I 标记可分为直接标记法和间接标记法两类。直接标记法是采用化学氧化反应直接将 ^{125}I 结合于待标记物分子的酪氨酸、酪氨残基或组氨残基上。此法较多应用于大分子蛋白质如抗体及其片段的标记，因为抗体 IgG 分子含有多个所需的氨基酸残基，只要碘化反应条件合适，即可获得高比活度的标记物。不同抗体标记方法基本相同。对于标记抗原，由于其种类繁多，分子量大小、理化性质各不相同，应根据其理化性质和化学结构，设计合适的标记方法。尤其是小分子抗原，由于缺乏酪氨酸、酪氨残基或组胺残基，或者引入碘原子后导致分子空间构象、稳定性和免疫活性等发生不利的变化，此时宜采用间接法标记，即通过有机连接剂使抗原间接地与 ^{125}I 形成稳定的结合物。

一、常用 ^{125}I 标记方法

（一）氯氨 -T 法

氯氨 -T 法（chloramine-T，ch-T 法）是最常用的直接碘化标记法。ch-T 是利用对甲苯磺基酰胺的 N—氯衍生物钠盐在水中易分解成具氧化性的次氯酸，它可将放射性 $^{125}I^-$ 离子氧化成带正电荷的 $^{125}I^+$，后者具有很强的亲电子性，可取代被标记物分子中酪氨酸苯环羟基邻位的一个或两个氢原子，使之成为含有碘化酪氨酸的多肽链。$^{125}I^+$ 的亲电取代反应很迅速，并且在加入还原剂 15 秒后就可被中止。常用的还原剂是偏重亚硫酸钠（$Na_2S_2O_5$），它可以将没有反应的 $^{125}I^+$ 转化成 $^{125}I^-$，并将残留的 ch-T 还原。^{125}I 常用的是碘化钠溶液。

碘标记率的高低与被标记物分子中酪氨酸（或酪氨、组胺残基）的数量与暴露程度有关，当分子中上述基团多且暴露在外时，标记率高。为了最大限度提高放射性碘的利用率，以及便于放射性污染的后续处理，被标记物与 ^{125}I 的摩尔数比可以提高到 100∶1，这也有利于实现单碘标记，即每个被标记物分子中引入一个放射性碘原子。通常认为单碘标记物比双碘标记物稳定性好，免疫活性改变小。如果被标记物来源不充足，或者价格昂贵，则可考虑降低比例。被标记物水溶性不高时，则要提高其浓度，并可适当添加一些助溶剂和表面活性剂。标记过程中为避免氧化作用对被标记物造成分子结构的破坏和副产物的产生，应尽量将 ch-T 用量降到最小，同时，ch-T 用量减少了，$Na_2S_2O_5$ 用量也可随之减少。碘化反应时间一般不要超过 1 分钟，标记的反应体积要小，反应体系 pH 以弱碱性为宜，最佳 pH 为7.3~7.8。pH 较高或较低，碘化位置都会发生变化，导致标记物降解或失活。反应温度对碘利用率影响不大，所以通常在室温下就可进行标记操作，但对标记试剂敏感的蛋白质或多肽，则可在 0℃进行碘化反应。

ch-T 法需注意如下事项：①氯胺 -T 不稳定，遇光或暴露在空气中易变质，需现配现用；$Na_2S_2O_5$ 也需新鲜配制。②碘化钠溶液容易以蒸气形式挥发到空气中，所以要注意随时盖紧瓶塞，避免碘化钠溶液被冻结、接触强氧化剂或强酸。放射性碘具有穿透橡胶手套的能力，

所以操作时至少要带双层橡胶手套,同时要穿工作服、戴口罩、帽子。必须在通风橱或通风超净台中操作。

(二)Iodogen碘化法

Iodogen是一种与ch-T同属氯酰胺类化合物的碘化剂,氧化作用温和,它在水中溶解度极小,故可制成Iodogen涂管,将待标记物置于液相与固相(氧化剂)之间完成快速的碘化反应过程。反应结束后,只需将反应产物移出反应管,无需再加入还原剂,因此Iodogen法操作简便,反应温度和反应时间范围较大,易于控制,易于分离。对标记数万道尔顿的大分子蛋白质,尤其是对糖蛋白的标记效果比较稳定,但对某些多肽类小分子的标记效果可能不及ch-T法。所以,对于具体项目,选择哪一种碘标记方法,最好通过预实验确定标记方案。

Iodogen碘化法需注意如下事项:①Iodogen涂管直接影响标记效率,氧化剂应均匀分散在反应管底部且高度要适中。制备好的涂管在干燥条件下于室温或 −20℃保存,至少可稳定6个月。②碘化反应时间以7~10分钟为宜,这样既可达到最佳标记效率,又可避免反应时间过长可能引起的标记物活性受损。pH为6.0~8.5时,标记率最高。

(三)酰化试剂法

某些待标记物缺乏酪氨酸或酪氨残基或组胺残基,或者碘化反应损害免疫活性时可采用间接碘化方法。酰化试剂(Bolton和Hunter试剂)法是常用的一种间接碘化方法。该法由Bolton和Hunter于1973年建立。这个方法用酰化剂3-(4-羟苯基)丙酸-N琥珀酰胺酯(Bolton和Hunter试剂)为连接试剂,先用ch-T法将^{125}I标记在羟苯基的2,5位置上,用苯抽提碘化产物,干燥后与抗原混合反应1小时,碘化乙酰基以肽键与抗原的 α-NH$_2$ 或 ε-NH$_2$连接,再将琥珀酰胺酯水解,通过一个酰氨键将3-(4-羟基-5-^{125}I-苯基)连接在蛋白质或多肽的末端氨基上。凡在结构上含有伯氨基、仲氨基或羧基的蛋白质、肽类等抗原,可直接用此法进行标记。如不含上述基团时,可以对这些化合物的结构进行修饰,衍生出上述基团后再进行碘标记。

酰化试剂法需注意如下事项:①为确保氨基不被质子化,反应体系的pH应控制在碱性条件下,但考虑到琥珀酰胺酯水解在pH低的条件下更有利,故最适标记pH应保持在8.6左右,常用硼酸缓冲液。在此条件下,酰化反应能够快速进行,15分钟基本完成,碘标记率可达80%左右。延长反应时间反而会降低得率。②如果待标记物不宜用硼酸缓冲液,可使用1%的N-甲基吗啉溶液(pH为9.9)。③如果待标记物水溶性很差,或者不适合在水溶液中进行时,可采用极性强的溶剂如二甲基甲酰胺(DMF)作为反应介质。在无水环境中,Bolton和Hunter试剂更稳定,但酰化反应明显减慢,需要3小时才能完成反应。④被标记分子通过间接法引入一个有机分子后,有时会产生桥接识别,对免疫测定产生不利影响,因为抗体对连接桥结构亲和力特别强,而对待测小分子亲和力却很弱,如果标记分子不能从抗体上竞争置换出来,会导致检测灵敏度不佳。为避免发生这种情况,较为简单的方法是在制备免疫原时,采用与制备标记示踪剂不同的化学连接方法,例如,半抗原上如含有伯氨基,可以采用碳化二亚胺方法与载体蛋白偶联,同样部位的氨基用于标记放射性碘时可采用上述间接碘化法标记。

二、抗原和抗体 ^{125}I 标记物的鉴定

标记物的质量决定放射免疫分析方法的灵敏度和稳定性。首先要根据所需的灵敏度,选择合适的标记方法,制备适当比活度的标记物,使标记前后抗原的特异性改变不影响使

用要求、抗体的免疫活性受损程度最低；其次是标记后必须采取适当的纯化步骤除去杂质，以获得高纯度、高特异性和稳定的标记物。为监测标记物的质量，每次碘标记后应鉴定放射化学纯度、免疫活性以及比放射活性。

（一）放射化学纯度

单位化学量标记物中结合在被标记物上的放射性占总放射性的百分率为放射化学纯度。一般要求放射化学纯度大于95%。化学纯度偏低，表示标记物中含有聚合物或辐射降解碎片，导致非特异性结合增加，检测灵敏度下降。鉴定方法多采用三氯醋酸沉淀法。

（二）免疫活性

免疫活性指碘标记过程中，抗原或抗体免疫活性的损伤程度。鉴定方法可以直接用放射免疫测定法测定，如标准曲线比较法、标记物的非特异性结合率和过量抗体结合率等。

（三）比放射活性

比放射活性指单位化学量标记物中所含的放射性强度，以 Ci/g、mCi/mg、Ci/mmol 等单位表示。高比放射活性的标记物可提高检测方法的灵敏度，但是比放射活性过高，辐射自损伤增大，对标记物免疫损伤也更大，从而直接影响标记物的放射化学纯度和免疫活性，进而影响标记物的稳定性。因此，应根据测定方法所需的敏感度，制备适当比放射活性强度的标记物。通过改变碘的加入量和待标记蛋白质的浓度来调整标记物的比放射活性。

比放射活性测定方法有直接测定计算法和层析扫描面积计算法。直接测定计算法是将纯化后的标记物配成合适的溶液，测定每毫升的放射活性和含量，从而计算比放射活性。层析扫描面积计算法一般应用纸层析或薄层层析，将尚未纯化的反应液点样、层析，然后在扫描仪上描绘放射性分布图，根据面积计算标记率（图3-1）。

比放射活性 = 投入的总放射性强度 / 投入待标记物质量 × 标记率。

$$Y = \frac{S_1}{S_1 + S_2 + S_3} \times 100\%$$

图 3-1 层析扫描面积计算法的标记率计算公式

S_1 为标记物峰面积，S_2、S_3 为杂质峰和放射性原料峰面积

三、抗原和抗体 ^{125}I 标记物的纯化

（一）纯化目的

标记物的纯化主要是为了去除标记反应混合液中未被标记的抗体或抗原，同时去除标记反应副产物如聚合物、未反应的 $Na^{125}I$ 和磷酸盐等，以提高放射免疫分析的特异性和灵敏度。其次，纯化碘标记物能延长试剂贮存期。碘标记物在存放过程中会有部分放射性碘从标记物上脱落下来，或者自身辐射造成蛋白质损伤、变性成为聚合大分子或断键成小分子碎片，所以也需除去这些杂质后再使用，否则影响放射免疫分析的精确度。

（二）纯化方法

常用的纯化方法有凝胶过滤法、离子交换层析法、离心超滤法、聚丙烯酰胺凝胶电泳法和高效液相层析法等。

1. 凝胶过滤法 适用于标记物的脱盐和进一步纯化，检测各个洗脱峰的放射性强度，还可以粗略估算标记率。

2. **离子交换层析法**　利用游离 ^{125}I 与标记物分子极性差异进行吸附解离,适用于分离纯化小分子肽类标记物。

3. **离心超滤法**　根据分子大小进行分离、浓缩和脱盐,操作快速、简便,蛋白质回收率高,适合于少量标记蛋白质的纯化。

4. **聚丙烯酰胺凝胶电泳法**　利用分子所带电荷和直径不同,在电场作用下分子迁移速率也不同的原理进行分离纯化,可用来分离单碘化、多碘化和已受损变性的蛋白质。

5. **高效液相层析法**　最大优点是分离效果好、快速,但需特殊设备。

第二节　酶免疫测定标记物

酶催化的特点是效率高且专一性强,平均一分子酶每分钟可催化 10^7 个分子转化显色。酶的信号放大作用十分强大,与每分子标记物的单一信号相比,灵敏度可增强百万倍。最初应用的酶主要是辣根过氧化物酶(horseradish peroxidase,HRP),其来源丰富,易于提取,标记相对简单。HRP 通过催化供氢体还原过氧化氢,生成有色产物,实现比色测定。随着技术的进步,用于标记的酶已扩展到碱性磷酸酶、β 半乳糖苷酶、葡萄糖氧化酶、虫荧光素酶、黄嘌呤氧化酶、葡萄糖 6 磷酸脱氢酶等二十多种酶,但应用最多的仍然是辣根过氧化物酶和碱性磷酸酶。

一、常用酶试剂

(一)辣根过氧化物酶

辣根过氧化物酶是一种广泛分布于植物界的氧化还原酶,辣根中含量高,从中提取的辣根过氧化物酶同工酶 C(horseradish peroxidase isoenzyme C,HRP C)是其主要的活性成分,相对分子质量约为 44kD,是酶免疫测定中应用最广泛的酶。HRP C 是由无色的单链多肽和高铁(Ⅲ)- 原卟啉Ⅸ辅基结合而成的糖蛋白。辅基为酶活性中心所在。除铁原子外,每个分子中还含有两个 Ca^{2+},构成酶分子的另一个金属中心。若钙离子丢失,会导致酶活性和热稳定性下降以及血红素构型发生改变。HRP C 肽链由 308 个氨基酸组成,其中的六个赖氨酸中仅 3 个分布在蛋白质空间结构的表面,另有 8 条糖链分布在多肽链上的不同糖基化位点,占分子质量的 20%。

HRP 的辅基和酶蛋白最大吸收波长分别为 403nm 和 275nm,酶的纯度一般以 OD_{403nm}/OD_{275nm} 的比值 RZ 表示。它测量的是血红素的含量,而不是酶的活性。高纯度的酶 RZ 值应在 3.0 左右,最高可达 3.4。在评价酶的质量时,首先应考虑酶的活性,其次才是 RZ 值。

HRP 的水溶性好,可溶解于饱和度为 58% 以下的硫酸铵溶液中,故常用硫酸铵沉淀法分离纯化酶抗体标记物。由于氰化物、硫化物、氟化物以及叠氮化物等可结合到血红素铁原子上,对 HRP 的活性有抑制作用,所以应避免使用叠氮钠作为酶免疫测定试剂的防腐剂。

(二)碱性磷酸酶

碱性磷酸酶(alkaline phosphatase,ALP)也是目前酶免疫测定中最常用的标记酶之一。它是一种分子量为 80~100kD 的同源二聚体糖蛋白,含锌离子,糖基含量约 8%,还含有许多游离的氨基可供标记使用。碱性磷酸酶是一种能够将底物去磷酸化的酶,通过水解各种天然和人工合成的磷酸单酯底物将其分子上的磷酸基团除去,生成磷酸根离子和相应的醇、酚或胺。碱性磷酸酶在碱性环境中活性最大,最适 pH 为 8.0~10.0。磷酸盐、锌离子螯合剂、硼酸盐、碳酸盐、尿素、左旋咪唑等会抑制其活性。从小牛肠黏膜中提取的碱性磷酸酶含有锌原子,敏感性高,空白值低,故在免疫测定领域中应用最为广泛。常用的比色底物为4-硝基苯酚磷酸酯,水解产物为黄色的 4-硝基苯酚,可在 405nm 处进行检测。

二、酶标记物的制备

(一)抗体酶标记物的制备

1. **过碘酸钠氧化法** 在酶免疫测定中,酶标记物的性能决定了检测的灵敏度和特异性,因此被称为关键试剂。酶标记物中最常用的是酶标记的抗体,它是将酶与特异性抗体经适当方法连接而成。酶标记抗体的质量除了主要取决于纯度好、活性强以及亲和力高的酶和抗体之外,良好的制备方法也很重要。早期的戊二醛交联法制备酶抗体标记物,酶的利用率较低,一般只有 2%~4% 的酶与抗体蛋白质结合,而且容易产生多种聚合物,偶联效率极低,现已被过碘酸钠氧化法取代。HRP 含有大量的与酶活性无关的糖基侧链,可以对其进行活化操作,通过过碘酸钠(NaIO$_4$)氧化法在糖基侧链上引入醛基,然后再与抗体上的氨基形成以 Schiff 键连接的中间产物,再将该产物进一步用硼氢化钠(NaHB$_4$)还原而获得稳定的酶标抗体。偶联反应时,HRP 与 IgG 投料摩尔比为 2:1~4:1 时所获酶标记抗体的产率最高(约 70% 的 HRP 与 IgG 结合,99% 的 IgG 与酶结合),而且酶与 IgG 的活性保留较好,是目前普遍采用的标记方法。

相对而言,碱性磷酸酶应用过碘酸钠氧化法标记抗体较为困难,因为 ALP 的含糖量只有 8%,糖化度不及 HRP 的一半,糖链提供的邻二醇羟基相对不足。另外 ALP 分子量相对较大,不利于偶联。为提高偶联效率,需要对偶联体系的 pH、过碘酸钠的浓度、氧化还原时间等进行优化,以提高羟基转化为醛基的效率。

2. **异双功能交联法** 抗体与酶偶联的另一主要方法是使用异双功能交联剂马来酰亚胺,这是一种利用蛋白质游离巯基与马来酰亚胺基进行选择性加成反应的化学连接,可以控制酶在抗体上的结合数量和结合位置,从而得到比较均一的标记产物。

异双功能交联剂马来酰亚胺是一类通过人工合成方法,将马来酰亚胺和琥珀酰亚胺以碳链相连的系列巯基反应试剂。结合产物中连接臂的存在可减轻空间位阻效应。代表性试剂有间-马来酰亚胺苯甲酸琥珀酰亚胺酯(简称 m-MBS)、琥珀酰亚胺-γ-(对-苯基马来酰亚胺)丁酸盐(简称 SMPB)、琥珀酰亚胺-4-(N-甲基马来酰亚胺)环己烷-1-碳酸酯(简称SMCC)等。其中以 SMCC 最为稳定,中间产物寿命长、活性高,是目前应用广泛的蛋白质偶联试剂。SMCC 难溶于水,进行蛋白质修饰前必须先将其溶于有机溶剂,为避免影响蛋白质的活性,有机溶剂一般不要超过水相溶液的 10%。SMCC 磺化后的衍生物 sulfo-SMCC,因其在琥珀酰亚胺环上引入了一个带负电的磺酸基,水溶性提高,可避免有机溶剂的影响。现有多种商品化 SMCC 法偶联试剂盒可供选择。

抗体多肽链之间依靠半胱氨酸构成链间二硫键,共有 4 条。在体外中性溶液中,天然完整的抗体分子基本不含游离的巯基,采用异双功能交联法制备酶-抗体结合物时,需要在抗体分子中引入游离的巯基。能使抗体分子产生游离巯基的方法主要有三种:还原法、Traut试剂修饰以及异双功能交联剂修饰。

还原法是利用还原反应打开半胱氨酸之间的二硫键，产生游离的巯基。抗体分子二硫键的数目有限，位置固定，偶联后不会屏蔽抗原结合位点，是最有可能实现定向偶联的基团。二硫键还原剂包括硫醇类和膦类还原剂。

Trauts 试剂即 2- 亚胺基硫烷盐酸盐（2-Iminothiolane·HCl, 2-IT），最早由 Traut 合成，在 pH 7~10 条件下可以与带有伯胺基（赖氨酸 ε 氨基）的分子通过开环反应引入末端游离巯基（此中间产物易失去活性，需要立即进行偶联反应）。抗体上的巯基数目对酶标记物的形成很重要，所以必须使用大量的 Traut 试剂以获得带有足量巯基的抗体分子。但这种氨基的修饰方式可能发生在蛋白质的任一个赖氨酸的 ε- 氨基位点处，导致引入的巯基随机分布在免疫球蛋白上，酶结合到抗体上后可能会封闭结合位点。因此，还需要根据不同抗体优化合适的 Traut 试剂用量。

异双功能交联剂首先与抗体赖氨酸残基上的伯胺反应，再对偶联上的交联剂进行修饰产生巯基。由于引入的巯基处于保护状态，中间产物不易降解，可以保存以备后续使用。常用的异双功能交联剂有 N- 琥珀酰亚胺基 -S- 乙酰硫代乙酸酯（N-succinimidyl-S-acetylthioacetate，SATA）和 3-（2- 吡啶二硫代）丙酸 N- 羟基琥珀酰亚胺酯 [3-（2-pyridyldithio）propionic acid N-hydroxysuccinimide ester，SPDP] 等。SATA 是一种硫醇试剂，乙酰化的巯基通过羟胺的作用脱乙酰化而暴露巯基，进而与马来酰亚胺活化的酶结合。SPDP 分子中的 α- 吡啶基对脂肪族碳链上的巯基敏感，易发生巯基 - 二硫基交换反应生成新的二硫键，这是 SPDP 作为双功能交联剂的化学基础，偶联时加二硫苏糖醇让巯基游离出来用于进一步反应。值得注意的是双功能交联剂 SPDP 含有一个二硫键（图 3-2），它在蛋白质偶联中所起的作用类似于异双功能马来酰亚胺，既可充当巯基试剂与巯基化合物反应，又是一个活泼酯，能与蛋白质的伯氨基发生反应，从而把两种蛋白质连接起来。由于偶联物的一端是通过形成二硫键方式合成，在含有巯基或其他还原剂的环境中不稳定，因此，在常规免疫测定中，SPDP 偶联物不适用，而异双功能交联剂马来酰亚胺的应用较普遍。

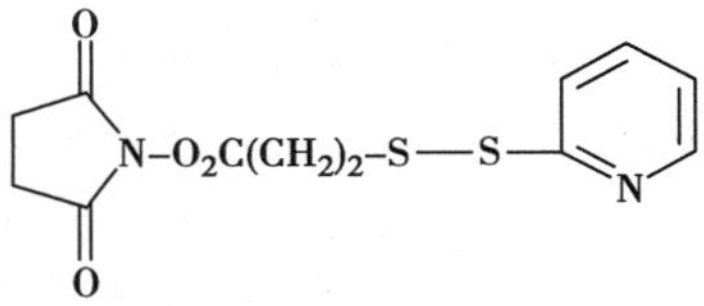

图 3-2　SPDP 结构式

（二）抗原酶标记物的制备

酶标记抗原的情况比较复杂，需要根据待标记抗原的结构选择合适的标记方法。小分子酶标抗原的稳定性是常见的问题，因此要尽量避免使用一些不稳定的标记方法。用 HRP 标记大分子蛋白质抗原可采用过碘酸钠法。HRP 标记可溶性小分子抗原时，如果含有氨基，可采用过碘酸钠法，但此时 HRP 与抗原的比例要提高到 5∶1 以上。小分子抗原如果不含氨基，可以考虑用碳二亚胺 /NHS 活泼酯法、琥珀酸酐法等进行标记。标记原则是要维持被标记小分子物质的免疫活性和标记物的稳定性，如果用酶直接标记半抗原小分子制备的结合物活性不高时，可以尝试先以小分子抗原与载体蛋白如牛血清白蛋白进行偶联，再用酶对此偶联物进行标记。

三、酶免疫测定标记物相关试剂组分的选择

酶催化底物的反应虽然高效、专一，但是酶与底物反应极易受反应时间、温度、pH、溶液离子强度、金属离子种类以及终止剂等因素的影响。在底物反应阶段，如果干扰因素控制不好或细节问题被忽略，就会影响酶免疫测定的灵敏度和精密度。此外，酶标记物自身

还存在许多缺陷,如与固相载体间的非特异性吸附、热稳定性差、空间位阻较大、测量方法灵敏度和线性范围受限等。

针对酶标试剂存在的诸多不足,人们不断寻求改进方法。由于新的适用酶、底物、标记技术,乃至各种新的检测系统相继问世,使得现代酶免疫测定技术的灵敏度已经赶上甚至超过了放射免疫测定法。

(一)F(ab')₂片段

抗体 F(ab')₂ 不含 Fc 片段,因此非特异性吸附少,可提高检测灵敏度。类风湿因子(rheumatoid factor, RF)是干扰酶联免疫吸附试验(ELISA)双抗体夹心法检测结果的重要因素,为克服这一问题,也需要尽量采用分子量较小的标记抗体。分子量小的标记物有利于小分子抗原的检测,同时,分子量小的 F(ab')或 Fab' 片段也有利于包被小粒径的微粒(如< 8nm)。另外,F(ab')₂ 片段还适用于某些特定要求,如需要避免抗体与具有 Fc 受体的细胞结合时。因此,F(ab')₂ 片段是免疫检测方法的重要试剂。

制备抗体 F(ab')₂ 片段的经典方法是胃蛋白酶(pepsin)消化法。胃蛋白酶是一种含巯基的蛋白水解酶,可在 IgG 铰链区链间二硫键的近羧基端处进行水解,得到一个大片段 F(ab')₂ 和若干小分子多肽 Fc 片段。F(ab')₂ 是由两个 Fab 和铰链区组成,抗体氨基端的两个抗原结合位点连在一起,能形成凝集反应或沉淀反应,免疫活性损失较少。

在碱性条件下(pH 8.0)用木瓜蛋白酶消化 IgG 便可制备 Fab' 片段,在偏酸性条件下(pH 5.5)则可获得 F(ab')₂ 片段。木瓜蛋白酶尤其对 IgG₁ 亚类的消化效果好,得率和免疫活性均较理想。因此,对胃蛋白酶不敏感的 IgG₁ 亚类单克隆抗体可用木瓜蛋白酶制备 F(ab')₂。

酶水解产物 F(ab')₂ 的稳定性较差,尤其是 IgG₁ 亚类单抗的 F(ab')₂ 极易降解或聚合,这要求酶的消化和后续的纯化过程中操作步骤要少,实验周期要短。分子筛凝胶过滤层析操作步骤虽然简单,样品亦不需预透析,但一步纯化难以得到高纯度的产物,仅适用于 IgG 消化比较完全、样品量少的情况。离子交换层析的得率、纯度和柱容量方面均优于分子筛层析法,从实验室制备角度考虑,离子交换层析法很适用。疏水层析法是以盐水溶液作为流动相,可以避免离子交换法上柱前的样品透析,用此法纯化 F(ab')₂ 的纯度可高于 98%,回收率高于 50%,非常适合生产性制备。

固定化酶技术可使酶的稳定性和催化效率提高,能重复使用,反应易于控制,产物容易回收纯化。因此,此技术也可应用于制备 F(ab')₂ 片段。酶切产物可以用 Protein A 或 Protein G 柱纯化而获得。

(二)HRP 同工酶

HRP 同工酶有很多种,从植物辣根分离得到的过氧化物酶(POD)同工酶至少有 30 多种,其中 HRP C 的含量最为丰富,因此,HRP 是这一类同工酶的总称。根据等电点不同可将 HRP 分为 5 类,其中酸性(HRP A)的含糖量较高,等电点(pI)值约为 4.0;中性或微碱性(HRP B、C)的含糖量相对较低,pI 值为 5.8~9.6;强碱性(HRP D、E)的含糖量最低,pI 值在 10.6~ >12.0 范围内。

其他常见的同工酶还有从大豆皮中提取的大豆过氧化物酶(soybean peroxidase, SBP),分子量约为 37kD,由 300 多个氨基酸残基组成,pI 为 3.9~4.1,属酸性同工酶(HRP A)。大豆的 HRP A 和 HRP C 具有许多相似的结构和作用机制,但大豆 HRP A 的热稳定性和构象稳定性明显高于 HRP C,制成的标记试剂在常温下的存储期可以超过一年,远高于 HRP C

的 4 个月。比较不同 HRP 催化的化学发光免疫测定,HRP A 比 HRP C 显示了更高的灵敏度、更长的发光持续时间和更宽的线性范围,而且大豆 HRP A 在没有增强剂的情况下仍具有高效的催化作用。来源于甜薯的 HRP A 在 pH 7.8~7.9 时即可发光,发光强度约为 HRP C 的两倍以上。基于大豆 HRP A 的诊断试剂盒在产品性能与质量方面均超过了传统的 HRP 试剂盒。

(三)非色原底物

传统酶免疫测定使用色原底物,底物反应显色后,通常选择该底物所具有的最大吸收波长进行可见光的吸光度测量。采用这种信号检测方式,灵敏度只能达到 ng/ml 水平,其主要原因是分光光度法测定存在着上、下检测限的问题。由于测定的是透过光的强度,必须有很高的光强度才能测出两个强光信号之间的微小差别,而且吸光度值同透光率之间是对数关系,所以当色原浓度高时,尽管吸光度值差别很大,但透光率还是很小,所以限制了检测限。在实际的比色测量时,光密度变化灵敏区域为 0.1~2.0,而 ELISA 的实际分析能力超出这个范围。比色测定得出的半对数工作曲线为 S 形,低端和高端斜率呈非线性下移和上移,上下两端均降低了定量测定的准确性。由此可见,通过测量吸光度对酶活性进行定量并不是一种灵敏的方法,至多只是一种半定量检测。因此,改进酶促反应产物的检测能力是提高灵敏度的途径之一。

直接用酶的荧光底物或化学发光底物代替色原底物就可以达到改进上述问题的目的。对于同样的酶,改用荧光免疫测定法,在没有明显干扰的条件下,后者的灵敏度较比色法可以提高若干个数量级。这是因为荧光是从入射光的直角方向检测,是在黑背景下测定接近于零或很低的本底水平上的信号增长,所以理论上荧光法的灵敏度要高于分光光度法。如果采用激光光源和高灵敏度检测仪,还可使灵敏度进一步得到提高。碱性磷酸酶在荧光测定系统中灵敏度的改善尤为显著,因此,碱性磷酸酶和 4- 甲基伞形酮磷酸盐(4-MUP)已经成为荧光酶免疫分析法中最常用的标记酶和底物。

酶促化学发光免疫测定技术则是采用发光信号测定仪进行检测,由于不需要入射光的激发,大大简化了检测仪器的复杂程度。如果仪器避光性能足够好,理论上本底值可以为零,因此,酶促化学发光免疫测定技术克服了荧光免疫分析需要复杂仪器、价格昂贵和背景干扰大的缺点。

化学发光底物(金刚烷)-1, 2- 二氧乙烷(dioxetane)及其衍生物(常用的是 AMPPD)的发光强度在 4~6 个数量级时仍能维持良好线性关系,而且发光信号连续、稳定、平台期长、背景低、底物热稳定性好,最小检测值可达 10^{-20}~10^{-18}mol/L,可检测出碱性磷酸酶的浓度比用色原底物提高 5×10^5 倍,是一种高端的酶促化学发光免疫测定体系。

鲁米诺(luminol)及其衍生物(如异鲁米诺, lsoluminol)作为化学发光底物时,与之配套的是辣根过氧化物酶。鲁米诺的氧化反应在碱性缓冲液中进行,在辣根过氧化物酶和过氧化氢作用下,生成激发态中间体,当其回到基态时发出 425nm 的光。在这个体系中加入增强剂,如对碘苯酚或对苯基酚等,可明显提高发光信号的强度,延长发光信号的时间,从而提高检测的灵敏度,检出下限可至 10^{-15}mol/L。由于底物和酶的价格便宜、来源方便且标记物制备方法简单,此类增强化学发光酶免疫测定技术虽然还处于不断发展过程中,但已是国内体外诊断试剂生产商较常采用的发光体系。

(四)生物素 - 亲合素系统

生物素(biotin)在生物体内是羧化酶的辅酶,故又称为辅酶 R 或维生素 H,广泛存在于动、植物组织中。生物素分子量为244D，分子中有两个环状结构，其中Ⅰ环为咪唑酮环，是与亲合素结合的主要位点；Ⅱ环为噻唑环，上有一戊酸侧链，其末端羧基是结合抗体和其他生物大分子的唯一结构。经化学修饰后，生物素可成为带有多种活性基团的活化生物素，更方便地与生物大分子偶联，主要有以下几种衍生物：①生物素N-羟基丁二酰亚胺酯（biotiny-N-hydroxy-succinimide，biotin NHS），分子酯键中的-C=O基团可与蛋白质分子中赖氨酸的氨基形成肽键，使其生物素化。最佳反应的pH为7~9，因此，蛋白质等电点pI＞6时，标记效果最好，适用于对抗体和中性或偏碱性抗原的生物素标记。②生物素酰肼（biotin hydrazide，BHZ）和长臂生物素酰肼（LC-BHZ），需用二甲亚砜（DMSO）溶解后再加到标记反应的水溶液中。最佳反应的pH为4~6，主要用于糖蛋白的生物素标记，也是常用的标记抗体糖基的活化生物素。在BHZ侧链上添加4~6个赖氨酸基团作为连接臂后的LC-BHZ，可减少空间位阻效应，使生物素更好地与亲合素结合。③3-（N-马来酰亚胺基丙酰）生物胞素[3-（N-maleimidopropionyl）biocytin，MPB]和N-碘代乙酰基-N'-生物素基-1，6-己二胺（N-iodoacetyl-N'-biotinyl-1，6-hexanediamine，iodoacetyl-LC-Biotin）等是标记蛋白质巯基的活化生物素，能特异地与蛋白质分子上的巯基结合。

亲合素（avidin，A）又名抗生物素蛋白、卵白素或亲和素，是从卵清蛋白中提取的一种碱性糖蛋白，等电点为10~10.5，含糖约10%，分子量为68kD。亲合素与生物素具有高度的亲和性，但也有明显的非特异性结合的缺点。来源于链霉菌的链霉亲合素（streptavidin，SA）应用较广泛。SA分子量为60kD，由4条序列相同的肽链组成，每条肽链含159个氨基酸残基，其中赖氨酸、精氨酸等碱性氨基酸的含量比亲合素少，而酸性氨基酸含量较多，因此SA是一种稍偏酸性的蛋白质，等电点为6.0。SA不带任何糖基，因此不像亲和素那样有明显的非特异性结合的特点。

酶免疫测定技术中，生物素-亲合素系统用作信号放大时，大多用SA来标记酶或其他示踪剂，用生物素偶联抗体或抗原的放大模式。一个完整的SA分子上的4个相同亚基，都可以和一个生物素分子结合，其Kd值达10^{-15}mol/L，比抗原与抗体的结合力（Kd值为10^{-11}~10^{-9}mol/L）至少高1万倍。活化的小分子生物素极易与抗体或抗原偶联，并且具有较高的偶联率，但不影响抗体或抗原的生物活性。每个抗体分子至少可以偶联上10~15个生物素分子，因此，酶标记SA与生物素化抗体或抗原结合就构成了一个有效的放大系统，可以避免用酶蛋白直接标记抗体或抗原造成的空间位阻效应，有利于提高灵敏度。

（五）多聚螯合物酶

多聚螯合物酶是一种除生物素-链霉亲和素之外可以增加抗体或抗原酶标记率的方法。以1995年上市的一种HRP-葡聚糖-抗抗体免疫组化试剂为例，该试剂是以葡聚糖作为骨架链，将10多个抗抗体和70多个HRP同时标记在葡聚糖分子上形成的HRP多聚物，可直接放大信号40~50倍。在这之后，以多聚氨基酸（如赖氨酸）为骨架作为偶联抗体和酶形成的聚合物，也可以大量地结合抗体和酶，起到信号放大的作用。这些多聚物的标记物与传统的过碘酸钠标记物相比，无论是应用于ELISA还是免疫印迹技术（Western blotting），都能提高检测系统的灵敏度。

（六）纳米颗粒信号放大系统

纳米颗粒标记信号放大体系以聚苯乙烯、二氧化硅纳米颗粒为主，通过表面修饰引入功能化基团后，可将大量的酶分子和抗体标记在颗粒的表面，从而获得信号放大的效果。介孔二氧化硅纳米粒子兼具介孔材料和纳米材料的性质，具有较大的比表面积和吸附容量，易于修饰。将抗体和辣根过氧化物酶同时固定在介孔二氧化硅纳米粒子上，制备辣根过氧化物酶-抗体复合物，其灵敏度比传统 HRP 标记物提高很多。

（七）酪胺信号放大系统

酪胺信号放大系统（tyramide signal amplification，TSA）又称催化报告分子沉积（catalyzed reporter deposition，CARD）或催化信号放大技术（catalyzed signal amplification，CSA），是一种酶介导的放大方法。TSA 可以使固相免疫测定和免疫组化中的信号呈几何级的放大。TSA 原理是使 HRP 在过氧化氢溶液存在下催化生物素化酪胺 [4-（2-aminoethyl）phenol）] 分子的酚基团形成自由基中间体，该中间体能迅速以共价键结合到信号放大位点附近的蛋白质残基上（包括色氨酸、组氨酸和酪氨酸残基），形成二聚体，这样在抗原-抗体结合部位就有大量的生物素沉积或固定，与随后加入的 streptavidin-HRP、streptavidin-ALP 或荧光基团结合，根据标记物的不同，通过显色、电化学或荧光等信号完成测定。TSA 有两个优点：①每 1 分子标记抗体与抗原的反应信号可以通过 TSA 的二次放大作用，间接地增加酶结合数量，从而提高酶催化产物的数量，达到提高灵敏度的目的，例如，免疫印迹技术 BLAST 酪胺信号放大检测试剂（blotting amplification system，BLAST）可使一般的显色反应信号增强 8~10 倍。②可以显著减少标记抗体的用量，不但有利于降低标记物引起的非特异性反应，也降低了试剂成本。

第三节　化学发光免疫测定标记物

化学发光是以化学反应提供能量产生的一种光辐射现象，其原理是某些小分子化合物在常温下会发生化学反应（主要为氧化还原反应），反应过程释放的能量使产物分子或反应中间态分子上升为激发态，当其再回到基态时，会发出光子，使化学能转变为光能。正是基于这一现象，并使其与特异性抗原-抗体反应相结合，在此基础上建立了化学发光免疫测定方法。

根据标记物和发光机制的不同，化学发光免疫测定技术大致可分为 3 类：①化学发光标记免疫测定（chemiluminescent immunoassay，CLIA）；②化学发光酶免疫测定（chemiluminescent enzyme immunoassay，CLEIA）；③电化学发光免疫测定（electrochemiluminescence immunoassay，ECLIA）。

CLIA 是直接用小分子化学发光剂标记抗原或抗体，然后以化学发光标记物的形式参与免疫测定。CLIA 的特点是标记物在发光过程中被消耗，因此发光信号为快速的闪烁发光，持续时间较短。测定中以整个发光信号峰的面积为发光强度。

CLEIA 主要以 HRP、ALP 标记抗原或抗体，利用标记酶的催化作用使发光剂（底物）发光。从标记免疫测定角度来看，此类反应属于酶免疫测定，只是底物是发光剂，产物不是传统酶免疫测定中的有色物质，而是发光产物。CLEIA 所发出的光可用特定的仪器检测到，一般采用速率法测量。CLEIA 的特点为发光过程中作为标记物的酶不会被消耗掉。如果向反应体系中加入增强剂以增强信号，并使发光时间延长几十分钟、甚至数小时，即为增强的化学发光免疫测定法。

ECLIA 是以特殊的化学发光剂三联吡啶钌 [Ru(bpy)$_3^{2+}$] 作为标记物,在电极表面由电化学启动的化学发光免疫测定法。ECLIA 的特点是发光剂 Ru(bpy)$_3^{2+}$ 在参与氧化反应中可循环使用,产生高效、稳定的连续发光。本节主要介绍 CLIA 和 ECLIA 中应用的标记物及其制备方法。

一、化学发光标记物

(一)环酰肼类标记物

鲁米诺(luminol)、异鲁米诺(isoluminol)等环酰肼类化合物是最早应用在化学发光测定中的发光物质,具有结构简单、易于合成、水溶性好等优点。鲁米诺发光光子的产率约为 0.01,最大发射光波长为 425nm。但鲁米诺直接标记抗原或抗体后,发生空间位阻效应,使发光效率降低,甚至淬灭。因此,鲁米诺很少作为直接标记试剂用于化学发光免疫测定。

异鲁米诺的量子产率只有鲁米诺的十分之一,但是它与芳香氨基反应后,量子产率可增强 10 倍,这是因为氨基的烷基化作用可增加芳环的量子效应。因此,常用异鲁米诺及其衍生物作为标记试剂,一些衍生物(尤其是带有侧链的衍生物), 如 N-(4- 氨基丁基)-N- 乙基异鲁米诺(ABEI),因侧链氨基更容易与抗体等大分子偶联,因而减少了空间位阻效应,同时也能降低发光效率的损失。总体而言,用环酰肼类发光剂标记抗原或抗体,其结合物的活性和发光量子产率都有所降低,所以灵敏度有限。

目前均改用酶标记抗原或抗体,以鲁米诺或异鲁米诺作为发光底物,在增强剂的参与下使检测效果更好。

(二)吖啶类标记物

吖啶酯(acridinium ester, AE)类衍生物是一类常用于直接标记抗体或抗原的化学发光试剂,可根据吖啶环上第 9- 位碳原子连接的取代基的不同分为两类:吖啶酯和吖啶磺酰胺。如图 3-3 所示,它们的分子结构基本由两部分组成,即吖啶环发光基团(emitter)和离去基团 X(leaving group X)。在碱性 H$_2$O$_2$ 溶液中,H$_2$O$_2$ 离子在 C9 位发生亲电加成反应,离去基团 X 离去,吖啶环发光基团经过渡态二氧乙烷酮分解成 CO$_2$ 和电子激发态的 N- 甲基吖啶酮,其在回到基态的过程中释放光子。这样,吖啶酯类衍生物在形成电子激发态中间体之前,未发光部分与发光部分分离,因而发光效率受取代基结构的影响较小,但离去基团 X 上取代基(R$_3$、R$_4$ 和 R$_5$)的电性会影响 X 的离去速率和发光速率,起控制反应动力学和稳定性的作用。R1 取代基上的三氟甲磺酸酯功能团可在温和的条件下标记抗体和抗原,且标记率高,标记物的发光量子产率和免疫活性几乎不受影响,光淬灭效应也小。最早合成的吖啶酯或吖啶磺酰胺盐的第 10 位 N 原子均以甲基取代(R$_1$=CH$_3$),代表性化合物有 2, 6 双甲基 -4-(琥珀酰亚胺氧羰基)苯基 -10- 甲基吖啶 -9- 甲酸酯甲氧基 - 硫酸盐 [2, 6-dimethy1-4-(N-succinimidyloxycarbonyl)pheny1-10-methy1acridinium-9-carboxylate methosulfate), DMAE-NHS]。MagicLite 化学发光免疫测定系统所采用的发光剂就是 DMAE-NHS。随后多种 N- 磺丙基取代的吖啶酯或磺酰胺盐衍生物相继被合成,这些化合物在水溶性和水解稳定性方面都有进一步改善。Architect 系列全自动化学发光测定系统采用的发光剂就是以 N$_{10}$- 磺丙基吖啶磺酰胺酯(N$_{10}$-sulfopropyl acridinium carboxamide)作为发光标记物。

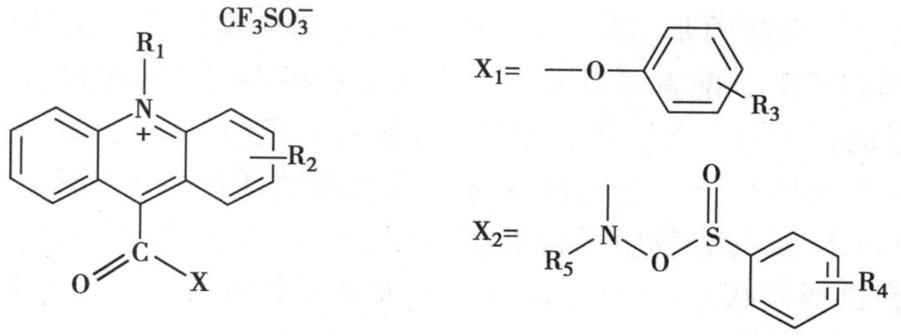

图 3-3　吖啶酯（X1）和吖啶磺酰胺（X2）结构式

总之，吖啶类发光剂量子产率高，易于偶联且不影响光子产率，光释放快速集中，分子量小，有利于标记物的扩散，可明显缩短检测时间，以达到快速诊断的目的。另外，吖啶类发光剂直接发光干扰因素少，对温度和 pH 变化不敏感，背景发光低，信噪比高，所以吖啶类发光剂是目前临床上应用较多的化学发光试剂。

（三）三联吡啶钌标记物

三联吡啶钌 $Ru(byp)_3^{2+}$ 是电化学发光免疫测定的标记试剂，可经化学修饰形成活化的 $Ru(byp)_3^{2+}$ 衍生物。三联吡啶钌标记采用 N- 羟基琥珀酸酐衍生物法，经 $Ru(byp)_3^{2+}$ 分子中的任一吡啶基反应合成 $Ru(byp)_3^{2+}$-NHS。此衍生物水溶性好，可与抗体或抗原结合形成稳定的标记物，而且衍生物分子很小，即使与 IgG 结合的分子比超过 20 也不会影响产物的可溶性和免疫活性。$Ru(bpy)_3^{2+}$ 还有很好的稳定性，标记物在 2~5℃可保存一年以上。

在每一个电化学发光反应循环周期中，二价的 $Ru(bpy)_3^{2+}$ 与另一种重要试剂三丙胺在阳电极表面发生氧化还原反应。激发态的 $Ru(byp)_3^{2+*}$ 在衰减的同时发射一个波长为 620nm 的光子，重新回到基态 $Ru(byp)_3^{2+}$。在电极表面这一反应周而复始地进行，$Ru(byp)_3^{2+}$ 可被多次利用而不被消耗。三丙胺被氧化水解成二丙胺和丙醛，在其被耗尽之前，电化学发光免疫测定的发光过程是连续稳定的。三联吡啶钌标记物既避免了放射性核素的半衰期短和放射性危害的弊端，又克服了酶标记测定法的不稳定性的缺点。

二、化学发光标记物的制备

化学发光剂标记抗体或抗原，如同小分子抗原与蛋白质载体的偶联反应，既要考虑小分子物质的理化特性、分子结构和偶联位点，又要兼顾到蛋白质标记时的诸多条件限制，如应尽量避免使用有机溶剂，不宜在极端的温度、压力和 pH 条件下进行反应等，以免在标记过程中造成蛋白质分解、变性或活性丧失。目前连接小分子和蛋白质的化学合成方法，主要有碳二亚胺法和混合酸酐法，两者都是利用小分子结构中的羧基与蛋白质的氨基作用生成小分子和蛋白质标记物。此种羧基偶联方式在技术上较为成熟，反应易于控制，标记效率高，更为重要的是按照这种方式制备的标记物具有较高的免疫活性。

常用的发光剂标记抗体或抗原的方法有碳二亚胺缩合法、碳二亚胺 /N- 羟基琥珀酰亚胺活泼酯法、混合酸酐法以及异硫氰酸酯衍生法。

（一）碳二亚胺缩合法

碳二亚胺缩合法是经过碳二亚胺缩合反应，蛋白质分子中的游离氨基与发光剂分子中的羧基形成较为稳定的酰胺键。碳二亚胺类试剂根据水溶性不同分成两类，一类是水溶性试剂如 1- 乙基 -3-（二甲胺丙基）碳二亚胺（EDAC），另一类是非水溶性试剂，最常用的有二环己基碳二亚胺（DCC）。前者可以采用一步法在水相中完成标记反应，而后者必须采用两步法，即先在有机相中对小分子进行修饰，再加入水相中与蛋白质进行偶联反应。无论哪一类试剂，在与发光剂小分子中的羧基进行偶联前的活化阶段，都会生成 O- 酰基异脲（O-acylisourea）中间体，此化合物生成的最佳 pH 是 5~6，而氨基反应最适 pH 是 9~10，两者相差较大。因此在选择偶联方法时，需要在偶联基团活性和控制交联剂水解两方面因素之间做好平衡，因为水解效应和氨基反应活性均会随 pH 升高而升高。为了氨基修饰最大化，同时水解效应要小，被标记物的浓度要高，调整好相关比例，反应还是可控制的。

（二）碳二亚胺 /N- 羟基琥珀酰亚胺活泼酯法

与上述直接的碳二亚胺缩合法比较，NHS 活泼酯法的改进之处是在生成 O- 酰基异脲的同时，随即就将其衍变成琥珀酰亚胺酯，使这种中间体变得稳定，从而提高标记效率。在两步法反应中，通常是 DCC 和 N- 羟基琥珀酰亚胺同时加入有机反应混合液中，在 DCC 脱水作用下，N- 羟基琥珀酰亚胺的 N-OH 与发光剂小分子中的羧基结合生成 N- 羟基琥珀酰亚胺活性酯，然后再转移到水相中与蛋白质上的初级氨基反应形成酰胺键。在一步法反应中，水溶性的 N- 羟基硫代琥珀酰亚胺在 EDAC 脱水作用下与发光剂小分子中的羧基结合产生 N- 羟基琥珀酰亚胺酯。一步法虽然可以完全避免蛋白质与有机溶剂接触，但水解效应会影响得率，标记效果反而不如两步法好。带有 N- 羟基琥珀酰亚胺基团的小分子化合物在商品化试剂中多见，因其在水相中偶联蛋白质游离氨基的反应条件温和，pH 范围宽，一般为 8.0~10.0。在非水相条件下，N- 羟基琥珀酰亚胺用于标记小分子肽和其他低分子量化合物（如生物素）的效果也很好，是目前应用范围较广的氨基标记试剂。

（三）混合酸酐法

混合酸酐法也称氯甲酸异丁酯法（isobutyl chloroformate method, IBCF）。偶联时，先以氯甲基异丁酯与发光剂小分子上的羧基在有机溶剂中反应，生成活泼的可在水中稳定较长时间的混合酸酐中间体，可将其加入到水溶液中与蛋白质上的氨基形成酰胺键。反应过程与上述两步法 N- 羟基琥珀酰亚胺偶联蛋白质的反应相似。

（四）异硫氰酸酯衍生法

异硫氰酸酯衍生法是利用二氯硫化碳，又名硫光气，先与发光剂小分子上的芳胺反应形成芳基异硫氰酸酯衍生物、具有通式 R-N=C=S 的一类化合物。后者可与蛋白质或多肽的游离氨基作用形成硫脲键。

第四节　荧光免疫测定标记物

荧光是一种光致发光的冷发光现象，某一常温物质经某种波长的入射光照射，该物质吸收了光子的能量便进入激发态。处于激发态的分子不稳定，通过辐射跃迁和非辐射跃迁的衰变而返回到基态，辐射跃迁的衰变伴随着光子的发射，中间有能量损失，故发出比入射光波长更长的光，即荧光（余晖持续时间短于 8~10 秒）和磷光（余晖持续时间大于 8~10 秒）。一旦入射光停止照射，发光现象也随之消失。

荧光免疫测定是指先用化学方法把荧光试剂共价偶联到抗体或抗原分子上，再通过免疫反应形成带有荧光标记的抗原抗体复合物。通过荧光检测仪器探测荧光信号，达到定性、定量和定位检测的目的。虽然荧光物质种类繁多、应用广泛，但用于免疫标记的荧光试剂需要满足以下条件：带有活性基团，能与抗体或抗原形成共价结合的示踪物。标记条件温和、安全、标记效率高，且不影响被标记物的免疫活性。除此之外，还需要具有较高的荧光量子产率，标记后荧光不被削弱，以及具有荧光试剂容易合成，纯度高、水溶性好的特点。目前在免疫测定中用于标记抗原和抗体的荧光试剂主要有三类材料，分别为有机荧光染料、稀土荧光标记材料和无机荧光染料量子点。

一、有机荧光染料

（一）荧光素类染料

荧光素又称为荧光黄，是一类合成的有机小分子化合物，量子产率高，无毒副性，激发波长和发射波长都在可见光范围内，所以其大量的衍生物被广泛用作生物探针。荧光素分子结构中有多个位点可被修饰，如 4 或 5 位，3 或 6 位，10 或 2 位等，如图 3-4 所示。在免疫测定领域应用的是含活性基团的衍生物如异硫氰酸荧光素（fluorescein isothiocyanate，FITC）、羧基荧光素（carboxyfluorescein，CF）、氨基荧光素（aminofluorescein，AF）等，其中 FITC 是应用最为广泛的一种荧光素衍生物。FITC 是在荧光素的基础上通过化学反应引入硫氰酸基团得到的。FITC 有两种同分异构体，其中 I 型异构体在效率、稳定性以及与蛋白质结合能力等方面较好。FITC 类似于羟基琥珀酰亚胺酯，但在水中比羟基琥珀酰亚胺酯更为稳定，反应条件比较温和，在 pH 9.0~9.5 的条件下与被标记物如抗体蛋白质上的伯胺基团反应形成硫脲键。FITC 主要用于抗体标记，标记方法简单，标记物不影响抗体的活性而且十分稳定。FITC 还用于标记抗原作为均相免疫测定的探针，如荧光偏振免疫测定技术、荧光共振能量转移分析技术等。

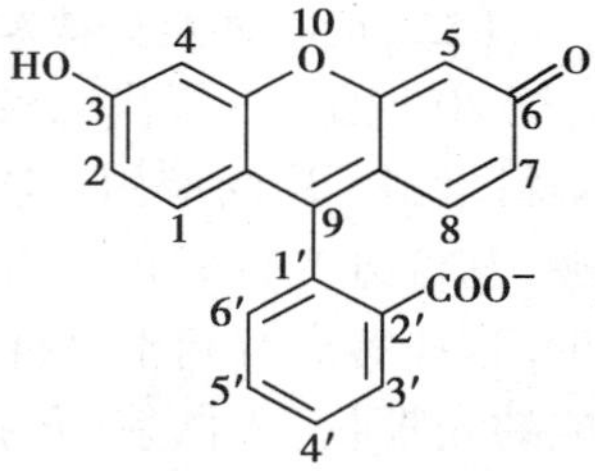

图 3-4　荧光素分子结构式

用荧光素标记抗原，尤其是标记小分子抗原时，标记物的结构是影响检测系统灵敏度和特异性的关键因素。使用不同结构的荧光素，尤其是分子中被引入不同长度和种类的间隔臂的标记物，检测灵敏度会发生差异。在竞争免疫测定方法中，只有当抗体对标记物和待测物的亲和力相近时，才能使样品中的待测物与标记物 - 抗体复合物之间达到有效的竞争，从而获得理想的检测灵敏度。因此，在建立免疫测定方法时，如果已经选定了抗体和荧光素的种类，为了进一步提高灵敏度，有时可以尝试采用与待测物分子结构有差别、甚至是其代谢产物、或者是与免疫原结构相似但偶联位点不同、间隔臂不同的荧光素衍生物来制备标记物。

作为半抗原，FITC 结合到蛋白质载体上便具有很强的免疫原性，利用这一特性制备的抗 FITC-HRP 标记物是一种通用的第二抗体示踪剂，其与 FITC 标记的第一抗体组成 FITC-抗 FITC 放大系统，可以代替生物素 - 亲和素系统，能有效提高酶联免疫吸附试验的敏感性。反之，也可将抗 FITC 抗体包被于固相载体如磁珠，作为一种通用固相来捕获带有 FITC 标识的抗原抗体复合物，再通过此复合物带有的另一种示踪剂达到检测目的。

裸露型荧光素分子作为标记物存在一些缺点。大多数荧光素分子在空气中会由于氧化、长时间激发照射等因素而发生褪色甚至消色的现象，荧光效率会受溶液的 pH 影响。另外，由于单一标记物分子的发光信号有限，往往需要提高标记物的结合比例或增加标记物浓度才能获得足够的信号，但由此也可能会引起背景荧光过高，难以提高灵敏度。近年来采用将荧光素包埋于纳米微粒中的技术，以增强其抗光漂白性能，同时纳米颗粒中包埋数十、甚至数百个荧光报告分子，能有效地提高荧光探针/蛋白质比值，免疫测定的灵敏度会随之提高。

另一类经典荧光染料罗丹明类（rhodamine dye）也是荧光素的衍生物，同属于以氧杂蒽为母体的呫吨染料。罗丹明类染料比其他荧光素类衍生物具有更强的光稳定性、更高的荧光量子产率以及更低的 pH 敏感性。大多数罗丹明类染料与蛋白质结合后会引起荧光淬灭，故不适用于标记蛋白质，但极适合于标记寡核苷酸。图 3-5 为罗丹明类分子的结构式，其中 R_2、R_3 是活性基团，主要衍生物包括异硫氰酸酯类（如四甲基罗丹明异硫氰酸酯和四乙基罗丹明异硫氰酸酯）、磺酰基类（如磺基罗丹明 B 磺酰氯和二甲氨基萘磺酰氯）、琥珀酰亚胺类（如德克萨斯红和罗丹明红 -X）。

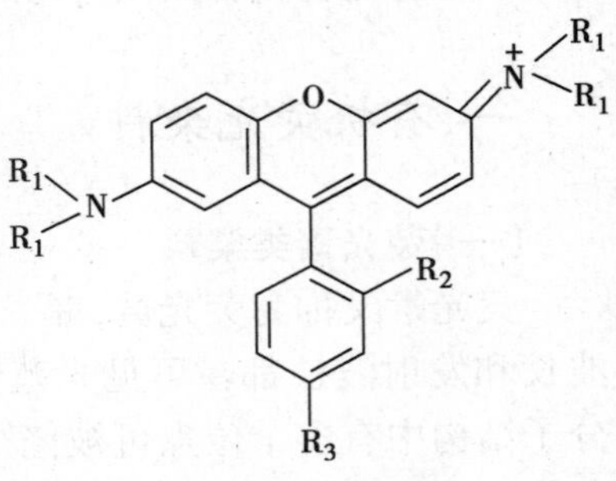

图 3-5 罗丹明类分子结构式

（二）近红外荧光染料

20 世纪 90 年代二极管激光器问世，使得近红外发射的长波长荧光染料即近红外荧光染料得到了广泛应用。这类化合物的特点是发射波长为 600~1000nm，处在可见光谱的长波端，与红外光区邻近。近红外荧光染料可避免背景噪声干扰，探针的光降解现象也大为减少，这些特点有利于分析生化样品。因为在近红外区，生化基质如血清成分、玻璃器皿等造成的光吸收、光散射（包括瑞利散射和拉曼散射）和自发荧光都可大大减少，检测灵敏度可显著提高，因此，使用近红外染料是荧光探针的一个重要发展方向。目前，在免疫测定领域应用较多的活性长波长探针染料主要为吲哚多甲川菁类染料，其共轭骨架中的甲川链上每增加一个双键即可使染料分子的最大吸收波长延长（红移）100nm。系列商品化的近红外吲哚菁染料 Cy5、Cy5.5 和 Cy7 可通过活性反应基团与抗体或抗原蛋白质结合，形成染料 - 蛋白质结合物。荧光素、罗丹明等可见光区探针也有其相应的近红外区衍生物如萘荧光素、罗丹明 800、德克萨斯红等，它们在免疫测定中的应用也日益增多。

还有一类长波长荧光探针引人关注，它们是含有四吡咯基团的酞菁染料。酞菁荧光光谱位于 600~700nm，对光、氧和热都有较好的稳定性，同时还具有较高的量子产率和能量转移效率。另外，酞菁环内有一个空穴，可以容纳铁、铜、铝、硅等多种金属元素形成络合物。酞菁环周围的 4 个苯环上有 16 个氢原子，可以被磺酸基、硝基、烷基、芳基、卤素等取代，从而派生出几千种酞菁衍生物。取代基和中心金属的改变都有利于其吸收光谱和荧光发射光谱的改变，从而适应不同应用的需求。由于中心嵌入 +4 价的硅原子，可通过轴向配位引入基团。虽然酞菁类染料合成时溶解度小、体积大，直接标记生物分子会影响结合物的应用性能，但填充了酞菁类荧光染料的水溶性纳米微粒作为载体，通过共价交联抗原或抗体的技术应用已获得成功。

POCT 定量免疫测定平台如 The Triage 系统采用包埋了两种硅酞菁衍生物、具有荧光能量转移功能的高分子微粒：硅（Ⅳ）酞菁作为能量供体分子（doner dye），被 670nm 波长的光激发后，可将其被激发的三重态能量转移给受体分子。此染料不仅光稳定性强、荧光量子产率高，而且能量转移效率也很高。能量接受分子（acceptor dye）是一种硅酞菁衍生物的杂合体，具有酞菁和萘酞菁双重特性，此分子被供体分子的发射光激发后可发射出 760nm 的荧光信号。两种硅酞菁染料的轴向位置上均被引入了配体取代基 - 甲氧硅烷，使染料分子形成三维立体结构，增大空间位阻，可避免酞菁分子在微粒内因聚集、淬灭而导致的荧光量子产率下降的问题（图 3-6）。

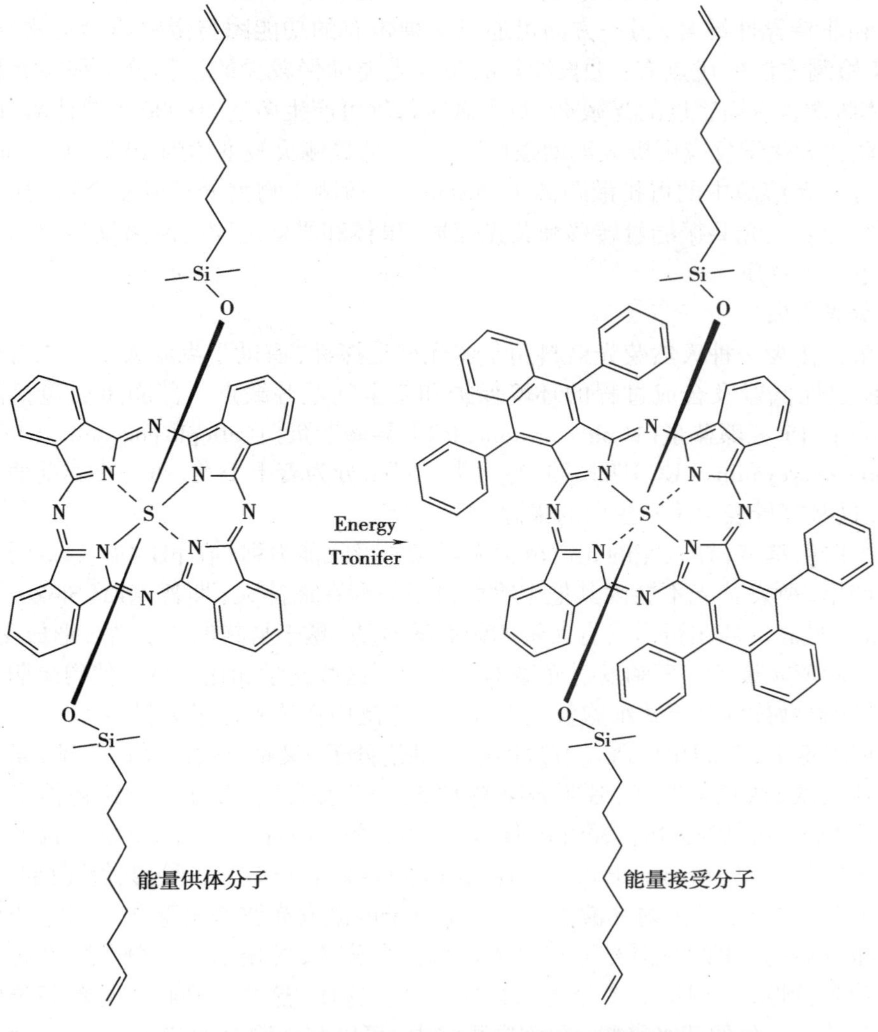

能量供体分子　　　　　　　　　　　　　　能量接受分子

图 3-6　Triage 免疫检测系统荧光能量转移的供受体分子

发光氧通道检测技术（luminescent oxygen channeling assay，LOCI），又称均相光激化学发光免疫分析，是一种新型定量免疫测定技术，代表性的分析系统有 AlphaSreen 和 AlphaLISA。LOCI 起源于 20 世纪 90 年代初期，试剂主要由感光珠和发光珠组成：感光珠（供体微珠）内部含有酞菁类光敏剂，表面包被有链霉亲合素；发光珠（受体微珠）内部含有二甲基噻吩衍生物、镧系元素铕配合物或其他有机发光材料及塑化剂等。供体微珠内高浓度的光敏剂酞菁类衍生物经过修饰，避免了染料分子在微粒中聚集，具有很高的单线态氧（$^1O_2$）产率，且在 680nm 处有高吸光性，被近红外光激发后，能把周边溶液中的氧分子变成高能的单线态氧,并以此为载体,在 200nm 距离以内进行信号传递。受体微珠含有高浓度的化学发光材料二甲基噻吩,同时还掺杂了能量接受体 9,10- 二苯乙炔基蒽(9,10 bis-phenylethynyl anthracene,9,10 BPEA),BPEA 又称天线材料,起到提升荧光量子产率作用。二甲基噻吩以 $1.9 \times 10^{8}s^{-1}$ 的反应速率捕获单线态氧,生成高能化合物二氧环丁烷后迅速分解,能量转移到 BPEA,发射出波长为 580~620nm 的光。供体微珠和受体微珠均是直径为 205nm 的聚苯乙烯颗粒,表面带有羧基,制备时需先包裹上一层多糖水凝胶,这样一方面可减少微珠自身凝集和非特异性结合,另一方面可通过多糖带有的功能团与蛋白质等生物分子连接。

LOCI 检测方法的优点有:①长波长的激发光能确保较少的生物分子和实验材料的干扰;②供体微珠含有高密度的光敏剂,每个微珠每秒可产生多达 60 000 个单体氧分子,由其激发的级联放大化学反应可极大地增强检测信号,使检测灵敏度达到 10^{-17}~10^{-18}mol/L 水平;③单体氧分子在溶液中的可扩散距离为 200nm,可检测生物大分子或复合物,而其他均相技术如时间分辨荧光共振能量转移和荧光偏振,供体和受体之间的距离仅为 10nm,因此仅限于检测小分子物质。

(三)荧光蛋白

藻胆蛋白作为一种天然荧光染料用于荧光标记探针,有助于克服人工合成有机染料价格昂贵、稳定性低以及合成过程的环境保护和安全问题等缺点。藻胆蛋白包括藻红蛋白(phycoerythrin,PE)、藻蓝蛋白(phycocyanin,PC)、异藻蓝蛋白(allophycocyanin,APC)和藻红蓝蛋白(phycoerycyanin,PEC)四大类,每大类又可以分为若干小类,每一小类前面分别冠以 B、C 和 R,这些字母表示藻胆蛋白的来源。

藻胆蛋白色基多,在较宽的光谱范围内对光的吸收能力强;在 pH 4.0~11.0 时有较高的荧光量子产率,所发荧光不会因其他生物大分子的存在而淬灭;斯托克斯(Stokes)位移大,可达 80nm 或更高。藻胆蛋白具有大量的赖氨酸残基,易于与其他分子结合形成交联体,而且共价交联后荧光量子产率和发射光谱不受影响。这些光学和化学特点使得藻胆蛋白在免疫测定、荧光显微技术和流式细胞仪技术领域被广泛用作荧光标记染料。

在免疫测定中,藻胆蛋白既是有效的能量供给分子,又是合适的受体分子,常与其他荧光物质如荧光素、德克萨斯红、吲哚菁染料 Cy5、Eu^{3+} 螯合物、量子点等组成能量转移供受体对,实现均相荧光免疫分析。藻红蛋白 - 吲哚菁染料(phycoerythrin and cyanine 5,PC5)、藻红蛋白 - 德克萨斯红(phycoerythrin and Texas Red tandem,ECD)是通过共价连接组成的荧光分子,它们前一个分子的发射光波谱与后一个分子的激发光波谱相重合,因此,当前一个分子受激光激发后,产生的发射光可直接激发后一个分子,并由后一个分子的发射光体现整个组合的荧光特性,表现出一个分子的物理性质。这样,这些偶联物可与藻胆蛋白组成一系列呈现多种可区分的荧光染料,在免疫测定中,可以实现同时测定多组分待测物的目的。

荧光蛋白的不足之处是分子量过大,可能会对其他探针产生空间位阻,因此无法用以直接标记小分子待测物,而是必须间接通过其他分子间的结合,如生物素 - 链霉亲合素系统,将其标记到待测物上。

二、稀土荧光标记材料

20 世纪 80 年代兴起的时间分辨荧光免疫测定(time resolved fluorescence immunoassay,TRFIA)使用了长寿命的稀土金属镧系螯合物。例如铕,由于它的荧光寿命为 4.3×10^{5} 纳秒,而人血清蛋白的自然本底荧光为 1~10 纳秒,两者相差 5 个数量级,故可以在关闭激发光后再测定荧光强度,因此能有效消除来自血清成分、试管、仪器组件等非特异性本底荧光的干扰。镧系螯合物的另一个特点是不仅激发光吸收峰(340nm)与荧光发射峰(610nm)之间的波长差别显著(即 Stokes 位移大),而且十分有利于排除激发光和发射光的相互干扰,可得到较高的信噪比,与传统荧光免疫测定方法相比较,检测灵敏度和线性范围大大提高。稀土荧光标记材料的使用第一次使非放射性核素标记分析技术在灵敏度上赶上甚至超过了放射免疫测定法,使得荧光免疫测定技术有了突破性发展。目前用于荧光免疫测定标记的稀土发光材料主要是稀土离子配合物和荧光纳米材料。

(一)稀土有机小分子配合物

稀土元素一共有 17 种,分别是元素周期表中第 57~71 号的镧系元素和同属于 ⅢB 族的第 21 号元素钪、39 号元素钇。稀土元素中的镧系元素具有基本相同的外层电子结构,内层未被充满的 4f 电子能为多种能级跃迁提供条件,从而获得多种发光性能,光谱范围可以覆盖紫外、可见以及红外光区,被誉为巨大的发光宝库。但稀土离子在紫外可见光区的吸收系数很小,本身发光效率较低,所以通常与高吸光系数的有机配位体形成荧光配合物,受到光激发后,有机配位体能将吸收到的光能量传递给稀土离子发射增强的特征性荧光,这种配位体敏化镧系离子发光的现象称为天线(antenna)效应。TRFIA 常用的稀土荧光配合物主要是三价钐(Sm)、铕(Eu)、铽(Tb)和镝(Dy),其中 Eu^{3+} 的配位能力较强,以离子键结合的配合物稳定性较高,能发射高纯度的光谱(红光荧光),所以最为常用。

虽然稀土金属离子形成配合物后荧光效率得到了提高,但稀土离子本身很难直接与抗原或抗体结合,要作为免疫标记物还需满足几个条件:①配位体在与稀土金属离子形成配位的同时,还须有能与蛋白质结合的活性基团,即配位体是一个具有双功能基团结构的螯合剂;②水溶性要好;③生成标记复合物后仍能保持发光特性;④标记复合物的稳定性要高,不与样品中其他成分发生反应。因此双功能螯合剂是建立 TRFIA 技术的关键试剂。

现有的各种时间分辨荧光免疫分析系统之间的主要区别就在于使用了不同种类的双功能螯合剂。

1. 多氨多羧基酸类螯合剂 异硫氰酸苄基 - 乙二胺四乙酸(EDTA)是最早使用的稀土离子螯合剂,但后来被具有更强结合能力的化合物二乙烯三胺五乙酸(diethylenetriaminepentaacetic acid, DTPA)或 N-(异硫氰酸苄基)- 二乙烯三胺四乙酸(DTTA)所替代。这类螯合剂的共同特点是分子内带有氨基羧酸或异硫氰酸羧酸等活性基团,一端与稀土离子螯合,另一端则能与抗原或抗体上游离的氨基相结合,形成 Eu^{3+}- 抗体或抗原螯合物。螯合物在近中性时足够稳定,但在酸性条件下,稀土离子可被迅速、完全释放。另外,这类螯合剂传递激发光的能力小,不能直接测量,必须用酸性增强液把 Eu^{3+} 从螯合物中先解离下来,并与增强液中的另一种螯合剂,β- 萘酰三氟丙酮(β-NTA)和荧光增强协同剂三正辛基氧化膦(TOPO)形成高荧光螯合物,再通过仪器测定。此系统灵敏度高,是最经典的检测方法,又称解离增强镧系元素荧光免疫分析系统(dissociation enhanced lanthanide fluoroimmunoassay, DELFIA)或 LKB 系统。但由于该体系的荧光测定液中存在大量 β- 二酮类螯合剂和三正辛基氧化膦,使得该体系极易受样品、环境以及试剂中铕离子污染的影响,所以 DELFIA 对试剂和环境有较高要求。

2. β- 二酮类螯合剂 氯磺酰化的四齿 β- 二酮类螯合剂可直接用于标记,代表性化合物有 BHHCT。BHHCT 只有一个磺酰氯活性基团,用于蛋白质偶联时不会使蛋白质分子之间发生交联。BHHCT-Eu^{3+}螯合物与牛血清白蛋白、半抗原-牛血清白蛋白、链霉亲合素以及抗体形成的结合物水溶性好,在水溶液中具有强荧光、高稳定性和长荧光寿命等优点,可直接用于时间分辨荧光免疫测定。

3. 芳香羧酸类螯合剂 4,7-双(氯磺苯基)-1,10-菲咯啉-2,9-二羧酸(BCPDA)是Cyberfluor系统采用的芳香羧酸类螯合剂,其分子结构式中含有两个氯磺酰活性基团,可以在温和条件下非常容易地与蛋白质分子上游离的氨基相结合,结合摩尔比可以高达160∶1,不会发生荧光淬灭,分子中的异芳香氮和两种羧基共同构成Eu^{3+}离子的螯合部位。使用BCPDA-Eu^{3+}作为标记物,在反应结束后可直接对免疫复合物进行时间分辨荧光免疫测定,应用上更为简便,后来引入生物素-亲素素放大系统,以及甲状腺球蛋白-链霉亲合素复合物进行多重标记,可以更有效地提高检测系统的灵敏度。

4. 杂联芳基类螯合剂 吡啶、联吡啶、吡唑等杂芳环分子比较稳定,多羧酸结构在溶液中可与稀土离子形成稳定的穴状化合物,并可通过氯磺酰基、异硫氰基和活性酯基等标记到蛋白质分子上。

时间分辨放大穴状体发射系统(time resolved amplified cryptate emission,TRACE)是基于荧光共振能量转移(TR-FRET)原理建立的均相荧光免疫分析技术。该系统使用具有穴状结构的铕荧光配合物Eu^{3+}-trisbipyridine cryptate(TBP-Eu^{3+})作为荧光能量传递的能量供体,由于多环体系的存在,稀土离子嵌合于穴中不易被其他二价金属离子和螯合剂如EDTA等取代,稳定性非常高。二吡啶基团可以接受并传递能量给Eu^{3+}并使后者受溶剂的影响很小,可耐受pH在较宽范围内变动。改良的别藻蓝蛋白(APC)作为荧光能量传递的能量接受体,在TRACE体系中被称为XL665,它其实是APC的亚基经过交联而不能被解离,从而增加了稳定性。通过抗体-抗原反应形成夹心免疫复合物后,受体分子与供体分子因距离靠近,达到发生FRET所需要的10nm以内时,镧系螯合物的时间分辨荧光能量转移给受体发色团,从而触发TR-FRET反应。

(二)稀土荧光纳米微粒

稀土螯合物的发光性能和标记性能高度依赖于螯合剂的特性。目前应用较好的双功能螯合剂种类较少,而且仍存在不少问题,如稀土螯合物分子稳定性差,在特定条件下不稳定,在溶液中处于一种动态平衡状态,而且水是稀土离子的淬灭剂,螯合物分子在水中易发生水解而导致荧光消失。为了进一步提高稀土荧光标记材料的检测灵敏度和光稳定性,将有机小分子稀土螯合物通过共价键合的方式或物理包埋的方式掺杂到高分子纳米粒子中,已被证实可有效保护镧系螯合物免受溶剂干扰,并可提高三价稀土离子的标记量。另外,高分子材料来源广、成型加工容易,如果将稀土元素引入到高分子基质中制成稀土高分子荧光材料,对拓宽稀土金属离子的应用范围十分有利。稀土荧光纳米微粒主要有以下几类。

1. 高分子纳米微粒 早期的高分子纳米微粒主要用聚苯乙烯材质,后来有聚丙烯酸酯、聚乙烯基吡啶、聚丙烯酰胺等,目前应用较多的仍为聚苯乙烯微粒。这些微粒可通过有机溶剂溶胀将荧光分子(有机染料、稀土配合物)渗透入微粒内,之后再转移到水相中通过微粒的收缩将荧光分子固定在微粒内。此外,高分子纳米微粒还可用于包埋色素染料、磁性和超顺磁性材料等示踪剂。

2. 硅胶基质纳米微粒 无机材质的代表性纳米微粒是硅胶颗粒,外壳涂有一层硅胶,颗粒的粒径为20~60nm,内部可包埋各种荧光分子。包埋方法通常有物理吸附和化学键结合两种。物理吸附是将荧光分子通过静电作用吸附在硅胶骨架中，这种方法存在荧光分子的脱失问题。化学键结合方法是将荧光分子以共价键的方式结合在硅胶骨架中，这样做能有效避免荧光分子的脱失。与高分子纳米微粒相比，硅胶纳米微粒具有许多优点，如物理刚性好、有机溶剂中不存在溶胀性、修饰和连接过程中易分离，以及表面二氧化硅亲水性好且含有活泼硅羟基，经修饰后可以与蛋白质等生物分子连接等。硅胶基质纳米微粒标记的合适 pH 范围为 1.0~8.5。

3. 稀土上转换磷光（upconverting phosphor，UCP）纳米微粒 UCP 纳米微粒是近年发展起来的新型标记材料，由稀土元素（大都为镧系稀土元素）掺合于基质晶体的晶格中所构成。微粒主要有三种成分：氧硫化物、氟化物、镓酸盐或硅酸盐等为基质，掺和的两种稀土镧系元素分别作为光吸收子和发射子，可由低能级的红外光激发而发射出高能级的可见光。UCP 微粒用于免疫测定标记物的优势是：①激发光为红外光，可完全排除背景干扰；② 500nm 的反斯托克斯位移，减小了激发光对发射光检测的干扰，有利于提高信噪比；③光信号十分稳定，没有光漂白和褪色现象；④ UCP 微粒在制备过程中可将不同的吸收子、发射子、主基质组合，得到不同光学性质的系列颗粒，能实现多元检测。上转换发光技术的缺点是 UCP 微粒在一般实验条件下不易制备，商品化的颗粒价格昂贵。目前 UCP 已经在国内免疫层析试条的研发中得到推广应用。

早期上述微粒常用物理吸附法与抗体结合，这样做虽然可以较好地保留免疫活性，但这种非化学键结合的结合力不够牢固，在免疫反应过程中吸附的抗体往往会与溶液中其他蛋白质发生交换，从而影响灵敏度和精密度。为了提高微粒结合的稳定性，物理吸附法逐渐被共价结合方法取代。

共价偶联法是采用表面经过修饰的微粒，根据表面带有的官能团选择合适的偶联方式，一般分为直接标记和间接标记两种。直接标记方法最为突出的优点就是简单经济，但抗体或链霉亲合素直接地共价偶联到纳米微粒时往往活性不好，一方面是由于反应过程中条件难以控制，常会发生自身交联而导致抗体失活和纳米颗粒团聚现象。另一方面可能是由于包被分子离微粒表面太近，与载体表面之间产生的碰撞力使蛋白质的天然构象不能维持，或者产生了空间位阻效应而影响了反应活性。如果先在微粒表面包被上一层或双层多糖，如葡聚糖或者牛血清白蛋白，然后再间接地与抗体或链霉亲合素共价连接，此时由于有一层柔性的多糖或蛋白质相间隔，待标记物的活性便可得到较好的保护，非特异吸附也可降低。另外，为了获得理想的标记率和活性，还需要摸索最佳偶联条件如合适的微粒清洗方法，以去除微粒中残留的杂质（如表面活性剂、有机溶剂等）。需要注意的是偶联反应的溶液不得含有如叠氮钠、甘氨酸、Tris 或其他任何含自由氨基的添加物。

三、量子点荧光纳米材料

量子点（quantum dots，QDs）是一种由元素周期表中 II~VI 族元素或 III~V 族元素组成、三个维度的尺寸都在 100nm 以下、直径稳定在 2~20nm、能够接收激发光产生荧光的半导体纳米晶体（semiconductor nanocrystals）。量子点的核心一般是多种金属与非金属形成的化合物，其中的电子能量状态与原子相似，故又被称作"人造原子"。QDs 的光学特性是：①激发波长范围宽，可以涵盖整个光谱（从紫外到远红外区），而发射谱相对狭窄而对称，半高峰宽度通常只有 40nm, 甚至更小, 具有较大的斯托克斯位移, 这些都有利于提高检测的准确度; ②可以通过改变 QDs 大小来调节发射光谱, 被认为是最适合作为多标记检测的标记物; ③ QDs 发射荧光强度是传统有机染料光强的 100 倍以上, 光稳定性更好, 荧光寿命更长, 可以经受反复多次激发, 而不像有机荧光染料那样容易发生荧光淬灭。这些光学特性使得 QDs 成为一种取代传统有机染料的理想荧光纳米材料。

(一)量子点的制备

目前制备 QDs 的方法包括有机相合成法和水相合成法。有机相合成法合成的 QDs 亲水性差, 表面缺乏与生物分子发生反应的化学基团, 从而限制了它在免疫标记领域的应用。水相合成法的原料来源方便, 实验条件温和, 重复性好, 成本低, 易于大规模制备。QDs 表面包覆一层亲水性修饰基团, 如羧基、氨基等, 使得粒子水溶性好。目前大多采用巯基做稳定剂的水相合成法制备 QDs, 通过选择带不同官能团的巯基试剂控制 QDs 的表面电荷和表面性质, 使得 QDs 易与生物分子连接。另外还可以根据需要在 QDs 合成过程中进行聚合物表面修饰, 进一步改善 QDs 的单分散性和稳定性, 制备具有多种功能性表面的 QDs。因此, 随着水溶性、功能化 QDs 制备技术的趋于成熟, 可用于生物标记的 QDs 品种逐渐增多。

(二)量子点偶联生物活性分子

在免疫测定领域, QDs 有代替传统有机荧光染料的趋势, 如在荧光共振能量转移测定中作为共振能量受体、均相高能氧通道发光免疫分析中用作发光微粒、微流控蛋白质芯片技术和免疫层析技术中作为荧光标记探针等。实现这些应用, 将抗体等生物大分子有效地偶联于 QDs 表面并使其保持生物活性是最为关键的因素。同时, 由于量子点的生物应用取决于其荧光性质, 而量子点的荧光性质又极易受到周围环境的影响, 因此在偶联过程中维持量子点的荧光性质稳定显得甚为重要。

QDs 标记蛋白质的方式有两种: 直接法和共价偶联法。直接法以巯基作稳定剂, 其合成的 QDs 表面带有巯基和羧基, 带负电荷, 在 pH 合适的溶液中, 蛋白质可以通过静电吸附方式与其结合。直接法也可利用亲和作用, 即蛋白质分子上的氨基、羧基、巯基与 QDs 表面元素如 Zn、Cd 等未配位原子之间较强的络合作用力, 使 QDs 与蛋白质偶联。

共价偶联法通常基于 QDs 表面上的羧基与蛋白质分子上的氨基、巯基和糖基实现连接。最常用的方法是使用乙基 -3-[3- 二甲基氨基丙基]碳化二亚胺(EDC)来活化 QDs 表面羧基, 使其能与带有氨基的蛋白质分子连接。共价偶联法简单经济, 但缺点是羧基与氨基的连接是随机的, 可能会涉及抗体的抗原结合表位而影响活性, 另外 EDC 常会导致偶联产物发生不可逆的团聚。为减轻偶联剂对 QDs 发光和分散状态的不利影响, 可取的一种方法是通过蛋白质与 QDs 表面的亲和作用, 先将 QDs 包裹一层牛血清白蛋白, 使其表面得到有效保护而增强了水溶性, 在此基础上, 再共价偶联抗体或链霉亲合素等功能分子。另一种方法是选用表面修饰有聚合物的 QDs, 例如 PEG 包裹的 QDs, 其表面带有氨基, 可与硫醇化抗体上的游离巯基偶联, 这种共价偶联方法需要异双功能交联剂的参与, 常用马来酰亚胺类交联剂。引入异双功能交联剂的偶联方法可控性好, 能使抗体定量、定向地连接到纳米微粒表面, 活性保留得更好。无论是静电吸附还是共价偶联, 标记结果都会使量子点的荧光增强, 不同的是共价偶联量子点的发光增强不如静电吸附明显。另外, 与共价偶联相比, 静电吸附需要更长的偶联反应时间。

第五节 胶体金免疫测定标记物

有学者通过研究发现多种本身具有颜色的胶体金属微粒（如胶体金、胶体硒等）可作为免疫标记物加以利用，它们不仅对生物分子的活性影响较小，且还能标记很大一部分生物分子，是非常理想的标记试剂。由于不存在内源酶干扰和放射性核素污染等问题，胶体金属微粒已经广泛应用于电镜、免疫印迹、生物条形码、体外诊断试剂等领域，能对抗原或抗体进行定位、定性和定量分析。

一、胶体金的制备

胶体金是粒径为 1~150nm 呈不同程度红色的悬浮液，通常由氯金酸水溶液在还原剂作用下，金离子还原成金原子，后者在溶液中迅速达到饱和状态后出现聚集，形成 11 个金原子构成的二十面体晶核。一旦晶核形成，溶液中剩余的金原子会继续结合到晶核上直到所有原子从溶液中消失。胶体金悬浮液中的金颗粒外面包裹一层负电荷，被称作 zeta 电势，由于静电的排斥力和布朗运动，使其在水中形成稳定的带负电的疏水性水溶胶。由于 zeta 电势随溶液中的离子浓度改变而变化，因而它的改变会影响胶体金的稳定性。

（一）化学还原法制备胶体金

在免疫测定中，最常用的胶体金制备方法是化学还原法，还原剂主要有白磷、柠檬酸三钠、鞣酸、抗坏血酸和硼氢化钠等。不同还原剂制备的胶体金颗粒的直径（粒径）不同，白磷法制备的胶体金粒径为 5~12nm，鞣酸法制备的胶体金粒径为 5~6nm，抗坏血酸法制备的胶体金粒径为 8~13nm，硼氢化钠制备的胶体金粒径为 2~5nm，柠檬酸三钠法制备的粒径范围最宽，为 12~150nm。免疫层析法多用粒径为 20~50nm 的胶体金颗粒，其中 20nm 的胶体金比较适合标记检测小分子的抗原或抗体，因其灵敏度较高。此种粒径的金颗粒还适用于液相胶体金免疫检测体系，因其可获得较宽的线性范围。

如果用于胶体金免疫检测的粒径过小，显色会不明显；而粒径过大如大于 100nm 时，又会产生位阻效应，且随着粒径的增大，胶体金对盐和其他环境因素的敏感性增加，会变得不稳定，均一度也会相应降低。因此，胶体金用作固相膜免疫检测的示踪剂时，较多采用的是柠檬酸还原法制备，可根据柠檬酸三钠加入量的不同制备不同粒径的胶体金。此外，不同 pH 条件、胶体金制备量、加热容器大小以及加热时间等，也影响胶体金颗粒的大小和均一性。所以，应根据所需胶体金的量和粒径，结合自身实验条件，选择合适的胶体金制备方法。

（二）胶体金制备注意事项

1. 所有玻璃容器要洗净，用前需经酸洗和硅化处理，可以在酸缸浸泡过夜，再反复用蒸馏水冲洗，直到水不能在玻璃仪器上挂滴为净。硅化过程一般是将玻璃容器浸泡于 5% 二氯二甲硅烷的氯仿溶液中 1 分钟，室温干燥后蒸馏水冲洗，再干燥备用。也可采用润洗法代替硅化处理，即先用已生成的胶体金溶液稳定专用的清洁器皿其表面，然后再用双蒸馏水冲洗。

2. 制备胶体金的所有试剂要用去离子水烧制的双蒸水或超纯水配制，所配试剂用

0.45μm 微孔滤膜过滤。实验室内环境要保持洁净,尽量减少尘粒。

3. 氯金酸对金属有强烈的腐蚀性,因此在配制氯金酸水溶液时,不应使用金属药匙称量氯金酸,还要避免其直接接触天平托盘。氯金酸极易潮解,在配制时,最好将整个小包装一次性溶解。将氯金酸配制成 1% 的水溶液后,需用干净的玻璃试剂瓶避光存放。氯金酸水溶液可以在 4℃ 避光条件下长期稳定存放达 10 年以上。

4. 柠檬酸三钠是还原剂,其溶液不宜存放过久,1% 的柠檬酸三钠溶液需新鲜配制,并且最好用 0.22μm 滤膜过滤,否则制得的胶体金颗粒容易不均匀而产生凝集。

5. 胶体金粒径越小越稳定,一般在低温下可保存 3~6 个月,但不能冻存。保存不当会有细菌生长或有凝集颗粒形成,所以使用前可先低速离心去除凝集颗粒,但少量凝集颗粒并不影响后续的标记。

二、胶体金标记蛋白质

胶体金标记实质上是在一定浓度下蛋白质被物理吸附到胶体金颗粒表面的过程,标记后蛋白质活性几乎不变。胶体金颗粒与蛋白质的结合过程主要靠三种力:静电引力、疏水作用力以及蛋白质中半胱氨酸巯基与金粒子间的配位键结合力。将氯金酸转化为胶体金时,使用的还原剂带有一层负电荷被吸附在胶体金颗粒的表面,因此胶体金颗粒带有负电荷,在低于等电点的溶液中蛋白质会整体带有正电荷,这样胶体金颗粒表面与蛋白质之间产生强烈的静电引力。富含非极性氨基酸(如色氨酸、缬氨酸、亮氨酸、异亮氨酸或苯丙氨酸)的蛋白质会与胶体金表面发生强结合作用,即疏水作用。调节标记系统的 pH 可使蛋白质的这些疏水性基团充分暴露,同时降低静电引力,使疏水作用占主导地位。配位键结合力是三种吸引力中最强的结合力,如果待标记物是富含硫原子的(如半胱氨酸和甲硫氨酸)蛋白质,特别是小分子,配位键将起主要作用。

使胶体金标记物成为理想的检测试剂,在制备过程中还需考虑如下因素。

(一)待标记蛋白质的预处理

标记蛋白质前需要对蛋白质进行纯化处理,根据蛋白质的分子量、等电点、荷电性、疏水性、溶解度、浓度和热稳定性等理化特性,选择盐析沉淀、电泳、柱层析等方法进行分离、纯化。对于抗体还要考虑来源的不同,采取相应的纯化方法。例如多克隆抗血清的纯化最好是采用免疫亲和层析方法,这个方法对于含量极少的基因工程抗体的纯化尤为合适。对单克隆抗体的纯化,由于特异性抗体含量高,只用硫酸铵沉淀就可以得到足够纯度和高活性的 IgG 抗体。制备胶体金标记试剂的抗体最常用的纯化方法是正辛酸 - 饱和硫酸铵法,其原理是辛酸在偏酸条件下能与血清或腹水中除 IgG 外的其他蛋白质结合,并将其他蛋白沉淀下来,IgG 抗体则留在上清液中,再用硫酸铵盐析,即可达到纯化 IgG 抗体的目的,回收率和纯度都可以达到 80% 以上。正辛酸 - 饱和硫酸铵法主要用于纯化 IgG_1 和 IgG_{2b} 亚类抗体,对 IgM、IgG_3 和 IgA 的纯化效果不佳。这个方法也可用于多克隆抗血清的纯化,但正辛酸的量要随抗体来源不同而有所调整。为了最大限度地保持抗体活性,整个纯化过程应在 4℃ 下进行。

胶体金对电解质很敏感,电解质能够破坏胶体金的外部水化层,从而打破胶体的稳定状态,使分散的单一金颗粒凝聚成大颗粒,从溶液中沉淀下来。因此,待标记物必须预先彻底除盐。对于长期低温保存的蛋白质或 2~8℃ 较长时间保存的抗体,容易形成聚合物影响标记效果,因此,标记之前须离心除去这些聚合物,或将待标记的蛋白质用纯水稀释后经 0.22μm 微孔滤膜过滤,再用于标记。胶体金标记重组抗原时,需要注意残留的表面活性剂的影响。此外,还需避免磷酸根离子和硼酸根离子的存在,因为它们都可吸附于颗粒表面而减弱胶体金对蛋白质的吸附。

(二)最适 pH 的确定

胶体金溶液的 pH 是标记成功与否的关键,因为胶体金的稳定性及其与蛋白质结合的效率都与 pH 相关。当 pH 低于蛋白质的等电点时,蛋白质带正电荷,易与胶体金结合,但会降低金颗粒之间的相互斥力,金颗粒容易凝集而沉淀下来,溶液颜色变紫,甚至变为黑色沉淀。当将溶液 pH 调到等电点时,蛋白质溶解度最小,水化程度也最小,最容易被吸附到疏水的金粒子表面,但此时蛋白质的净电荷数接近零,其与金颗粒间的排斥力小,也容易出现金颗粒凝集现象。只有将溶液 pH 调到略高于等电点时(高于等电点 0.2~0.5),蛋白质整体带负电荷,与金颗粒相斥,但碱性氨基酸带有正电荷,会吸附于胶体金颗粒上。此时由于蛋白质接近等电点,仍处于疏水状态,疏水键仍发挥作用,既可防止胶体金凝集,又可达到蛋白质和胶体金最大限度地结合。

不同蛋白质的适宜 pH 范围各不相同,有的最适 pH 范围狭窄,而有的 pH 范围则相对较宽,只要胶体金不出现凝集,即可以在较宽 pH 范围内得到良好的标记效果。标记抗体时,只需将胶体金溶液 pH 调至中性附近,胶体金就可被标记上去,一般认为标记抗体合适的 pH 为 6.5~9.0。需要提高胶体金溶液的 pH 时,可用 0.1mol/L 的 K_2CO_3 溶液;需降低胶体金溶液的 pH 时,可用 0.1mol/L 盐酸或醋酸溶液。需要注意的是,调整 pH 时不能使用 pH 计,因为金颗粒会造成电极阻塞,一般使用精密 pH 试纸即可。胶体金标记理化性质不确定的蛋白质时,需要通过 NaCl 梯度试验和功能试验(灵敏度、特异度)来确定标记的最佳 pH。

(三)蛋白质最适量的确定

胶体金溶液与蛋白质的用量比例是影响标记成功与否的另一个重要因素。蛋白质用量过多造成浪费,同时还可能由于存在着游离未标记的蛋白质,导致竞争性封闭作用的产生,从而降低检测灵敏度。蛋白质过少又会导致胶体金标记不完全,也会降低灵敏度和稳定性。胶体金的粒径与标记效率有关,粒径小的金颗粒标记效率高,因此,不同直径的胶体金与同一蛋白质结合,所需要的蛋白质的量会有很大差别。在实际标记中,对不同批次制备的胶体金除需要监测粒径分布情况外,最好还要进行梯度试验,以确定蛋白质的最佳标记量。

三、胶体金标记物的纯化与保存

(一)胶体金标记物的纯化

制备好的胶体金蛋白质标记物需要进一步纯化,以除去未结合的蛋白质和凝集的胶体金颗粒。由于胶体金标记物对 pH、盐离子浓度和溶液中某些杂质等较为敏感,因此,多种常规纯化方法均不适用于胶体金标记物的纯化。根据金颗粒比重大的特点,可采用超速离心和凝胶过滤两种纯化方法。在条件具备时首选低温超速离心法进行纯化,还应根据胶体金颗粒大小、标记蛋白的种类和稳定性的不同,选用不同的离心条件(转速和时间)。在纯化过程中,可先低速离心,弃去由聚集的金颗粒形成的沉淀,然后再高速离心收集沉淀,用含牛血清白蛋白或聚乙二醇的缓冲液重复离心洗涤数次,即为纯化好的标记物。

（二）胶体金标记物的保存

胶体金标记物保存时需要加入稳定剂。一定量的水溶性大分子物质如蛋白质、PEG 可增加胶体金溶液的稳定性，有良好的稳定效果，但其浓度不宜过高。当胶体金吸附蛋白质后，胶体金的稳定性随溶液的 pH 而变化，接近或略高于蛋白质等电点的条件有助于提高胶体金标记物的稳定性。胶体金标记物的贮存缓冲液常用 Tris-HCl、磷酸或硼酸缓冲液。硼酸缓冲液除了提供缓冲作用之外，还有防腐和促溶作用。贮存缓冲液离子强度不能过大，如超过 0.2M 时，有可能造成释放、层析不佳或检测结果异常。胶体金标记物贮存液中添加的稳定剂主要为 0.5%~1% 牛血清白蛋白、0.02%~0.05% 聚乙二醇、1% 海藻糖或蔗糖。牛血清白蛋白既可保护被标记蛋白质的活性，也可维持胶体金的胶体稳定性。聚乙二醇主要起稳定胶体的作用，而糖类则是蛋白质活性的保护剂。含有疏基、硫或汞的防腐剂会使标记物解离，因此，最常用的防腐剂是 0.05%~0.1% 的叠氮钠。胶体金标记物在 4~10℃贮存数月仍能保持性质稳定，在 50% 甘油中可以冷冻保存。在贮存过程中可能会发生不同程度的凝聚，使用时可离心去除。

（郑佐娅）

第四章　免疫测定试剂的制备

　　免疫测定技术在科学研究、临床检验、环境监测、食品安全、兽医学等方面有着广泛的应用。目前所使用的免疫测定技术非常多样，包括 ELISA、横向免疫层析（胶体金标记、荧光素标记、乳胶标记等）、化学发光（包括直接化学发光、酶促化学发光、电化学发光）、时间分辨荧光、均相酶免疫发光、基于纳米材料的多重检测技术等多种免疫测定技术可以选择。各种检测方法的检测范围、灵敏度、反应时间、自动化程度有所不同。

　　建立一种优良的测定方法，通常需经过项目分析、检测方法建立、性能优化和性能验证四个过程。在着手针对靶物质建立一种免疫测定方法之前，我们首要的任务是理解此项工作的目标和各项要求，对技术难点进行全面的分析，然后制订可行性方案。

第一节　需求分析

一、免疫测定试剂的应用领域

　　所建立的免疫测定试剂计划用在哪些领域？所制备的免疫测定试剂可以用于日常的科学研究、食品安全、环境监测，也可以应用在临床诊断领域。待分析的对象可能是科研课题中的某个参数，也可能是食品生产设备上某种病原微生物的数量，或者是临床病人某项生理指标。由于应用的领域不同，所要遵循的标准、规范和法规不同。一般来说，在科研领域，可以仅凭自身对试剂功能的需求，建立需要的检测方法。如果希望所建立的免疫测定方法用在某些特定领域，比如用在病人身上，其检测结果将作为临床疾病诊断的依据，必须遵循医药行业的相关标准和法律法规。

　　以建立一种新型病毒的免疫检测试剂为例。如果该检测试剂仅限于科学研究使用，在技术平台性能能够满足的情况下，可以挑选已有的成熟技术平台结合所获得的抗原、抗体等生物活性材料，建立所需要的检测方法，同时可以设计一些简单的性能验证实验验证所建立的方法是否能达到需要的性能。如果应用在人的疾病诊断方面，就属于体外诊断产品范畴（in vitro device），其监管由国家食品药品监督管理总局（CFDA）负责。体外诊断产品（IVDs）的定义为：用于疾病诊断或包括为治疗或预防疾病确定病人健康状态为目的的试剂、仪器和系统，作为商品销售。管理法规是以国务院令形式发布《医疗器械监督管理条例》，按低风险、中风险、高风险来分为三类：第一类实行产品备案管理；第二类、第三类实行产品注册管理;二类由省级药监部门负责注册,三类由 CFDA 负责注册。

此外,根据目前的法规,对于未列入《医疗机构临床检验项目目录(2013 年版)》,但临床意义明确、特异性和敏感性较好、价格效益合理的临床检验项目,临床机构可以通过自建质量保证体系开展使用,而无须申报医疗器械产品注册证。

二、制备怎样的免疫测定试剂

(一)了解待分析的对象

在制备一种新的免疫检测方法之前,需要从宏观到微观了解所建立检测方法的分析对象。

研究人员往往花费大量的精力在如何建立性能优越的检测方法上,而没有考虑检测对象本身的一些特点。样本的来源和自身特点,往往容易被忽视。靶物质存在于不同基质的待分析样本中,我们的检测对象一般来说不是纯物质。待分析样本可能来源于人体血液、组织和分泌物等,又或者是牛奶、肉类等各种食品,性质千差万别。有些靶物质可能与其他成分结合在一起,需要解离以后才能释放其抗原决定簇,参与免疫反应。即便不是以结合的状态存在,很多样本也需要进行前处理,以消除一些物质的干扰。

对于我们的分析对象,我们需要回答一些基本的问题:

1. **样本的类型**　组织、血液、分泌物、细胞培养物等。

2. **样本的组分构成**　各种组分的含量、性质,样本的黏度、pH、离子强度、外观等。

3. **样本的采集和运输**　采集的时间、方式,保存的温度条件、运输的过程和方式。期间样本可能发生的理化性质的变化。

4. **靶物质在样本中的存在状态**　以游离的状态存在? 还是与其他物质结合形成复合物? 样本中其他物质的存在和浓度的变化是否对靶物质的免疫反应造成正向或负向的影响。

5. **靶物质的浓度范围**　样本中待测靶物质的浓度范围是否已有研究资料可查? 哪些是具有决定意义的浓度值,比如跟疾病相关的正常人参考范围和医学决定水平。检测范围应该覆盖样本中靶物质的浓度范围,特别是检测低限需要低于低值样本的浓度,而且需要一定的余量,以免低值样本测量准确度达不到预期要求。如果免疫检测方法的上限确实无法覆盖部分高浓度样本,对于这部分样本,可以设定一定的稀释比例,让样本中靶物质的浓度最终落在检测范围内。

6. **靶物质的稳定性**　影响靶物质稳定性的因素有多方面:靶物质自身的稳定性;样本中存在很多影响靶物质稳定性的物质,如蛋白酶、氧化还原性活泼的物质等;可以与靶物质形成复合物的物质……

(二)靶物质的类型和理化性质

在本书的第二章中已经提到靶物质的一些基本类型,包括:生物大分子(抗原、抗体、补体、细胞因子、细胞黏附分子、蛋白、酶、激素等)、小分子(药物、微量元素)、免疫复合物、免疫活性细胞等。

以最常见的蛋白质生物大分子为例,作为最常见的检测对象,组成蛋白质的氨基酸有20 种。肽/蛋白质分子的氨基酸通过脱水生成肽键,肽键是一种酰胺键,具有双键的性质。由数个、十几个氨基酸组成的肽习惯称为寡肽,而更多氨基酸组成的肽称为多肽,两者之间没有严格界限。通常，多肽分子质量小于 10kD。蛋白质分子的四个结构层次包括一级、二级、三级、四级结构。但并非所有的蛋白都有四级结构，只有一条肽键形成的蛋白质三级结构是其最高结构形式，只有两条以上肽键形成的蛋白质才具有四级结构。蛋白质的空间构象是决定蛋白性质和功能的结构基础。

除了蛋白以外，某些蛋白还有一些非蛋白成分，构成蛋白质辅基的种类很多，脂类、糖基或糖链、核酸、磷酸基团、血红素、金属离子等。免疫反应本质上是利用抗原与抗体之间的免疫反应识别靶物质。蛋白表面部分可以使免疫系统产生抗体的区域叫抗原决定簇，一般抗原决定簇是由 6~12 个氨基酸组成，它可以是由连续序列（蛋白一级结构）组成或由不连续的蛋白质三维结构组成。

在着手建立一种新的免疫检测试剂之前，最好能够对蛋白的抗原决定簇进行预测。一般有两种方式，一类是基于蛋白质高级结构的预测，像 β- 转角、膜蛋白跨膜区预测等；一种是基于氨基酸的统计学倾向性，像亲水性、弹性、表面可接触性等。对抗原决定簇的预测，可为采纳哪种免疫测定方法提供理论基础。一般来说，蛋白大分子具有不止一个抗原决定簇，可以利用不同的表位和抗体之间的反应，建立夹心法。

另一种经常遇到的待分析对象就是小分子，如药物、激素、维生素、多糖、类脂等。这些小分子一般是半抗原，他们能与对应抗体结合出现抗原 - 抗体反应、又不能单独激发人或动物产生抗体的抗原。它只有免疫反应性，不具免疫原性。如果用化学方法把半抗原与某种纯蛋白的分子（载体）结合，纯蛋白会获得新的免疫原性，并能刺激动物产生相应的抗体。半抗原一旦与纯蛋白结合，就构成该蛋白质的一个抗原决定簇。

以雌二醇为例（图 4-1）。载体蛋白在骨架不同位置上的连接，将产生不同的抗原决定簇。对小分子的免疫分析，由于位阻的原因，一般只能建立竞争法。如果半抗原和载体蛋白复合物，以及抗体均是外购的，特别是来源于不同供应商的生物活性材料，抗原决定簇和其抗体必须对应使用。

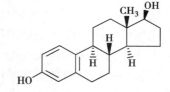

图 4-1　雌二醇结构式

（三）免疫测定试剂的性能目标

免疫测定试剂可以是定性的，也可以是定量的。对于定性试剂而言，试剂用在初筛还是确认，对敏感性和特异性的要求有所不同。针对初筛试剂，对敏感性的考虑要优于特异性，也就是说尽量不能漏检。而对于确认试剂，特异性是第一位的，两者需要平衡。

定量试剂需要考虑的问题更多，以下几个因素需要充分考虑：

1. **检测范围**　检测范围需要覆盖样本中待分析物的浓度范围。首先是检测下限，需低于待分析物的最低浓度，而且最好有一定的余量，避免在低浓度范围准确度低，精密度差。对于检测高限，同样有这样的要求。对于超出检测高限，而无法覆盖的这部分样本，可以采取样本稀释重测进行回算的办法解决，需对检测试剂的稀释线性进行评估，以确定试剂在这方面的性能。

2. **准确度**　对于定量免疫测定试剂而言，测量的准确度（正确度和精密度）是最关键的问题。相对偏差和精密度定在怎样的水平，可以结合检测试剂的应用需求和技术平台能够达到的水平制定。以 ELISA 技术平台为例，如果开展定量项目，优秀的商业化产品，一般定量范围可达两个数量级，相对偏差可控制在 10%~20%，精密度在 10%~20%。如果有更高的要求，恐怕再多的努力也难以实现。如果所制备的试剂在这方面有更高的需求，便需要寻求更好的技术平台，如磁微粒化学发光免疫分析技术。但是建立和熟悉一个新的检测技术平台需要花费不少时间和精力。总而言之，量体裁衣，合适就好。

3. **精密度**　精密度是指在规定条件下，相互独立的检测结果间的一致程度。可以衡量检测系统在不同时间、不同批次试剂、不同操作人员、不同实验室等因素所引起的检测结果的变化程度。

所建立的检测系统，特别是定量系统，需具备良好的精密度。以罗氏、雅培、贝克曼等公司的市售全自动化学发光检测系统为例，大部分项目的精密度控制在 4% 以内。有些甚至达到 1%~2% 的水平。良好的精密度是保证检测系统在不同的时间、地域、批次等情况下，取得满意的准确度的必要条件之一。

4. **需要避免哪些物质的干扰**　样本中可能存在干扰抗原 - 抗体之间免疫反应的物质，比如抗凝剂、高浓度的血脂、溶血样本、类风湿因子（RF）等。在设计伊始，这些可能干扰免疫反应的因素便需要考虑避免。并设计必要的验证实验评估干扰的耐受范围及产生影响的程度。比较容易忽略的是有前处理过程的检测试剂，其前处理组分的残留对检测结果的影响。

5. **需要避免交叉反应**　在制备一种免疫检测试剂的过程中，我们没法知道或验证所有反应体系中可能存在的对靶物质的检测产生交叉反应的物质。分析的靶物质不同，需要考虑的因素和角度有所不同。引起交叉反应的大致原因有以下情况：①与抗原的氨基酸序列存在同源性，产生相同或类似的抗原决定簇。如 FSH、HCG、TSH 和 LH 四个激素，均分别由一个 α 亚基和一个 β 亚基组成。这四个蛋白的 α 亚基的氨基酸序列完全相同。②化学结构类似所形成的交叉反应。

这种情况最容易出现在制备药物小分子、激素小分子的检测试剂中。药物进入人体后，被机体代谢，将产生各种代谢中间体和产物。这些物质，往往跟靶物质结构非常类似，所采用的抗体可能没有足够的特异性区分靶物质和这些物质，而引起测量结果的偏差。而激素小分子的情况与药物小分子类似，又有所不同。同样是因为反应体系中存在结构类似物，但这些结构类似物更多是内源性的。还是以检测血液中的雌二醇为例，与其结构类似的雌三醇、孕酮、睾酮同时存在每一份样本中。进行检测试剂方法学和关键原材料的筛选时，就需要充分考虑可能存在的交叉物质。检测方法建立以后，需要进行充分的交叉反应验证。这方面的问题将在第五章相关内容中提到。

6. **操作简便性、操作时间的要求**　对于用于科研领域的检测试剂，这方面的考虑比较少。毕竟检测的时间限制不强，待分析的样本数量不多。但是对商业化试剂而言，在满足性能要求的情况下，操作步骤务必力求精简、方便易用，省时省力。

7. **配套设备**　需要配套怎样的检测设备取决于选用怎样的检测技术平台。仪器作为检测系统的组成部分，本身的各项性能将会影响检测的结果。

第二节　免疫测定方法的选择

一、常见的免疫分析方法

（一）均相和非均相

均相免疫分析技术，通常用于半抗原的检测。分析物的结合可以改变标记物的信号强度，比如半抗原酶标记物活性的升高或降低。最大的好处是不需要进行反应物的分离，可以避免由于空间位阻无法形成夹心复合物的检测。反应速度比非均相免疫分析速度快。

非均相免疫分析技术，相对而言具有更广泛的应用，固相载体选择多样，包括醋酸纤维素膜、聚苯乙烯微孔板、磁微粒等。可以通过物理吸附、共价偶联、生物素 - 亲和素侨联将抗体、蛋白抗原、多肽、多糖、小分子化合物等各种生物活性物质包被在这些载体上，与胶体金标记分子、酶标记分子、直接发光化合物标记的分子等组成免疫测定试剂。

（二）夹心法

包括双抗体夹心法和双抗原夹心法。双抗体夹心法需要有两个针对分析物的抗体，可以是单抗，可以是多抗。一个做固相包被，一个做标记复合物。如果分析物上具有重复表位，也可以尝试用同一个抗体既作包被，也作标记。

双抗原夹心法：一般用于总抗体的检测，包括 IgG、IgM、IgA 等，常用在传染性疾病的检测中。抗原可以是天然抗原的提取纯化物，也可以是重组蛋白。双抗原夹心法的建立比双抗体夹心法难度大，主要有几个问题：①抗原种类繁多，化学结构性质各异，在固相包被或进行信号分子标记过程中，未必能够有效实现；②抗原分子一般比较小，容易碰到空间位阻的问题，不能与分析抗体形成夹心之势；③抗原一般没有抗体稳定，一般对缓冲体系、反应体系挑剔，而且热稳定性不好。以上问题均给双抗原夹心法的建立增加难度。

（三）捕获法和间接法

以建立检测血清中抗风疹病毒 IgM 抗体的 ELISA 试剂为例。捕获法是将抗人 IgM 抗体直接包被在聚苯乙烯板上，加入血清样本，理论上样本中针对风疹病毒的特异性 IgM 抗体或非特异性 IgM 抗体均能跟固相中的抗人 IgM 结合。通过清洗洗掉没有参与反应的组分，加入 HRP 标记的风疹抗原可识别已经被捕获的特异性 IgM 抗体。

还是以血清中抗风疹病毒 IgM 抗体检测为例，如果采用间接法，首先应将风疹病毒抗原包被在聚苯乙烯板上，加入样本后，血清中特异性抗体（IgG、IgM、IgA 等）均可以与之结合。清洗掉没有结合的物质后，加入抗人 IgM 二抗，可将已结合到固相的抗风疹病毒特异性 IgM 抗体识别出来。

一般来说，用捕获法检测抗体不容易受血清中 IgG 的干扰，特异性较好。不过间接法也并非没有好处，间接法不需要对抗原进行标记，过程相对简单。有些抗原也并不适合进行标记处理，容易出现标记不上、抗原反应性下降、抗原失活等情况。抗原标记物的热稳定性问题也比较突出。

（四）竞争法

一般用于小分子半抗原的检测，可以建立在均相酶免疫分析和非均相酶免疫分析的基础上。有直接竞争和间接竞争两种：①直接竞争：分析物和分析物的标记物与其对应的抗体竞争结合，导致信号的升高或下降。②间接竞争：固相中包被分析物或分析物的类似物，抗体和信号分子预标记。样本中分析物抑制抗体和固相中的分析物或其类似物的结合，导致信号的升高或下降。

二、选择分析方法时需要注意的问题

（一）免疫测定技术平台

如前述，免疫检测技术平台有 ELISA、横向免疫层析、酶促化学发光、电化学发光、荧光共振免疫分析等技术，每个技术平台大部分又可以开展夹心法、捕获法、竞争法等检测试剂的制备。由于选择很多,经验不足者往往无从下手,或者草率地选择了一种对靶物质的检测不合适的免疫检测技术平台和检测方法。所以在着手制定免疫检测试剂制备方案之前,最好能够进行一次开放的、全面的分析:①罗列所有靶物质检测试剂的需求,也就是进行目标分解,过程不要有任何的思维限制。因素包括性能、操作时间、操作步骤、新颖性、创新型、成本等。②罗列可以实现某个目标对应的免疫测定技术平台和检测方法。③不断地考量和筛选,最终选择出最合适的检测技术平台和方法。

(二)生物活性物质的来源

制备一种免疫检测试剂时,最关键的一步是获得必要的生物活性材料,即抗原和抗体。获取抗原或抗体的难易程度将影响我们能够建立何种检测方法。除了考虑需要达到的目标以外,需要充分考虑所能制备或外购获得的生物活性材料(主要指抗原和抗体)的难易程度,以及这些资源是否适合建立相应的分析方法。

(三)时间和成本的考虑

一种特定的检测试剂,无论是作为科学研究中的工具或是作为商业化的产品,研究开发的过程均有时间和成本的考虑。在性能满足要求的情况下,尽量选择从熟识和成熟的技术平台入手,成功的概率比较高。比如我们的任务是建立一种新型肿瘤标记物的定量免疫测定试剂,我们希望基于磁微粒化学发光技术平台进行开发,并配合自动化设备使用。如果科研人员在检测方法开发方面经验不是很足,可能会将几件关键工作掺杂在一起做。比较好的做法是首先制备建立这项肿瘤标记物检测方法所需要的关键生物活性材料。第二步,考虑在已经掌握的成熟的检测平台上,如 ELISA 上初步验证抗体的反应性,以评估生物活性材料是否初步满足要求。第三步,建立磁微粒化学发光技术平台。如果对实验室来说,这是个全新的技术平台,建议可以采纳一项常规的指标如 AFP 评估技术平台本身各项技术是否成熟。第四步,在建好的磁微粒化学发光检测技术平台上,利用筛选好的该新型肿瘤标记物的抗体,建立相应的检测方法。

检测系统(包括试剂和仪器)的成本由试剂原辅材料的成本、制造成本、储存运输成本、配套仪器的成本等构成。对于所要建立的检测系统的成本,需要综合考虑。

第三节　关键原材料的筛选与检测方法的建立

在免疫分析里面,核心概念就是利用抗原与抗体之间的特异性反应,对抗原或抗体进行量或质的免疫分析方法。如果要建立对某一种待测物的检测方法,必须先了解该待测物的分类(属于生物大分子还是小分子)以及生物、物理和化学性质,然后再结合以上信息来进行待测物检测方法的设计,以及后续关键原材料的筛选。

制备优秀的免疫测定试剂首先必须建立合适的检测方法。在本章第二节中已经介绍了在免疫测定试剂中常见的分析检测方法,包括双抗体夹心法、双抗原夹心法、竞争法、捕获法等。针对不同的待测物我们可以选择单一的方法,甚至可以针对特定的病原体检测采用多靶标联检。

一个理想的检测方法包含以下基础要素:①灵敏:建立的检测方法能够测定足够宽泛的检测范围,必须保证低浓度待测物能够检出;②特异:必须确保检测方法对其他结构类似的靶物质不能有超过允许范围的交叉反应;③简单:在保证灵敏度和特异性的基础上,尽量简化检测方法；④稳定：建立检测方法所使用的试剂必须保证稳定性达标，以确保检测结果的准确性；⑤安全：尽量避免使用对环境和人体有害的试剂。

另外，制备免疫试剂，建立合适的检测方法对于科研实验室和生产厂商来说，两者大部分都遵循一致的原则，包含以上5个基础要素。但是在一些关键的要素选择上面会有差别，这是因为生产厂商在开发免疫测定试剂时，需要考虑更多的实际因素，包括试剂批次间的偏差、试剂的运输稳定性和储存期限，以及开封稳定性等。

一、信号检测系统的选择

本书第三章中讲述了免疫标记技术，在一定程度上来说，免疫测定的核心技术就是免疫标记，而免疫标记技术本身就是信号检测系统的选择。

在建立某种待测物的检测方法时，无论你选择的是哪种信号检测系统，基本的免疫反应原料（抗原或抗体）都是一样的，唯独选择最优的信号检测系统是最难的，这往往意味着需要综合考虑前述的五大基础要素。在实际工作中，经常会遇到两难的情况，例如，制备的抗体效价满足使用需要，但用量可能比较大，如果通过采用信号放大强度较大的系统，或许可以降低原料的用量，但又需要采用比较昂贵的标记试剂；另外一方面，信号放大了，可能也意味着非特异性信号的放大，要达到理想的平衡，通常需要非常大的工作量。

对科研实验室来说，选择一种或多种信号检测系统来进行实验尝试是值得的，最重要的是获得可靠的结论。但对免疫测定试剂的生产厂商来说，一个技术平台，例如 ELISA、化学发光、免疫侧向层析，往往只会选择一种信号检测系统，因为厂商在一个技术平台上需要产出多种产品，需要投入大量的人力物力去建立方法学、优化体系、投产尝试等。现有的主流信号检测系统，其实都可以通过优化达到几乎一致的检测水平，而且技术仍然在不停地更新中，因此并不能笼统地比较优劣。

以酶标记技术举例来说，目前最常见的两种标记酶类就是辣根过氧化物酶（horseradish peroxidase，HRP）和碱性磷酸酶（alkaline phosphatase，ALP）。这两种酶都可以通过各种底物的催化反应来产生显色反应、化学发光和荧光信号，因此酶标记技术涵盖的技术范围其实比其他类别的标记技术，如电化学发光标记、荧光标记要更广。

选择信号检测系统可参考以下几点原则：

1. **标记物的分子量**　标记物的分子量对蛋白的免疫反应性有很大的影响。一般来说，分子量越大的标记物，越容易阻挡表位的识别。ALP 分子量为 140~160kD，HRP 分子量为 44kD，均属于比较大分子量的标记物，经常会产生巨大的交联产物，但有效的酶标记物得益于酶促催化反应，通常都具有优秀的信号放大作用。

2. **标记的工作难度**　分子的标记技术都是通过化学基团进行偶联的，对同一种信号检测系统来说，信号分子的标记会有多种技术路线方案。在保证有效的前提下，尽量选择难度较小、步骤较少的标记方案，这样的方案有利于提高产物得率，减少批间差。

3. **标记物的稳定性**　抗原或抗体进行标记物偶联后，经常会发生一些化学性质的变化，会导致偶联产物的稳定性下降，因此偶联产物除了需要低温储存（−80~−20℃）外，通常还需要添加各种保护剂来稳定标记物：如甘油、糖类、BSA、动物血清、离子和高分子聚合物等，甚至可以采用冻干的形式来保证标记物的稳定性。

二、抗原检测方法的建立与原料的筛选

抗原(antigen,Ag)是指所有能启动、激发和诱导免疫应答的物质,其可被T、B类别细胞表面特异性抗原受体(TCR或BCR)识别及结合,激活T/B细胞产生应答产物(特异性淋巴细胞或抗体),并与之发生特异性反应。抗原可来自外界或自身,机体免疫细胞通常识别的抗原多数是蛋白质,少数为多糖、脂类或核酸。

常见的抗原检测方法有两类:双抗体夹心法和竞争法。

(一)双抗体夹心法

双抗体夹心法通常用于分子量6kD以上的抗原检测,抗原需要具备两个以上的抗体识别表位。双抗体夹心法的技术建立核心在于抗体对(antibody pair)的选择。

筛选抗体对时需要考虑的因素有:

1. 抗体种类 常见的用于免疫测定的抗体有单克隆抗体(monoclonal antibody,mAb)和多克隆抗体(polyclonal antibody,pAb)。

理论上,mAb和pAb均可以用于双抗体夹心法,但通常采用的是双mAb,mAb+pAb,极少采用双pAb。

pAb既可以用于包被,也可以用于标记。如果用于包被,pAb可以利用识别多个抗原表位的特性尽可能多地将样本中的抗原结合;如果用于标记,pAb通常具有更好的反应性。还有一种情况,如果和来源于不同种属的mAb联用,可以采用标记抗体识别,避免标记二抗:例如,用鼠mAb包被,山羊pAb二抗识别,酶标兔抗山羊(商业化抗体来源)最后进行信号识别和放大。但是pAb也有不少缺点:首先,pAb的获得方法是动物免疫,这种方法极易造成批间差异;第二,正是因为pAb的多表位识别能力,可能会带来更多潜在的交叉反应;第三,质量不好的pAb经常产生过多的非特异性吸附,造成背景过高。另外,当使用pAb作为包被抗体,有可能由于多表位结合造成抗原表位阻挡,标记抗体结合不足甚至无法结合,从而造成实验失败,因此pAb更推荐作为标记抗体使用。

mAb是由单一杂交瘤细胞产生,针对单一抗原表位的特异性抗体。其优点是结构均一、纯度高、特异性强、交叉反应较少。但结合的单一性也正是mAb的缺点,当建立双抗体夹心法,如果使用双mAb,包被抗体和标记抗体使用针对相同抗原表位的抗体,则由于结合位点被包被抗体所结合,导致结合表位量下降甚至缺乏,很容易造成假阴性结果。有的参考文献和书籍也会推荐尝试使用多mAb组合作为包被,以增加靶物质的捕捉概率,但这种做法同样会引入不稳定因素,容易产生竞争包被作用,反而增加实验优化的时间成本。

目前市场上,有不少抗体的生产厂商会针对常见的靶物质开发多种抗体,包括mAb和多种种属来源的pAb,这些抗体中很多都经过厂商的检测和筛选,标明可用于ELISA、IF、IP、IHC和Western blot等,甚至会将引用文献、实验结果等数据列明,附上推荐等级,以供参考。在选择抗体对的时候,尽量购买厂商经过验证适用于ELISA的抗体。还有一部分厂商是专门生产针对体外诊断试剂免疫测定原料的,这些厂商的原料说明书经常会推荐经过内部验证的抗体对,以供购买筛选。

但值得注意的是,厂商推荐的抗体对大多没有说明筛选使用的方法学和信号检测系统,因此,并不能将厂商推荐的抗体对作为最终购买指南。在开发制备双抗体夹心法的初期,

至少应该购买多个抗体进行组合以供筛选。有趣的是,在开发过程中有时候会发现不同厂家生产的抗体,经过配对是最优反应的组合。

2. 抗原抗体的结合力、亲和力以及亲合力 抗原 - 抗体的结合力不是借助共价键,而是通过短距引力,如范德华力、氢键、静电引力和疏水作用等,同时这些抗原抗体的结合力会受很多因素影响:温度、pH、离子强度和表面活性剂浓度等。一般来说,抗体在生理性 pH 和离子强度下,抗原抗体的结合力最强,过高及过低的 pH 和离子强度,容易导致抗原 - 抗体复合物解离。

抗原与抗体的结合强度通常以亲和力以及亲合力表示。亲和力(affinity)是指一抗体分子与一半抗原分子或抗原的一个决定簇起反应的能力。抗体分子具有两个相同的 Fab 抗原结合部位,抗体分子可与两个相同的半抗原分子结合,每一个 Fab 与半抗原的结合是独立发生的,这些结合是可逆的,解离的程度取决于结合的强度。抗原抗体结合反应的平衡常数 K 可反映出亲和力的大小,K 值越大,抗体的亲和力越高,反之亦然。

多价抗体与抗原分子间的结合能力称为亲合力(avidity)。亲合力与亲和力、抗体的结合价、抗原的有效抗原表位数目相关。

抗原抗体的亲合力也受抗原的表位数量影响,拥有重复表位(multiple repeating epitopes)的抗原对抗体的亲合力更强,这种抗原的检测有时候也可以使用"单抗体夹心",即包被和检测为同一抗体,但在有多种抗体可供选择的情况下,并不推荐使用这种方法。

通过筛选高亲和力 / 亲合力的抗体用于双抗体夹心法可以大大增加反应分析灵敏度。通常亲和力常数在 10^8 L/mol 以下的抗体不适用于双抗体夹心法,推荐使用亲和力常数在 $10^{10} \sim 10^{11}$ L/mol 以上的抗体。

3. 交叉反应 虽然理论上,使用特定靶物质作为免疫原得到的抗体是特异的,但并不能保证绝对的专一反应性,抗体有可能对结构相似的抗原产生同样的免疫反应。如果是实验室自行制备抗体,在设计的时候就必须挑选高度特异的片段作为免疫原,并通过各种纯化手段得到高纯度的抗体,这样可以尽量避免抗体对其他结构相似的抗原产生交叉反应。如果是购买商业化的抗体,就必须向厂商索取尽可能详尽的原料验证和质量报告,而且在产品的说明书里通常都会有比较常见的相似抗原的交叉反应数据。

不过值得注意的是,交叉反应事实上是不可避免的,在免疫测定试剂的制备里,通常对交叉反应都有一定的允许度,这个允许度范围的确定对试剂性能影响很大,在试剂的制备之初就必须作为考虑前提,不能单单在试剂优化成型之后再评估。

(二)竞争法

小分子抗原或半抗原(如药物分子、激素小分子、糖类和脂类等),因缺乏可作夹心法的两个以上的位点,因此不能用双抗体夹心法进行测定,但可以使用竞争法进行测定,反应信号和样本中待测物的含量成反比。

竞争法的核心原料包括针对待测物的特异性抗体和用于竞争的外源抗原。待测物特异性抗体的选择原则与前述双抗体夹心法选择抗体对的原则基本相同,但只能使用 mAb。另外有一点可能需要额外补充的是,要考虑抗体的免疫原性。由于小分子绝大多数是半抗原,半抗原不具备免疫原性,因此在免疫原的制备时,会将小分子和载体蛋白进行偶联,常见的载体蛋白有 BSA、HSA 和 KLH 等。用于竞争的外源抗原最好和选用抗体的免疫原结构一致,例如,用于竞争的外源抗原是偶联 BSA 的,最好选择以偶联 BSA 小分子免疫得到的特异性抗体。

常见的测定小分子的竞争法有两种反应模式,按照包被物质分类可分为直接竞争法和间接竞争法。

1. **直接竞争法**　直接竞争法是以抗体包被,待测抗原和外源抗原(标记信号分子)同时竞争包被抗体。

外源抗原如果采用是和载体蛋白偶联的抗原,在信号分子标记中会具有比较独特的优势,得益于偶联蛋白的丰富化学基团,使标记变得更加简单,可直接进行各种信号分子的标记,推荐购买商业化产品。

如果是用采购的半抗原自行进行偶联,就要注意半抗原上的化学基团,常见的化学基团有:羧基、羟基、氨基、醛基、酮基和芳香族。根据不同的化学基团可采用不同的偶联方案。举例来说,如果是采用 ALP 信号检测系统,得益于 ALP 较大的分子量和丰富的化学基团,既可以将半抗原直接偶联至 ALP,也可以先将载体蛋白,如 BSA 和小分子偶联,再利用 BSA 的基团和 ALP 进行标记偶联。

2. **间接竞争法**　直接竞争法是以外源抗原包被,待测抗原和包被抗原竞争标记抗体。抗体的标记取决于使用哪种信号检测系统。

使用直接竞争法的时候,用于包被的抗原绝大多数时候使用的是偶联载体分子的抗原,这样对各种包被固相(共价偶联或被动吸附)比较通用,除非是直接利用半抗原的基团直接和固相的化学基团共价偶联,但一般不采用这种方法。从理论上来讲,间接竞争法可能存在一些优势。直接竞争法是在液相中,待测抗原和外源抗原竞争,通常外源抗原与载体蛋白的偶联,对抗体可能存在较强的结合力,导致体系的优化难度较大;而间接竞争法,外源抗原被包被在固相中,结构会有改变,基团会被部分遮挡,在一定程度上可削弱其对抗体的结合力,待测抗原的竞争力会比较有优势。

采用哪种竞争法模式进行小分子测定需要在实验优化之后,考察整个检测方法体系才能决定,不能笼统地比较优劣,但在市面上直接竞争法仍是主流。

竞争法通常不用于检测抗体,但当相应抗原材料中含有难以去除的杂质,不易得到足够的纯化抗原或抗原性质不稳定时,也可采用竞争法。竞争法检测抗体是将标本中待测抗体和酶标抗体与固相抗原竞争结合,如检测乙型肝炎病毒核心抗体(HBcAb)常用此法。

三、抗体检测方法的建立与原料的筛选

常见的抗体检测通常包括 IgG 和 IgM 的检测。

(一)间接法

间接法包被的是抗原,最常见的是天然抗原和重组抗原。天然抗原的优势是片段齐全,但纯度不高,关键抗原表位有时难以暴露,极易产生非特异性吸附,批间差异较大,如果是病原体的天然抗原还存在生物安全性隐患。而基因工程重组抗原,结构相对简单。但一方面,重组抗原的制备需要对待测物的关键免疫应答区段深入研究,还需要通过精确计算和优化;另一方面,重组抗原多数是单一线性表位,可能会出现漏检情况(假阴性)。针对天然抗原,如果是病原微生物,因为涉及生物安全性因素,首选商业化试剂,安全性有保证;如果是从组织或细胞中提纯蛋白,质量就取决于提纯方法的简易程度、产物纯度和得率。针对重组抗原,商业化试剂相对天然抗原昂贵,但用量一般也较

少，应根据文献报道、厂家专业推荐和参考同类产品的说明书进行自行制备或选购商业化产品。

间接法成功的关键在于抗原的纯度。虽然有时用粗提抗原包被也能取得实际有效的结果，但应尽可能对抗原予以纯化，以提高试验的特异性。特别应注意除去能与一般健康人血清发生反应的杂质，例如以 *E.Coli* 为宿主产生的重组抗原，如其中含有 *E.Coli* 成分，很可能与受过 *E.Coli* 感染者血清中的抗 *E.Coli* 抗体发生反应。抗原中也不能含有与酶标抗人 Ig 反应的物质，例如来自人血浆或人体组织的抗原，如不将其中的 Ig 去除，试验中也会发生假阳性反应。

目前，很多试剂的制备在采用重组抗原进行包被时，会采用多片段包被，以保证方法的检出率，但这样也会带来包被上的难度，难免会存在竞争包被的现象，还有一种解决办法就是将所有相关抗原决定簇嵌合表达为一个融合蛋白。

间接法中另一种干扰因素为正常血清中所含的高浓度的非特异性抗体。例如病人血清中待测的特异性 IgG 只占总 IgG 中的一小部分。IgG 的吸附性很强，非特异 IgG 可直接吸附到固相载体上，有时也可吸附到包被抗原的表面。因此在间接法中，抗原包被后一般用无关蛋白质（例如牛血清蛋白）再包被一次，以封闭固相上的空余间隙。另外，在检测过程中标本也可以先行稀释，以避免过高的阴性本底影响结果的判断。

间接法既可以用于 IgG 检测，也可以用于 IgM 检测，如用抗原包被的间接法直接测定 IgM 抗体，因标本中一般同时存在较高浓度的 IgG 抗体，后者将竞争结合固相抗原而使一部分 IgM 抗体不能结合到固相上。因此如用抗 IgM 作为二抗，间接测定 IgM 抗体，必须先将除去样本中 IgG 的干扰，IgG 的去除通常采用抗 IgG 抗体，但必须先通过试验确保抗 IgG 抗体的特异性，否则会同时把 IgM 除去。间接法使用抗 IgG 或者抗 IgM 作为信号分子标记蛋白（二抗），对不同的 IgG 和 IgM 来说，这个二抗是通用的，商业化产品在这方面非常成熟，特异性也很好，价格非常低廉，可以采购回来自行标记，也有很多厂家提供各种标记后的二抗，但成本会高很多，建议根据实际情况选用。

（二）捕获法

在临床检验中测定 IgM 时多采用捕获包被法。捕获法使用抗人 IgM 抗体包被固相，以捕获样本中的 IgM（其中包括针对抗原的特异性 IgM 抗体和非特异性的 IgM），因此相对间接法直接测定特异的 IgM 而言，非特异性的 IgM 可能存在较大的干扰风险。

对于最后的信号放大和检测有两种方式：

1. 直接加入标记抗原　尽量采用重组抗原进行标记，天然抗原受制于结构的复杂性和纯度，一般不推荐用于标记，稳定性也很差。

2. 加入连接抗原　此抗原仅与特异性 IgM 相结合，最后加入针对连接抗原的标记抗体。连接抗原可以使用天然抗原或重组抗原，但最后的反应有些类似于双抗体夹心法，因此针对连接抗原的标记抗体的选用尤为关键。目前有很多专业提供体外诊断试剂原料的厂家都会把筛选工作做完之后将连接抗原和标记抗体打包推荐，建议选用此类原料进行试剂制备。

（三）双抗原夹心法

双抗原夹心法的原料筛选就是包被抗原和标记抗原的选择，选择的关键点和间接法包被抗原以及捕获法的直接标记抗原相同。

第四节　关键辅助材料的选择

一、固相载体的选择

用于免疫测定的固相支持物主要包括聚苯乙烯微孔板、硝酸纤维素膜、磁性微球、载玻片等。

聚苯乙烯材质的微孔板是酶联免疫吸附试验（ELISA）主要的包被材料和反应载体。抗原或抗体等生物活性原料在特定的条件下固定于聚苯乙烯微孔板的过程称为原料的包被，包被的过程除了需要满足结合效率高、结合稳定之外，还需要保持包被原料的正确结构及免疫反应活性，以满足后期免疫分析需要。

抗原或抗体等生物分子主要是通过物理吸附和共价结合两种方式在微孔板表面进行固相化。物理吸附是抗原或抗体通过自身与聚苯乙烯表面的疏水相互作用、范德华力、电荷相互作用等物理作用固定在微孔板的底部。通过物理吸附固定操作简单，但生物分子与微孔板物理吸附结合具有不定向和随机性，一部分小分子物质及非蛋白类物质难以通过物理吸附的方式固定，其他的生物分子通过物理吸附结合也可能带来免疫结合的空间位阻及其构象的改变，进而影响免疫检测。同时物理吸附的作用力相对较弱，实验过程中的剧烈震荡及洗液冲洗都有可能导致生物分子的脱落，从而影响检测的准确性和稳定性。

共价结合首先要用化学的方式对聚苯乙烯表面进行修饰处理，使其获得可以用来共价偶联的化学基团如氨基、羧基、羟基等，然后再通过活化剂活化或者交联剂桥接将生物分子共价结合。共价结合的方法与物理吸附相比结合强度高、特异性好，且具有一定的定向性、生物分子结合后反应性高、不易脱落等优势，而且通过共价结合可以有效解决一些小分子非蛋白类物质通过物理吸附难以固定的问题。

一些通过上述两种方法还难以固定或者固定后难以维持正确构象和活性的物质，可以通过先固定其亲和配基，再通过亲和相互作用将其结合到微孔板，例如天然五聚体C反应蛋白的固定，先将其亲和配基磷酸胆碱物理吸附进行固定，然后通过磷酸胆碱结合可以保持C反应蛋白的天然五聚体结构和活性。另外一些小分子物质可以通过先包被链霉亲合素，再用链霉亲合素结合生物素化的小分子，从而达到固定小分子的目的。除此之外还可以通过包被一些生物标签分子的抗体如荧光素标签FITC抗体，再结合携带该标签的生物分子如FITC修饰的生物分子，也可以有效解决部分生物分子直接包被难的问题。

关于生物分子包被聚苯乙烯微孔板的方案选择，首先要考虑生物分子自身的特性，选择直接包被或者间接包被，其次需要根据生物分子的物理属性选择合适的稀释缓冲液、包被浓度、温度、时间等条件。对于大分子蛋白类物质，用碱性溶液稀释在合适的温度下孵育一定的时间就能达到有效的包被；而对于一些小分子半抗原物质只有稀释到有机溶剂中低温长时间的孵育，然后再去除有机溶剂才能达到固定的目的；小分子半抗原还可以先偶联一个载体蛋白，然后通过载体蛋白固定到微孔板；此外一些特殊的物质如双链DNA等，可以先固定一个可以亲和结合或者吸附这类分子的物质如鱼精蛋白，再通过该类物质将这些分子有效地结合而固定。

聚苯乙烯微孔板经过一些特殊的处理可以提高对生物分子的结合能力。虞伟等通过实验发现，经过紫外辐照处理可以有效提高微孔板对抗原的吸附能力，从而提高免疫检测的灵敏度等性能。冯波等人通过实验证实，聚苯乙烯微孔板经过 Co60γ 射线辐照处理，可以提高对丙肝、艾滋病毒多肽抗原的结合能力，在不影响特异性和稳定性的前提下可以有效提高试剂的灵敏度。除此之外，聚苯乙烯微孔板可以用多聚赖氨酸、戊二醛等处理，电子束轰击或者低温等离子体改性使得微孔板聚苯乙烯表层获得间隔臂、电子层、含氧活性基团，进而通过电荷相互作用，或者共价交联方式提高生物分子的包被效率。

对于被动吸附不稳定的分子，选择间接非共价吸附和共价吸附的方式可实现其长期稳定固定。间接非共价吸附主要是通过先固定链酶亲合素、金黄色葡萄球菌蛋白 A、抗人 IgG，或者目标包被分子的特异性结合物质如抗体、受体、结合蛋白等再结合生物素化的目标分子、IgG、或者游离分子，实现其间接非共价固定。共价吸附通过固相载体表面的活性基团如—COOH、—NH$_2$ 等在化学交联剂、活化剂如戊二醛、碳二亚胺、N- 羟基琥珀酰亚胺等的作用下与包被分子上相应的活性基团反应形成稳定的共价键而实现固定。与被动吸附相比较，共价交联具有定向性（依赖分子表面游离基团）强、稳定性高等优点。对于某些小分子如药物、激素、小多肽、糖脂等，由于其结构简单，疏水性区域少，通过以疏水相互作用为主的被动吸附方式固定在聚苯乙烯表面，固定效率低，长期稳定性差，且实验过程中容易脱落。通过表面某些基团将这类小分子物质共价吸附可能是其与固相载体直接且稳定结合的唯一途径。

磁性微球是一类由铁氧化合物与生物高分子材料如聚苯乙烯、聚丙烯酸等在特定条件下聚合、包裹、表征等得到的兼具磁响应性和表面功能性的新型功能载体。纳米磁性微球作为新型的固相包被载体已经广泛应用于酶联免疫检测、化学发光免疫检测、微流控检测等检测平台。此外，磁性微球在蛋白分离纯化、细胞分离、核酸提取等生物医学其他领域也有着广泛的应用。同时磁性微球因其具有磁响应信号的特点，可以作为检测信号的标记物。

与其他的固相载体相比，磁性微球作为固相载体包被目标分子，参与免疫检测，具有操作简单、反应迅速、易于分离、易于实现高通量与自动化等优点。超顺磁性微球在外加磁场的作用下具有磁性，在外加磁场的作用下可实现快速聚集，而一旦撤去外加磁场，又可以重新均匀分散到溶液中，从而实现固相分离与均相反应。均相反应可以提高免疫检测的反应效率，从而缩短反应时间，提高反应的灵敏度。外加磁场条件下快速的聚散特性可以实现充分的洗涤和快速的分离杂质、未反应物质与抗原抗体复合物的目的，从而有效地减少干扰和降低背景值。另外，与微孔板相比，磁性微球具有较大的比表面积，其表面包裹疏水性材质，表征活性基团，可以更有效、稳定地共价包被目标分子，相对更加节省原料的用量。

目前为止在免疫检测中使用的磁性微球大部分是以聚苯乙烯为基体材料，通过共聚等方法将带有活性官能团的单体（或经聚合后表面改性）使表面带有氨基、羧基、磺酰基、环氧基、N- 羟基琥珀酰亚胺基等活性基团（图 4-2），同时为了更加充分地暴露活性基团，提高偶联效率，保留连接分子的活性，减少免疫反应的空间位阻，亦可引入一定长度的间隔臂。

蛋白质等分子的共价交联反应中最重要的反应是亲核反应，在所有的氨基酸侧链中，

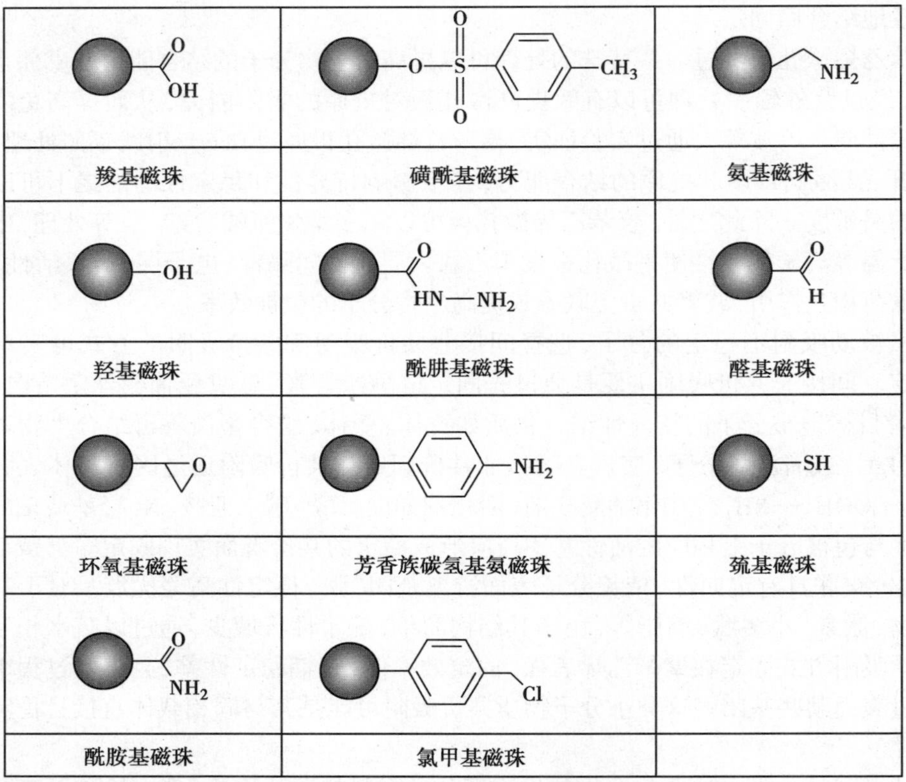

羧基磁珠	磺酰基磁珠	氨基磁珠
羟基磁珠	酰肼基磁珠	醛基磁珠
环氧基磁珠	芳香族碳氢基氨基磁珠	巯基磁珠
酰胺基磁珠	氯甲基磁珠	

图 4-2　不同表面活性基团的磁性微球

最强的亲核剂是半胱氨酸中的巯基。其次是氨基,包括 α- 氨基、处于 N 末端的氨基、赖氨酸的 e- 氨基。更弱的亲核试剂包括含氧的可电离基团,包括 C 端的 α- 羧酸、天门冬氨酸上的羟基、谷氨酸上的羟基,以及酪氨酸残基上的酚基。

氨基和羧基是最常见的磁珠活性官能团,虽然在生理条件下无法和蛋白质上的残基直接反应,但却可以作为起始活性中间体,引入其他官能团与蛋白质反应。磁珠连接可以通过直接活化磁珠上的活性基团使其能够与蛋白质上的基团反应,如 EDC/NHS 活化羧基磁珠(图 4-3),生成能够与氨基发生反应的活性酯。后脱去中间产物后,完成一个氨基与羧基形成酰胺键的反应,也叫做"zero-link"连接。另一种活化方法是通过交联剂(cross-linker),其一端带有能够与磁珠上官能团反应的活性基团,另一端带有能与蛋白质反应的活性基团,两基团中间可以带有一段隔臂。反应产物是磁珠上带有一段间隔臂的活性官能团。如通过戊二醛的桥接将氨基磁珠的氨基与偶联分子的游离氨基的共价结合(图 4-4,彩图见文末彩插)和通过马来酰亚胺将氨基磁珠的氨基与偶联分子的巯基进行连接(图 4-5,彩图见文末彩插)。

磺酰基、环氧基、N- 羟基琥珀酰亚胺基是一类具有氨基反应活性的活性基团,这类基团的磁珠与包被分子共价交联无需活化剂预活化和交联剂的参与。在特定的条件下将包被物与磁珠直接混合就可以实现两者的共价交联(图 4-6、图 4-7,图 4-7 彩图见文末彩插)。这类磁珠以其简单、方便、重复性好等特点,使用范围越来越广泛。

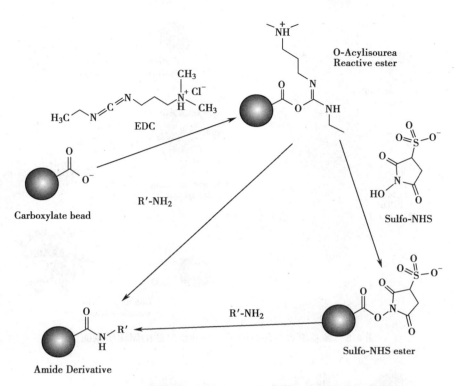

图 4-3　羧基磁珠与包被分子共价交联的原理示意图

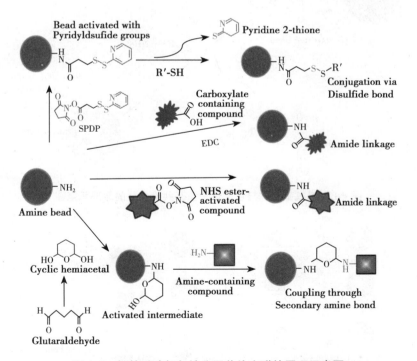

图 4-4　氨基磁珠与包被分子共价交联的原理示意图

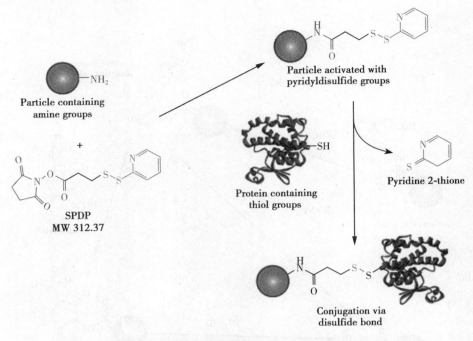

图 4-5　氨基磁珠与包被分子巯基共价交联的原理示意图

图 4-6　磺酰基磁珠与包被分子氨基共价交联的原理示意图

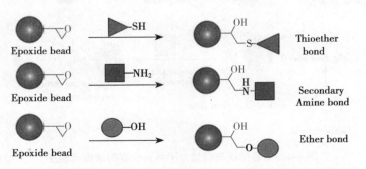

图 4-7　环氧基磁珠与包被分子共价交联的原理示意图

为目标包被分子选择合适的磁珠需要考虑的主要因素有：

1. **磁粉含量**　磁粉含量直接影响着磁珠在外界磁力作用下的磁响应强度，磁粉含量越低，外界磁力作用下需要的吸附时间越久，在免疫检测过程中的反复洗涤，重悬步骤中损失的概率也越大。而磁粉含量过高，外界磁力去除后的剩磁导致的磁珠聚集影响磁珠的重悬分散，直接会影响免疫反应的强度。

2. **磁珠的粒径和表面属性**　粒径越小的磁珠，比表面积越大，在表面活性基团密度相同的条件下，蛋白载量越大，得到相同的反应信号需要的磁珠质量越少，有利于节约成本。但磁珠粒径越小，对合成工艺要求越高，合成磁珠的批间差也越难控制，同时粒径越小的磁珠本身的表面活性越强，在保存的过程中容易产生聚集，重悬分散需要的机械力也越大。磁珠的表面属性主要有亲水表面和疏水表面两种形式，亲水表面一般是包裹缩水甘油醚等亲水性高分子材质，亲水性表面对包被分子的被动吸附少，在检测过程中对待测物质和其他杂质的非特异性吸附也少，能够获得更低的背景值和更高的特异性。疏水性表面一般是包裹聚苯乙烯等疏水性多聚化合物，疏水表面对包被分子和其他成分的被动吸附高，背景值较高，但磁珠表面的疏水相互作用使得包被分子更容易接近磁珠表面的活性基团，因此能够获得更高的包被效率和反应信号。

3. **磁珠表面的活性基团种类和密度**　磁珠表面的活性基团主要有两种类型，一种是需要预活化和交联剂参与反应的基团，包括羧基、氨基、羟基等。一种是直接具有反应活性的基团，包括磺酰基、环氧基、N- 羟基琥珀酰亚胺基等。需要预活化和交联剂参与包被的磁珠包被步骤较为复杂，需要控制的条件和考虑的影响的因素比较多，偶联率和重复性比无需活化和交联剂参与包被的磁珠差。对于直接具有反应活性基团的磁珠，其合成难度大，价格较高。但其包被所需的条件简单，影响因素少，可包被的分子种类也多，因此也有着广泛的应用。磁珠表面的基团密度越大，则同质量磁珠对包被分子的载量也越大，在同等条件下获得相同响应信号需要的磁珠量越少。但基团密度过高，包被分子密度大，在免疫反应过程中容易形成空间位阻，反而会降低检测的反应性和灵敏度。

为获得更高的包被效率、更好的反应性、更低的背景值，以及更高的特异性和灵敏度，就需要对所有可能存在的影响因素和条件综合考虑，对众多条件进行综合优化，才能得到一套最佳的实验方案。此外在尝试过众多共价交联方案未果的情况下，还可以选择生物素 - 亲和素体系、蛋白 A 和抗 IgG 等二抗磁珠、受体和结合蛋白等亲和磁珠进行间接非共价交联。这类磁珠系统不仅可以实现共价交联难以实现的物质分子包被，还可以满足多个项目磁珠通用而更好地实现高通量检测这一目标。

二、生物活性组分的特点和质量要求

制备免疫检测试剂中的各类封闭液、稀释液和样品处理液时，会用到各种类型的生物活性组分，如牛血清白蛋白、酪蛋白、明胶、牛血清等。不同的生物活性组分在不同的液体中起的作用不尽相同，例如在酶联免疫检测封闭液中牛血清白蛋白主要的作用是作为异源性蛋白封闭酶免反应板多余的未包被区域，从而避免在检测过程中待测物和其他成分非特异性的结合。而在各类酶标稀释液中，牛血清白蛋白主要是作为蛋白保护剂，保护酶标记物的稳定性和降低酶标记物储存容器如离心管或塑料瓶对酶标记物的吸附而带来的损失。此外生物活性组分还有提高灵敏度、降低非特异性、增加反应性等其他的重要作用。对于不同的生物活性组分是通过什么途径和原理发挥这些作用,目前尚没有直接的证据证明。而且在不同的项目、不同的原料体系中同一种生物活性组分所起的作用也不尽相同,而且不同的生物活性组分之间也可能存在协同或者拮抗等相互作用。目前为止,为优化某个指标筛选合适的生物活性组分只能靠实验去验证,在众多的生物活性组分选择面前,只能做不同的交叉组合去优化得到一个最佳的配方,因此生物活性组分的选择和配方的优化工作占据了免疫检测试剂研发和优化工作的大部分内容。也许未来依靠大量工作资料的积累和大数据分析,生物活性组分的选择和配方的摸索不再需要大量繁琐的实验,而是通过软件分析就可以得到成功率较高的组分推荐和配方组合。这无疑将会把免疫检测试剂的研发工作推上一个更高的平台。

对于生物活性组分的质量要求和质控方法,各免疫检测试剂研发和生产厂家目前还是在一个探索和积累的阶段。虽然国家相关部门在《药典》和《中国生物制品主要原辅材料质控标准(2009年版)》中对常用的生物活性组分的质量标准做出了一些规定,而且近年来国家相关机构联合诊断试剂行业的一些专业人士出台的金标、酶免、发光类试剂的注册技术审查指导原则中对一些常用的生物活性组分的质量做出了要求,但这些标准和原则只对部分常用的生物活性组分最基本的外观、浓度、纯度等物理特性做了简单的要求,并没有涉及与生物活性组分的生物学功能相关的质量要求,因此很难真正满足厂家对生物活性组分的质量要求和质检标准的需要。各生物活性组分需根据实际用途制定相应的质量要求和质检标准,并按照要求和标准进行质量检验和控制才能更好地发挥其作用。下面列举一些常用的生物活性组分的质量要求及质检标准。

(一)牛血清白蛋白的质量要求

1. **外观**　应为浅黄色、黄色或乳白色的冻干粉末,无吸潮,无结块,无肉眼可见的其他杂质颗粒。

2. **溶解性**　将牛血清白蛋白配成10%溶液,在18~26℃时,溶解时间应≤15分钟,pH应为6.5~7.1。

3. **总蛋白含量**　用双缩脲法测定,其标准为≥95%。

4. **总蛋白中的BSA含量**　用硝酸纤维素膜电泳法测定,其标准为≥95%。

5. **BSA的净含量**　总蛋白含量乘以总蛋白中的BSA含量,其标准为≥90%。

6. **性能要求**　按照牛血清白蛋白的预期使用方法,配成相应的溶液,按照预期使用用途进行使用,并对该试剂进行全性能验证,各性能指标应满足该产品的产品技术要求中所规定的内容。

(二)牛血清或羊血清的质量要求

1. **外观**　为浅黄色澄清稍黏稠的液体,无溶血或异物。

2. **无菌试验**　将血清直接37℃放置7天后,在明亮处观察,不得出现混浊或沉淀。

3. **总蛋白含量**　用双缩脲法测定,其标准为≥32g/L。

4. **球蛋白含量**　取待测血清1ml,采用饱和硫酸铵法进行沉淀,沉淀溶于0.85% NaCl溶液,至1ml,用Lowry方法测定,其标准为≤2g/L。

5. **性能要求**　按照牛血清或羊血清的预期使用方法,配成相应的溶液,按照预期使用用途进行使用,并对该试剂进行全性能验证,各性能指标应满足该产品的产品技术要求中所规定的内容。

(三)标记用酶

应在产品的质量标准中明确说明所使用的标记用酶的名称(如辣根过氧化物酶、碱性磷酸酶等）和来源（大肠埃希菌重组、天然提取等），酶的纯度 RZ 值（OD_{403nm}/OD_{280nm}）应大于3.0。应按照酶供应厂家提供的质量要求和检验标准，酶使用厂家制定相应的质量标准，同时结合自己的预期用途和使用方法制定相应的检验方法和质量标准进行检验。

性能要求：按照标记用酶的预期使用方法进行标记，制备成半成品，按照预期使用用途配成相应的工作液，并用配套的其他半成品组分一起进行评估，对该试剂进行全性能验证，各性能指标应满足该产品的产品技术要求中所规定的内容。

随着免疫检测项目的不断增加，用于免疫检测试剂的生物活性组分的种类也在增多。生物活性组分是来源于人或其他生物个体，这类物质可能由于来源个体差异而存在不同，同时这些物质的提取纯化工艺有很多控制及影响因素，与化学类试剂相比批间差异相对比较大。因此对于这类物质的选择，首先应该考虑制备厂家的工艺水平，供应商同样要求相对固定，尽量使用同一批次以避免批次之间的差异，从而从源头上对质量进行控制。

生物活性组分是免疫检测试剂重要的组成成分，虽然目前对此类物质在免疫检测试剂中各种作用的认识仅来源于具体实验应用的积累，缺乏专业、深层次的基础研究，但随着体外诊断试剂行业的发展和基础应用研究的深入，相信我们对这类物质的认识会更加详细，同时会指导我们制定更加合理和完善的质量要求和检验标准，从而研发和生产出更高质量的免疫检测产品。

第五节　反应体系的优化

免疫测定试剂组成成分繁多，每一个组分的设计和构成都可以看作是一件科学艺术品，虽然没有机械部件的精密性结合，但是生物、化学成分的互相配合和反应，都是相当让人惊叹的！在传统的免疫测定试剂制备中，关于反应体系的构建，有很多科学经验可以借鉴，同时也遵循着一定的科学规律。

免疫测定是一个很大的范畴，包含各种各样的方法学，以标记分子分类、以反应模式分类等，这些在本书的各个章节均有介绍。而这些免疫测定试剂的组成成分和每一步反应总称为反应体系。本节主要介绍免疫测定试剂反应体系的优化，但鉴于不同方法学之间还是有不少差异，故重点以常见的 ELISA 和化学发光技术平台举例加以说明。

一、样本

样本就是免疫测定的对象。常见的样本有体液和组织。体液包括血清、血浆、全血、唾液、尿液、白带、精液等。ELISA 和化学发光主要是以血清和血浆作为样本。

有些样本可直接进行测定（如血清、血浆），有些则需经预处理（如粪便和某些分泌物）。大部分 ELISA 检测均以血清或血浆为样本。血浆中除含有纤维蛋白原和抗凝剂外，其他成分均与血清相同。

血清可按常规方法采集，应注意避免溶血，红细胞溶解时会释放出具有过氧化物酶活性的物质，以 HRP 为标记的免疫测定中，溶血标本可能会增加非特异性显色。

样本最好使用新鲜采集的，但对于科研实验室或体外诊断试剂厂商来说，大多数情况下这是不能实现的，因此最好使用在 2℃~8℃保存 1~2 周的样本，长期存放时可将样本放置

在 –80℃~–20℃，一般储存期为 1~2 年，应避免反复冻融，避免高温（37℃）快速溶解和剧烈震荡混匀。

（一）抗凝剂

常见的抗凝剂有 EDTA 钠盐或钾盐，以及枸橼酸和肝素等。抗凝剂是作为潜在干扰因素考察的，因为这是外源引入的化学试剂。ELISA 和化学发光试剂通常都会要求以血清或血浆作为等价样本，因此在反应体系中，必须考察抗凝剂的影响。在实验室或体外诊断试剂厂家制备免疫试剂时，很少能够同时采集同一人的血浆和血清样本，通常的做法是采用血清外源加入抗凝剂以考察对结果的影响。

（二）稀释

样本通常是原倍加样，但在某些方法学中或实际应用中需要进行样本稀释或处理后加样。

1. **样本稀释液**　稀释液的组成成分通常由缓冲体系、离子和蛋白组成。缓冲体系的 pH 以接近人体生理 pH 为主，常见的添加蛋白有 BSA、动物血清和酪蛋白等。

抗体在血液蛋白中含量较高，有时候在某些抗体测定试剂的开发中会发现，原倍加样可导致阴性本底信号过高，削弱了阴阳性之间的差距。在这种情况下，需要将样本使用稀释液稀释后加样，稀释度一般在 1∶10~1∶1000。

在免疫定量测定中，涉及有效的测定范围，如果样本测得的数值超过测量有效范围就需要先稀释后再进行测定。定量检测的样本稀释液必须考虑基质效应，一般会添加合适量的动物血清或血清蛋白成分以得到接近血液样本的基质，可以通过稀释回收率实验确定样本稀释液是否适合反应体系的测定，通常要求回收率为 90%~110%。

2. **样本处理液**　处理液主要用于抗原暴露、清除或抑制干扰物上面，常用的有 RF/IgG 清除剂、解离剂和变性剂等。处理液的组成视乎用途而改变，例如，RF/IgG 清除剂通常都在样本稀释液中添加特定成分即可，既充当稀释液又充当处理液。变性剂的主要作用是在样本的前处理中将蛋白抗原充分暴露，通常不含有其他蛋白成分，因为变性剂经常需要配合酸碱或热处理，可能会导致外源蛋白的变性。待测物质在样本中若以结合蛋白（复合物）形式存在，那就需要使用解离剂，例如孕酮的测定，孕酮可与血清白蛋白、性激素结合蛋白结合，这种复合物的存在会影响测定，因此可以将一些结构相似的化合物（通常具有更强的蛋白结合力）加入样本中以取代这些蛋白的结合部位，从而把孕酮释放出来。

3. **样本所需体积**　加样体积的选择首先受制于加样设备的加样体积范围和反应容器可容纳的样本体积，在这个前提下，样本的加入量和反应性成正比（竞争法除外）。从节省试剂成本的原则上讲，选择较大的加样体积，可以减少试剂用量。但是样本加样体积的选择同时受限于样本的基质所带来的干扰，选择越大的加样体积，引入的潜在干扰因素就越多，对检测结果造成的影响也越大。

对 ELISA 来说，目前大部分的试剂仍然是手工操作，加样体积受限于移液器的使用，通常是 10~100μl，如果在试剂制备开发过程中发现基质的影响过大，可以减少加样体积或者稀释样本后加样。对化学发光而言，尤其是对目前主流的磁微粒化学发光方法，磁微粒溶液本身有一定的液体体积（一般是 50μl 以上），可以起到预稀释的作用，而且配套的基本都是全自动操作系统，加样体积可以程序多样化（5~200μl，可以自动稀释），灵敏度、测定信号上限也比传统的 ELISA 高，对免疫试剂的制备开发来说变得更加简单和舒适。

二、反应温度与反应时间

(一)反应温度

目前 ELISA 和化学发光采用的反应孵育温度主要是 37℃,很少采用其他温度。一方面是约定俗成,只有极少数实验室或厂家开发试剂时采用常温孵育反应,因为室温偏差容易造成结果的波动;另一方面,37℃是生物分子发挥作用比较活跃的温度,提高反应温度固然能够缩短反应时间,但也很容易造成活性成分的失活。

体外诊断试剂厂商开发试剂时,会把一定的温度波动范围作为试剂性能的验证参数,一般考察温度波动范围为 35~39℃,确保试剂的稳定性和准确性不受影响。

(二)反应时间

反应时间是一个平衡参数,对于实验室自行制备免疫试剂来讲,反应时间可能是最容易切入的一个反应优化条件。反应时间是平衡试剂成本、反应灵敏度和反应信噪比的中心参数。

反应试剂的用量和抗原抗体的反应模式不变时,在达到平台期之前,反应时间和反应信号是成正比的,延长反应时间,可增加反应的灵敏度,提高低浓度样本的检出率。值得注意的是,延长反应时间同时也有可能带来更高的背景本底。因此,反应时间的选择不是一个可以单独确定的因素,例如反应时间延长导致背景信号增加,此时既可以通过降低原料的用量,也可以通过改变试剂配方甚至更换原料来达到降低背景本底的目的。

不过,从体外诊断试剂生产厂商的角度来看,反应时间大多数时候是一个常数。在产品开发之前,反应时间常常就已经被确定,围绕确定的反应时间来开发产品和优化体系。那么,市场化的试剂反应时间是如何确定的呢?基本上,厂商会考虑以下因素:

1. **法规标准和国家、行业标准**　例如,2010 版的药典规定,血液筛查四项 ELISA 诊断试剂的反应时间不低于 60 分钟。

2. **诊断产品的技术更新和突破**　传统的 ELISA 受制于方法学本身的极限以及手工操作,很难再缩短反应时间。而新兴的磁微粒化学发光方法,利用磁微粒的磁性分离特点,配以自动化仪器,再加上灵敏度、线性范围宽广的优势,使目前各厂家的设计反应时间都基本在 15~30 分钟以内。

3. **市场定位和诊断试剂的用途**　POCT 产品定位于快速检测,反应时间基本控制在 15 分钟以内。

三、反应液配方

免疫测定试剂的各个组分绝大多数都是复合配方,含有各种各样的生物辅料、化学试剂,如果没有了这些配方的协助,试剂的质量无从保证。

由于反应液配方成分多样化,很难去推荐或指定特定的配方,多数研究者会根据以下一些因素去考虑反应液配方的组成:核心物质的物理化学性质、反应的灵敏度和特异性、试剂的稳定性。

（一）缓冲液

选择缓冲液的关键在于 pH。对每一种蛋白来说，无论作为包被还是标记，首先选择的就是缓冲液，常见的缓冲液有磷酸盐缓冲液、Tris 缓冲液、硼酸缓冲液等，此外，还可以考虑尝试 Good 缓冲液。

Good 缓冲液又称为两性离子缓冲液。1960 年，N.E.Good 和他的同事们总结了现有的各种缓冲试剂的优缺点后认为，必须用人为设计和人工合成的方法来找到专门用于生命科学研究的特定缓冲体系，这些缓冲体系应具有以下特性：① pKa 值为 6~8；②在水中的溶解度高；③不易穿透生物膜；④盐效应小；⑤离子浓度、溶液组成和温度对解离的影响小；⑥不与金属离子生成复合物或沉淀；⑦缓冲剂化学性质稳定；⑧紫外和可见光波长范围内光吸收小；⑨易制得高纯度的盐。

Good 缓冲液的主要优点是不参加和不干扰生物化学反应过程，对酶化学反应等亦无抑制作用，所以它们专门用于细胞器和极易变性的、对 pH 敏感的蛋白质和酶的研究工作。

常见 Good 缓冲液使用的最佳 pH 范围如表 4-1 所示。

表4-1 常见Good缓冲液使用的最佳pH范围

pKa（ 20℃ ）	产品名称	最适pH工作范围
6.15	MES	5.5~7.0
6.46	Bis-Tris	5.7~7.3
6.60	ADA	5.8~7.4
6.80	PIPES	6.1~7.5
6.90	ACES	6.0~7.5
6.95	MOPSO	6.2~7.4
7.15	BES	6.6~8.0
7.20	MOPS	6.5~7.9
7.50	TES	6.8~8.2
7.55	HEPES	6.8~8.2
7.60	DIPSO	6.9~8.1
7.70	TAPSO	7.0~8.2
7.85	POPSO	7.2~8.5
7.90	HEPPSO	7.4~8.6
8.00	EPPS	7.5~8.5
8.15	Tricine	7.8~8.8
8.35	Bicine	7.7~9.1
8.40	TAPS	7.7~9.1
9.50	CHES	8.6~10.0
10.00	CAPSO	9.3~10.7
10.40	CAPS	9.7~11.1

（二）辅助蛋白

在反应液中加入辅助蛋白的作用主要是降低非特异性吸附、封闭和保护核心组分。选择辅助蛋白的原则就是：属于不相关蛋白，不影响抗原抗体的反应。常见的添加蛋白有：BSA、动物血清、明胶、酪蛋白等。这类蛋白的纯度对反应体系也很重要，如果是添加动物血清这类的非单一组分蛋白，需要注意批次差异造成的影响。

添加的蛋白种类可以是单一组分，也可以是复合组分，添加浓度应根据实际反应条件进行摸索。

（三）表面活性剂

表面活性剂是一种既有疏水基团又有亲水基团的两亲性分子。表面活性剂的疏水基团一般是由长链的碳氢构成，如直链烷基 C8~C20、支链烷基 C8~C20、烷基苯基（烷基碳原子数为 8~16）等。疏水基团的差别主要是在碳氢链的结构变化上，差别较小，而亲水基团的种类则较多，所以表面活性剂的性质除与疏水基团的大小、形状有关外，主要还与亲水基团有关。亲水基团的结构变化较疏水基团大，因而表面活性剂的分类一般以亲水基团的结构为依据。这种分类是以亲水基团是否是离子型为主，将其分为阴离子型、阳离子型、非离子型、两性离子型和其他特殊类型的表面活性剂。

在免疫试剂中加入表面活性剂的作用主要是降低非特异性吸附。常见的用于反应配方中的表面活性剂有：吐温 -20/80、NP-40、Triton X-100 和十二烷基磺酸钠（SDS）等。

（四）其他添加物

在反应配方中，通常还会添加一些其他的添加物，主要起保护和增强反应的作用。例如，添加糖类，如蔗糖、山梨醇、甘露醇和葡萄糖等可以起到很好的蛋白保护和稳定作用；再如，加入一些高分子聚合物，如聚乙二醇（PEG），除了可以增强亲水性、防止蛋白沉淀，有时适量浓度的加入还能增强抗原抗体反应。

四、临界值的确定

免疫测定从其实际应用来看，分为定性和定量测定两类，相应的测定结果的表达方式也分为定性和定量两大类。定性测定可以对标本中是否含有待测靶物质作出"有"或"无"的结论，并分别用"有反应性"和"无反应性"来表示。因此定性测量通常用于传染病病原体的抗原或抗体的测定，以判断特定病原体感染的存在与否。定量测量可以对标本中靶物质的多少进行量值测定，并以具体数值表示。因此定量测量的结果通常以浓度（如 U/L、μg/L 等）的方式表达。

（一）定性测定结果的判断

定性测定结果确定的依据在于阳性或阴性临界值（cut-off）的建立，cut-off 值的确立应尽可能地避免假阳性或假阴性结果的出现。试剂盒中 cut-off 值的设立是建立在一系列科学试验及统计学研究的基础上的。

在定性免疫测定中，确定合适的 cut-off 值对减少假阳性和假阴性具有重要的意义，cut-off 值的上移或下移，可导致假阳性或假阴性结果的出现，cut-off 值的确定就是要使依其得到的判断结果的假阳性和假阴性的发生率最低。目前 cut-off 值的确定方法有多种，各个免疫测定产品生产厂家也会根据实际情况设定适合产品 cut-off 值的确定方法，其中以下几种方法比较多用：

方法一：测定标本对阴性比值（test to negative ratio，TNR），假定在每批测定中包含大量的阴性质控样本，于是每份测定标本均可以与阴性质控样本值的比值来表示，例如，如果 Y 为标本的测定值，M 为阴性对照的中值，那么标本的 TNR 值为 Y/M。一般可将 Y/M ≥ 2 或 3 定为阳性，cut-off 值的计算公式为 2 或 3 ×（阴性对照的均值）。具体做法：取一定数量（通常较少）的阴性血清样本，使用已建立的酶免疫测定方法或试剂盒测定，如果上述阴性血清样本的吸光度均值为 0.05，则该次测定的阳性判断值为 0.10 或 0.15。例如有些试剂盒结果的判定以 P/N 或 S/N ≥ 2.1 为阳性，其依据即是以阴性参考血清的 2 倍作为阳性判定值。这种 Cut-off 值设定方法，可以避免假阳性结果的出现，但假阴性可能比例较高。总的来说，这是一种非常粗糙的 cut-off 值设定方法。

　　方法二：以阴性对照均值 +2 或 3 个 SD 作为 cut-off 值：当正常人血清样本数量足够大时，使用特定的酶免疫测定方法测得的吸光度值将呈正态分布，在具有 95.3%（单侧）的可信度的情况下，可以将从正常人血清测得的吸光度均值 +2SD 作为阳性判断值；如要求 99%（单侧）的可信度，则以吸光度均值 +3SD 作为阳性判断值。与第一种方法相比，这种 cut-off 值设定方法更为科学一些，建立在统计学的精确计算的基础上，但由于这种方法仅考虑阴性人群，故而难以确定"灰区"。

　　方法三：综合阴性对照均值加 2 个 SD 或加 3 个 SD 及阳性对照均值减 2 个 SD 或减 3 个 SD 来建立 cut-off 值：在测定大量正常人血清样本的同时，测定大量阳性血清样本，如测定值为正态分布，则根据 u 检验的特点，以单侧 99.5% 的可信限先分别确定阴性和阳性的 cut-off 值；如为非正态分布，则百分位数法单侧 95% 或 99% 来确定 cut-off 值。阴性和阳性人群的 cut-off 值确定后，根据"灰区"的大小，综合平衡考虑假阳性和假阴性率的情况下确定 cut-off 值。这种 cut-off 值确定方法，较之单纯从阴性人群考虑要较为全面一些，并且对测定的"灰区"有一个估计，不会出现将"灰区"全部纳入阴性的情况。

　　方法四：在测定大量正常人和大量阳性血清样本的同时，测定转化型血清（从阴性转变为阳性过程中的系列血清）样本，取假阳性和假阴性发生率最低，且能区别抗原转化至抗体出现点的吸光度值作为阳性判断值：该方法与上述方法三的区别是增加了转化型血清样本的测定，使得阳性判断值的确定，能最佳地将阳性与阴性样本区别开来。这种 cut-off 值确定方法应该说是目前最佳的模式，但由于转化型血清样本非常昂贵且难以得到，因此应用起来有一定难度。

　　方法五：使用 ROC 曲线设定 cut-off 值；ROC 曲线称受试者工作特征曲线，又称相对工作曲线，它描述的是特定的检验方法的灵敏度（真阳性率）（TPR）[= 真阳性数 /（真阳性 + 假阳性）] 与假阳性率（FPR）[= 假阳性数 /（假阳性 + 真阴性）] 之间的关系，即以 FPR 为横坐标、TPR 为纵坐标所作出来的一条曲线。根据这种关系，可确定区分正常与异常的分界点究竟在何处最为合适，也就是此时的假阳性和假阴性率最低或比例最为适当，因为不管什么方法，假阳性和假阴性都不可能完全避免，只能将假阳性率和假阴性率降低到最低水平。目前在临床诊断性试验中，用于正常值临界点的合理选择。有研究表明，ROC 曲线是设定 cut-off 值的最佳方法，可使测定得到较好的特异性和敏感性。

（二）定量测定结果的判断

　　定量测定的依据是使用系列浓度标准品测得的剂量反应曲线（即通常所谓的标准曲线），然后根据标准品或校准品浓度与测定信号之间的比例关系来推算未知标本的浓度，建立标准品或校准品浓度与测定信号之间的比例关系的数学公式及相应作图，即称为曲线拟合。曲线拟合的特点：①标准品或校准品浓度与测定反应之间关系是非线性的；②可能存在于系列标准品或校准品的测定数据拟合的多条曲线；③具有相对大的且方差不齐的测定误差。

避免或减少这些问题，可通过增加校准系列中校准品的数量，使校准物的浓度密切接近，以及对每一个校准物多次重复测定来进行；曲线拟合的方法有：插值法包括点对点和样条函数；经验模式包括双曲线模式和多项式模式；Logit 函数；Logistic 公式；两参数 Logistic；四参数 Logistic 模式。

五、反应步骤与放大系统

除了以上一些免疫测定反应配方的通用因素，还有部分因素也能左右反应体系的优化考量。

（一）一步法或两步法

除了竞争法必须采用一步法外，双抗体夹心法、双抗原夹心法和捕获法也都可以选用一步法。一步法的优势是通过减少一步洗涤步骤可以缩短反应时间。但弊端也非常明显：一方面，可能产生"钩状效应"；另一方面，样本、包被物和标记物全部一起孵育，成分显得十分复杂，可能会引入比较严重的基质效应，因此一步法的优化显得比两步法更为复杂。

并不是所有的方法都适合使用一步法。例如，间接法测定 IgG 是不适合使用一步法的，血液中 IgG 含量很高，如果使用一步法，钩状效应难以消除。事实上，有些厂家开发的产品全部使用化学发光一步法，包括某些测定 IgG 的项目竟然是使用双抗原夹心法（测定总抗体），这属于非常严重的错误。

一步法限制太多，除了免疫侧向层析这类 POCT 产品之外，ELISA 或化学发光免疫试剂的开发不应单纯求快，盲目追求一步法。事实上，只要找到合适的原料和体系，在不耗费更多原料的情况下，两步法也完全可以做到一步法的反应时间。

（二）放大体系

免疫测定中最常见的信号放大体系是生物素 - 亲合素系统。生物素 - 亲合素系统（biotin-avidin system，BAS）是 20 世纪 70 年代末发展起来的一种新型生物反应放大系统。很多厂家在试剂开发时使用了 BAS 系统，并声称具有信号放大作用，能达到非常高的灵敏度，但事实并非如此。

BAS 系统主要有以下 3 种反应模式：

第一类是标记亲合素连接生物素化大分子反应体系，称 BA 法；或标记亲合素生物素法（LAB）（图 4-8，彩图见文末彩插）。

第二类以亲合素两端分别连接生物素化大分子反应体系和标记生物素，称为桥联亲合素 - 生物素法（BRAB）（图 4-9，彩图见文末彩插）。

第三类是将亲合素与酶标生物素共温育形成亲合素 - 生物素 - 过氧化物酶复合物，再与生物素化的抗体接触时，将抗原 - 抗体反应体系与 ABC 标记体系连成一体，称为 ABC 法。这一方法可以将微量抗原的信号放大很多倍（图 4-10，彩图见文末彩插）。

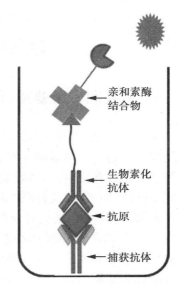

亲和素酶结合物

生物素化抗体

抗原

捕获抗体

图 4-8　第一种生物素 - 亲和素放大法

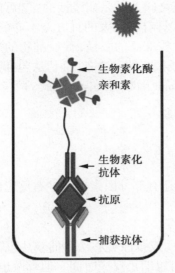

图 4-9 第二种生物素 - 亲和素放大法

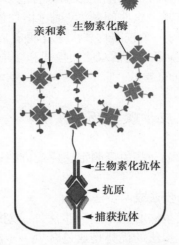

图 4-10 第三种生物素 - 亲和素放大法

大部分免疫试剂厂家在开发时用得最多的是第一类模式,或者进行一些微调,仅使用亲合素作为包被原料,结合生物素化蛋白。第一类和第二类模式的信号放大作用非常有限,仅仅是利用了亲合素生物素的桥接作用。第三类模式是真正带有信号放大作用的,但这类方法更多是用在免疫组织化学(IHC)上,ELISA 或化学发光免疫测定极少采用这种类型。

其实,在大多数原料合适和体系充分优化的情况下,并没有必要使用信号放大系统,况且信号放大的同时也必定会将非特异性信号放大,而检测下限提升并不多。另外,很多文献和参考书会笼统地形容生物素化标记对蛋白活性影响小,标记效率高,事实上,生物素的标记同样是利用蛋白的化学基团进行偶联,同样可能存在由于适用化学基团少而导致标记效率低下以及标记成功后导致蛋白活性受到影响的情况。因此,信号放大系统虽好,但也不能盲目使用,免疫试剂的设计、优化还是应该遵循从基础做起,扎扎实实地进行研究。

第六节 质控物与校准物的制备

一、免疫测定的基质效应

化学分析中,基质(matrix)指的是样本中除被分析物之外的所有物质。基质常常对分析物的分析过程有显著的干扰,并影响分析结果的准确性。例如,溶液的离子强度会对分析物活度系数有影响,这些影响和干扰被称为基质效应(matrix effect)。美国临床实验室标准化委员会(NCCLS)文件将"基质效应"定义为:①样本中除分析物以外的其他成分对分析物测定值的影响;②基质对分析方法准确测定分析物的能力的干扰。广义来说,基质效应也应包括已知的干扰物(胆红素、血红蛋白、抗坏血酸等干扰物),但目前只将基质效应限于生物材料中未知或未定性的物质或因素(如黏度、pH 等)的影响。基质效应所致分析结果的偏差称为基质偏差(matrix bias)。用作校准物质或质控物的,往往是经过处理的混合血清,由于血清基质的理化性质在处理过程中的改变,在常规测定上往往出现基质偏差。基质偏差的出现也与分析系统(包括方法、试剂及所用仪器设备)有关,所以有人将基质效应定性为方法、材料与基质的特异性反应。产生基质效应的原因与以下四个主要因素的相互作用密切相关:仪器的设计、试剂的组成成分、测试方法的原理、质控材料的组成和处理技术等,。通过回收实验可以评估分析方法是否受基质效应的影响,EP14A 文件介绍的则是评估经过物理或化学方法处理过的样本在分析过程中是否存在基质效应的方法。

在基质效应的评估方法方面,通常认为测定新鲜(或冷冻)血清无基质效应,决定性方法或参考方法也无基质效应。参考方法与常规方法测定同一批新鲜血清的结果一致,表示这项常规方法没有方法误差,如有差异则代表常规方法的"校准偏差"(calibration bias)。用参考方法与常规方法测定制备物(如室间质评样品)时往往得到不一致的结果,这种差异称作调查偏差(survey bias)。调查偏差与校准偏差之差即基质偏差。基质效应大小的评估方式如下:用两种测定方法同时对选定的一系列临床病人样本和制备样本进行分析,利用两种方法测定的临床样本结果建立数学关系。而制备的样本的测定结果偏离这一数学关系的程度反映了其基质效用的大小。一般来说,制备样本与病人样本的性质差异越大,数据的偏离程度将越大。

实际操作中,为了减少基质效应,可以采取的几种措施包括:①改进室间质评样本,使其作用更像新鲜人血清;②改进仪器设计及试剂组成;③选择方法及方法学参数,使其适应性更强,且容易掌握,对制备物(校准物、室间质评样本与质控物)基质的性质不敏感。

二、参考物质与参考方法

临床检验中结果的准确性和可比性一直都受到重视,为了提高和保证检验结果的准确性和可比性,最好的方法就是积极开展量值溯源工作。检验量值的溯源过程中,参考系统是基础,它包括参考方法、参考物质和参考实验室,其中参考方法是关键,参考物质需经过参考方法定值。

名称定义:参考物质(reference material,RM)是一种充分均匀,并具有一个(或多个)确定的特性值的材料和物质,用以校准仪器设备、评价测量方法或其他物质赋值。参考方法(reference measurement procedure)是经过全面分析研究的测量程序,其所产生的值具有与其预期用处相称的测量不确定度,尤其在评价其他方法的准确性和鉴定参考物质方面的用途。

在临床检验中,量值溯源可以有不同模式,但其中心内容是使各测量方法的测量值与一公认的标准发生联系。根据 ISO17511 描述的溯源图,一个样本或参考物质的测量结果的溯源性通过一系列对比测量而建立,对比测量中的测量方法和校准物质的计量学等级由低到高组成一条连续的链(溯源链)。链的顶端是国际单位制(SI)单位(基本或导出单位)。SI单位国际通用,是高计量学特性的参考测量,它必须基于特异、无需同量校准而能溯源至 SI单位,低不确定度的测量原理,目前认为可用于一级参考方法(primary reference measurement procedure)的测量原理仅限于放射性核素稀释/质谱(ID/MS)、库伦法、重量法、滴定法和依数法(如凝固点降低)测量等。一级参考物质(primary reference material)是测量单位的体现,具有最可能小的测量不确定度,它可由一级参考方法直接定值,也可通过可靠的杂质分析间接定值,一级参考物质一般是高度纯化的被测物质。二级参考方法是经充分论证,其不确定度能满足特定要求,能用于低一级测量方法评价和参考物质鉴定的测量程序。二级参考方法用一级参考物质校准。二级参考物质用一种或多种二级参考方法定值,一般具有与实际样本相同或相似的基质,主要用于量值传播。一级和二级参考方法的建立和维持及一级和二级参考物质的制备有高度的知识、技术和设备要求,故一般由国际或国家计量机构及经认证的参考实验室完成。一级和二级参考物质一般是经计量权威机构或行政机构认证的有证参考物质(certified reference material,CRM)。

三、溯源途径

为了使检验医学量的测量得到正确的医学应用、不论在何时何地都具有可比性,量值必须有明确定义。报告给医生或其他卫生人员及病人的结果必须准确(正确和精密)。因此要实现"正确的医学应用"就必须涉及溯源性链的计量(分析)内容。

溯源性是指通过一条具有不确定度的不间断的比较链,使测量结果或测量标准的值能够与规定的参考标准,通常是与国家标准或国际标准联系起来的特性。量值溯源性的保证是国际间相互承认测量结果的前提条件。中国合格评定国家认可委员会(CNAS)将量值溯源视为测量结果可信性的基础。

临床检验的目的是对病人提供的新鲜标本检验,报告可靠的结果。而临床检验的传统是对收集的病人标本只做一次检验,就发出报告。因此,发出报告的可靠性必须体现两个基本要求:精密度和准确度。在临床检验中,参考实验室内,由具有认可资格的操作人员使用参考方法、或以参考品为标准,对新鲜标本进行检测的结果是参考值结果。可是在参考实验室内的所有参考方法都是手工方法;或使用参考品校准的方法,在实现参考值的传递上非常繁琐,在日常检测中无法使用这样的参考方法或参考品进行大量病人标本的检测、报告。因此,现实问题是:是否可以让常规的检测系统,在进行病人标本检测时,在计量单位一致的前提下,得到和参考系统相同的检测量值。这就是通过一条不间断的比较链,使检测结果或检测标准的值能够与规定的参考标准,通常是与国家标准或国际标准联系起来。为此,生产厂商必须对完成检测涉及的检测系统各组分(仪器、试剂、校准品和操作程序)进行严格的标准化程序,实现溯源性。

目前,在体外诊断试剂定量测定时,我们依据的通用溯源性文件是:GB/T 21415—2008(ISO/17511:2003,IDT)《体外诊断医疗器械 - 生物源性样品中量的测量 - 校准品和质控物质赋值的计量学溯源性》以及酶学专用标准:YY/T0638—2008(ISO18153:2003,IDT)《体外诊断医疗器械 - 生物源性样品中量的测量 - 校准品和质控物质中酶催化浓度赋值的计量学溯源性》。

ISO17511(GB/T21415—2008)对目前生物源性样品量测量的溯源水平进行了汇总,如标准中所述:

1. 测量结果可以在计量上溯源至 SI 的量,达到这样水平的有 25~30 个类型的量(图 4-11)。

2. 测量结果不能在计量上溯源至 SI 的量可分为以下四种情况:

(1)有可用的国际约定的参考测量程序(不能称为一级参考测量程序)和一个或多个由此程序赋值的国际约定校准品。如 HbA_1C(糖化血红蛋白)即是符合该情况的量的组分(图 4-12)。

(2)有可用的国际约定参考测量程序,但没有国际约定校准品。符合该情况的量约有

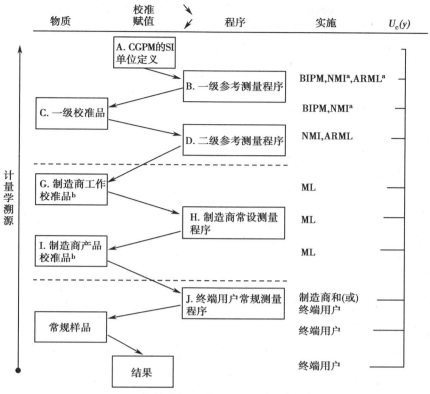

图 4-11 完整的校准等级和向 SI 的计量学溯源

a. 经国际科学 / 医学组织认可, 如 IFCC 和 WHO; b. 此校准品可以是具有基质的物质, 使其相似于终端用户常规测量程序所测量的人体来源的样品

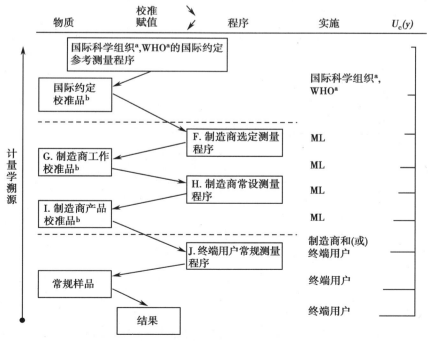

图 4-12 校准等级和向国际约定参考测量程序和国际约定校准品的计量学溯源

a. 与 BIPM、NMI、ARML 及制造商合作; b. 此校准品可以是替代型的参考物质或人体样品

101

30 种类型组分的量，如凝血因子（图 4-13）。

（3）有可用的一个或多个国际约定参考物质（用作校准品）和赋值方案，但没有国际约定参考测量程序。符合该情况的量约有 300 多种，包括使用世界卫生组织（WHO）国际标准的量，如蛋白类激素、某些抗体和肿瘤标记物等（图 4-14）。

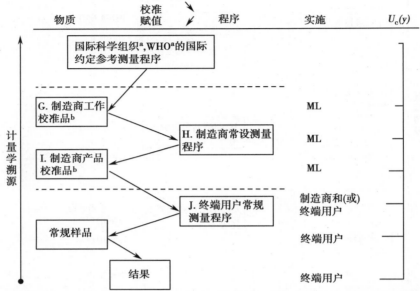

图 4-13　校准等级和无国际约定校准品、向非一级国际约定参考测量程序的计量学溯源的计量学溯源

　　a. 与 BIPM、NMI、ARML 及制造商合作；b. 此校准品可以是替代型的参考物质或人体样品

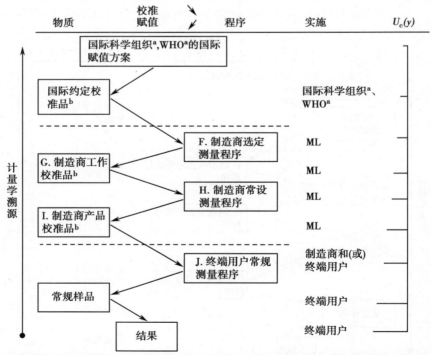

图 4-14　校准等级和无国际约定参考测量程序、向非一级国际约定校准品的计量学溯源的计量学溯源

　　a. 与 BIPM、NMI、ARML 及制造商合作；b. 此校准品可以是替代型的参考物质或人体样品

（4）既无参考测量程序又无用作校准的参考物质。制造商自行建立"自用"测量程序和校准品，为产品校准品赋值。符合该情况的约有 300 种组分的量，如抗体和肿瘤标记物等（图 4-15）。

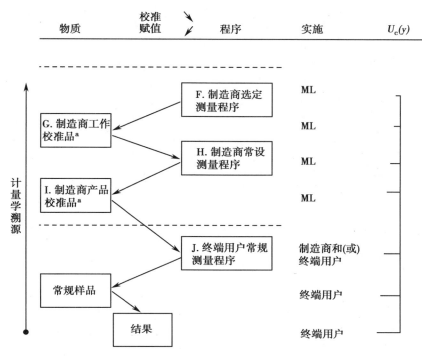

图 4-15 校准等级和向制造商选定测量程序的计量学溯源
a. 此校准品可以是替代的参考物质或人体样品

四、制备过程

质控品：IFCC 的定义是专门用于质量控制目的的标本或溶液，不能用于校准。质控品对稳定性、瓶间差要求高，分定值和不定值两种。

校准品：公司指定用来校准某检测系统（仪器 + 试剂 + 方法程序），是考虑到它具有基质效应的情况下，人为赋予校准品的校准值。因此，校准品必须专用于某一检测系统。

体外诊断试剂校准品（物）、质控品（物）是实现体外诊断试剂临床检验及监督检验结果准确一致的主要工具，也是保证量值传递的实物计量标准。

衡量一个检测系统（检验方法）的基本分析性能有四点：不精密度、不准确度、病人结果可报告范围、分析灵敏度。使用了自动化分析仪，日常检验的精密度得到了显著的提高，在优良试剂盒的配合下，病人结果的可报告范围也可以满足临床要求；大多常规检验项目没有对极低浓度的临床要求。这样，结果的可靠性的关键是准确度，即对校准品值的调节。因此，实现新鲜病人标本结果的溯源性，成为使校准品值实现溯源性。

传统的临床检验，要使检验结果可靠或有依据，往往有一个标准品（standard）。以临床化学检验的比色测定为例，常作三个检测：空白、标准、测定。用空白液调整吸光度为零，读出测定比色液和标准比色液的吸光度,分别为 As 和 Au;已知标准液浓度为 Cs。在一定范围内,某分析物浓度和吸光度呈良好比例关系,则样品内某分析物浓度 Cu 为:

$$Cu= \frac{Au}{As} \times Cs \qquad\qquad 式\ 4\text{-}1$$

一般而言,检验工作使用的标准品属应用标准。配制或供应这类标准品的实验室或厂商具有符合质量标准的纯品。称取一定量的纯品,然后将其溶解,在容量瓶内用溶剂稀释至溶剂刻度,混匀,标准液配制完成。由称量法获得的称量值和容量法配制的容积,计算出该标准品浓度。检定部门抽样测定,结果在规定范围内属合格。即使测定检定结果在范围的上、下限内,也不能将实测值作为标准值。因为测定值的可靠性取决于检定方法,一般的分析方法的可靠性不如分析化学公认的称量法和容量法,所以标准品的定值由称量和容积计算确定。应坚持不合格即报废,绝不可将实测值替代修正。

为了克服因纯标准液和病人样品间的基质差异而导致检验结果的严重误差,20 年前开始引用具有与病人样品基体相似的校准品替代标准品,用于日常工作。尽管校准品的主要来源是人的血清,但为了使校准品内的一些分析物水平达到某个程度且形成稳定的产品,所有的校准品、质控品、室间调查品等都是处理过的血清,和原来的天然血清间又产生了新的基质差异:

校准值随方法而异:校准品中被检分析物的含量无法由称量法和容量法确定,只能依赖分析方法。校准品的校准值必须取决于分析方法或检测系列。

新鲜病人标本是最佳校准品:由于所有校准品都是处理过的样品,和新鲜病人标本有着基质差异。若使用公认的参考方法去标化测定校准品,测定程序是严密的,测定值是可靠的。但使用该测定值去校准常规的检测系列时,校准品中被检分析物参与反应时的表现明显不同于新鲜病人标本,不能将参考方法系列的准确度通过校准品传递给病人标本。须明确的是,所有用于检验中的检测方法、仪器、试剂等都是用来检测病人新鲜标本的,不是用来检测校准品这样的处理过样品。如果先用公认的参考方法检测病人标本,再以具有参考值的病人标本去校准某检测系列(包括方法、试剂、仪器),此时该检测系列再检测其他新鲜病人标本时,这些病人标本结果的溯源性可上溯至公认的参考方法。也即用新鲜病人标本是校准检测系列的最佳校准品。用这种方式校准,能使同一个检测系列在不同实验室检测新鲜病人标本时,检验结果在实验室间具可比性。一些知名的诊断公司正是按照这样的认识为校准品定值的。

原则上,以具有参考值的新鲜病人标本去校准某检测系列(包括方法、试剂、仪器)后,检测系列再去检测候选的校准品(处理过),得到的检测值为初始校准值。以初始校准值反过来再校准组合的检测系列后,该检测系列又去检测病人的新鲜标本。观察病人标本的检测值是否与参考方法的测定值具良好的可比性。实践说明,只有不断地调整校准值,直至用该校准值校准指定的检测系列(加上具有校准值的校准品,即组合成检测系统)后,检测系统再检测病人标本,得到的测定值和病人标本的参考方法测定值具有满意的可比性,此时,校准品的校准值可以确认。

企业工作校准品的定值过程主要有两种:①直接溯源至参考方法;②直接溯源至参考物质。在定值过程中,确定不少于 5 家实验室作为定值实验室。同时要确定参考方法或参考物质:①最高标准为国际公认的参考方法 [如放射性核素稀释 - 质谱分析(ID-MS)];②若无参考方法,可选择合适的国际或国家认可的参考物质(如 CRM 470);③若是既没有参考方法,也没有参考物质,由企业选择可能的一级标准物质的水溶液为参考,或以选定的检测方法的程序为参考。

（一）溯源至参考方法

实验设计：不少于 5 家实验室，均使用原配检测系统，每个实验室进行 3~5 次独立实验。实验过程如图 4-16~ 图 4-19 所示。

实验要求：

1. 准备向定值实验室提供"企业一级参考品"

（1）准备 5~10 个不同浓度的混合血清（每个混合血清由约 100 个供体血清组成）。

（2）经离心、过滤后分装成小包装，–70℃保存。

（3）送交参考实验室检测进行定值（直接采用参考方法检测或采用经参考物质校准后的可靠方法进行检测）。

（4）为了避免未处理过人血清参考组样品的稳定性问题，"企业一级参考品"只可当天使用，且参考值最多被认可 6 个月。

（5）用于方法学比对，实现准确度传递。

2. 每个参与定值的实验室使用的试剂盒的产品号必须一致，批号可任选。

3. 每次必须使用新鲜开瓶或复溶的待定值一级校准液重新进行校准。

4. 必须同时进行质量控制。

5. 做好整个实验工作的记录。

每个定值实验室为临床化学项目提供 3~5 个通过上述过程得到的定值，并汇总全部定值实验室的数据，采用中位数确定该企业工作校准品的定值。使用工作校准品的新校准值校准检测系统，将参考物质（有证参考物质或企业一级参考品）作为样品，进行检测。比较检测值与参考物质的参考值，回收率为 100% ± 4% 说明定值符合要求。

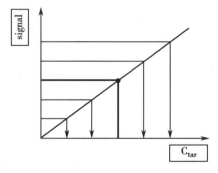

C_{tar}为参考值血清在该检测系统上的检测结果。
Signal为参考血清在该检测系统上得到的响应量。

图 4-16 定值实验室以准备定值校准品的初步定值校准仪器，并对"厂家以及参考品"血清进行检测，得到系列检测值

图中粗线为待定值的工作校准品的初步定值与仪器校准过程中的响应信号；C_{tar}为参考血清在该检测系统上的检测结果；Signal 为参考血清在该检测系统上得到的响应量

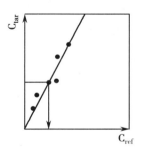

图 4-17 每份"厂家一级参考品"血清的参考值（C_{ref}）与在该系统上的检测值（C_{tar}）

将各个血清的成对数据绘制在坐标纸上，参考值为 x、检测值为 y。对方法学比较数据进行直线回归，检查截距与斜率。要求截距近于 0。此时，斜率反映了这些血清的参考值与检测值间的比率。按照斜率调整待定值的工作校准品的校准值。C_{tar}为参考血清在该检测系统上的检测结果；C_{ref}为参考血清的参考值

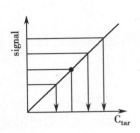

图 4-18　用校准率统测量"厂家参考品"

以调整后的特定值的工作校准品的新的校准值再次校准检测系统,重新检测"厂家一级参考品"血清,得到在该检测系统上的检测值（C_{tar}）。C_{tar} 为参考血清在该检测系统上的检测结果;Signal 为参考血清在该检测系统上得到的响应量

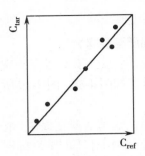

图 4-19　校准值调整后检测值和参考值比对的结果

再次以"厂家一级参考品"血清的参考值为 x、检测值为 y,点于坐标纸上。进行直线回归。若回归线的截距几乎为 0、斜率近于 1。说明调整后的新校准值符合要求。若还需要调整,则反复此实验直至符合要求。C_{tar} 为参考血清在该检测系统上的检测结果;C_{ref} 为参考血清的参考值

（二）溯源至参考物质

实验设计:不少于 5 家实验室,均使用原配检测系统,每个实验室进行 3~5 次独立实验。

实验要求:

1. 准备"新鲜人血清组"。

（1）准备 50 例不同浓度的病人个体血清,分成 5 组实验。

（2）为避免未处理新鲜血清的不稳定,所有使用的血清只在当天使用。

（3）用于方法学比对,实现正确度传递。

2. 每个参与定值的实验室使用的试剂盒的产品号必须一致,批号可任选。

3. 每次实验必须使用新鲜开瓶或复溶的待定值一级校准液重新进行校准。

4. 必须同时进行质量控制。

5. 做好整个实验工作的记录。

实验步骤:

1. 每个实验室每次独立实验时,严格地在 2 个分析仪通道上成对实验。

（1）使用相同批号试剂的条件下,一个通道以参考物质校准,另一个通道以企业的工作校准品的初步定值校准,然后对新鲜人血清组样品进行检测。

（2）以参考物质校准的样品检测结果为 x,以企业工作校准品的初步定值校准的样品检测结果为 y,绘制于坐标纸上。

（3）对数据进行方法学比较的直线回归统计。要求截距接近 0。此时斜率反映了这些血清的参考值与系统检测值间的比率。根据斜率调整企业工作校准品的校准值。

（4）以调整后的企业工作校准品的新校准值再次重复与参考物质校准的方法学比较实验,直至符合要求。

2. **确定企业工作校准品的定值**　收集定值实验室的全部定值数据,采用中位数确定企业工作校准品的定值。

3. **校准值确认**　使用工作校准品的新校准值校准检测系统,将参考物质（有证参考物

质或企业一级参考品)作为样品,进行检测。比较检测值与参考物质的参考值,回收率为100% ± 4% 说明定值符合要求。

在校准品定值中,需要进行溯源性说明,并引入不确定度概念:

通过一条具有不确定度的不间断的比较链,使测量结果或测量标准的值能够与规定的参考标准,通常是与国家标准或国际标准联系起来,这是溯源性的定义。表达了"一条通往一些较高准确度水平或权威机构的连续通道",这条通道的畅通情况需要不确定度来表达。也就是说溯源程度的量化需要由不确定度来描述。不确定度小,表明这个连续通道没有障碍,溯源性好。不确定度来源由三部分组成:第一部分是通过测量数据的标准偏差、测量次数即所要求的置信概率统计方法计算出,即 A 类不确定度;第二部分是通过测量影响因素的分析估计出其大小,即 B 类不确定度;第三部分是物质的均匀性和物质在有效期内的变动性所引起的不确定度(可以通过实验数据按统计方法算出属 A 类不确定度)。三个部分的合成给出校准品校准值的不确定度。

(储迅涛　曾敏霞)

第五章
试剂性能参数的确定

试剂性能参数是产品质量的重要评价标准,也是产品说明书中必须详细提及的内容。

说明书承载了产品的预期用途、样本要求、检验方法、检测结果的解释以及注意事项等重要信息,是指导使用者正确操作、帮助临床医生对检验结果做出合理医学解释的重要依据。说明书的编制应符合国家食品药品监督管理总局发布的《体外诊断试剂说明书编写指导原则》的要求,同时参考产品对应的注册技术审查指导原则(如果适用),并结合产品本身的特点及临床预期用途,以研究结果为依据,对产品进行详细说明,正确地指导使用。

依照指导原则的要求,说明书内容应包含产品名称、包装规格、预期用途、检验原理、主要组成成分、储存条件及有效期、适用仪器、样本要求、检验方法、阳性判断值或参考区间、检验结果的解释、检验方法的局限性、产品性能指标、注意事项、标识的解释、参考文献、基本信息、医疗器械注册证号/产品技术要求编号(或医疗器械备案凭证编号/产品技术要求编号)、说明书核准及修改日期共19项内容,不适用项目可缺省。

国际上和国内都有不少方法和材料可以帮助我们确定试剂的性能参数。如美国临床和实验室标准研究院(CLSI)发布的标准、国家食品药品监督管理总局发布的指导原则、世界卫生组织发布的国际标准品、美国 SeraCare Life Sciences 公司的评估血清盘,以及中国食品药品检定研究院的评估血清盘等。其中,在中国上市的试剂性能必须满足中国食品药品检定研究院评估血清盘的检测要求(如果适用)。

第一节 定性试剂性能参数的确定

这里考虑的性能参数是指定性试剂出厂时的性能,主要参数主要有敏感性、特异性、精密度、稳定性等。

一、敏感性

敏感性(sensitivity)是指将实际患病者正确地判断为阳性(真阳性)的百分率,衡量的是将真阳性样本正确地检出为阳性的能力。一份样本是否为"真阳性"可通过"金标准"来确定。所谓"金标准"是指当前临床医学界公认的诊断疾病最可靠、最准确、最好的诊断方法,可正确区分"有病"或"无病"。临床上常用的"金标准"有组织病理学检查(活检、尸检)、手术发现、影像诊断（CT、磁共振、彩色 B 超等）、病原体的分离培养以及长期随访所得出的诊断结论。

对试剂敏感性的验证首先应明确该试剂的目标检测物（待测物质）是否有相应的检测"金标准"。若无"金标准"或实施"金标准"的条件不足，则应选择同类检测试剂中经过官方认证的、市场上用户认可度高、试剂性能好的若干个试剂作为参比试剂。使用"金标准"或参比试剂及待评估试剂对样本同时进行检测，以样本比对的方式来验证试剂的敏感性。进行评估验证前，应先决定敏感性实验的可接受限值，如待评价试剂检出阳性结果的百分数大于 95% 可接受，或是必须 100% 检出阳性结果方可接受。实验中应选择待测物质含量范围尽可能宽泛的多个不同样本，对"金标准"或参比试剂检测结果均为阳性的样本，待评估试剂的检测结果应为阳性。由于不同试剂之间所选用的抗原抗体等生物活性材料、制备工艺等方面的不同，各试剂间对同一份样本的阳性反应强弱程度可能存在差异，此时只需阴阳性判定结果均为阳性即可。

除了对试剂进行阳性样本检出的敏感性评价，还应对试剂进行检测限值的评价。评价方法是，选取若干份金标准或参比试剂与待评估试剂阳性反应强弱程度大体相同的样本，进行系列稀释，各试剂对系列稀释的阳性样本同时进行检测，待评估试剂与金标准或参比试剂检测的阳性终点差异应不超过一个稀释梯度。

对某些有国际参考品或国家参考品的检测项目，虽然不作为定量检测项目，但其阴阳性判定的临界值是有明确量值要求的。如国家食品药品监督管理总局发布的《大便隐血（FOB）检测试剂盒（胶体金免疫层析法）注册技术审查指导原则（2016 年修订版）》中明确要求"用参考品（人血红蛋白）进行检测，最低检测限应不高于 0.2μg/ml"。使用胶体金免疫层析法的试剂虽然不能对待测物进行定量，但法规要求使用参考品（人血红蛋白）进行检测时，浓度为 0.2μg/ml 的参考品应检出阳性。又如对用于育龄女性妊娠检测的人绒毛膜促性腺激素（HCG）检测试剂，国家食品药品监督管理总局发布的《人绒毛膜促性腺激素检测试剂（胶体金免疫层析法）注册技术审查指导原则（2016 年修订版）》中同样明确规定，"用 HCG 标准品进行检测，最低检测限应不高于 25mU/ml"，即对 25mU/ml 的人绒毛膜促性腺激素标准品，应检出阳性。

二、特异性

分析特异性（analytical specificity）是指测量程序只测量被测量物的能力，用于描述检测程序在样本中有其他物质存在时只测量被测量物的能力。通常可通过以下几类材料来验证试剂的特异性：

（一）不含待测物的样本

这类样本需要经过该待测物检测的"金标准"确定不含待测物。若无相应"金标准"，则应选择同类检测试剂中经过官方认证的、市场上用户认可度高、试剂性能好的若干个试剂，同时对样本进行检测，对几种试剂检测结果均为阴性的样本，待评估试剂的检测结果应为阴性。

（二）与待测物相似的物质

如待测物为风疹病毒 IgM 抗体，则易发生交叉反应的物质应验证 TORCH 类其他病原体 IgM 抗体、风疹病毒 IgG 抗体等。又如试剂是用于药物疗效监测的，则应验证与目标药物结构相似、代谢产物相似、用途相似或可能存在联合用药的其他药物的交叉反应。

根据此类物质是否可以获得纯品，特异性评估分为两种方式：

第一种是不能或不容易获得纯品的交叉反应物质，如与待测物共存于血液中的特异性抗体，由于待测物与交叉反应物质是同时存在于样本中的，除了需要确认样本中含有交叉反应物质，还需要通过"金标准"或同类试剂检测的方法确认样本中待测物的含量，方可用于评估试剂的特异性。当已确认样本中含有高浓度交叉反应物质而不含待测物，则待评估试剂对待测物的检测结果应为阴性；当已确认样本中含有高浓度交叉反应物质且含待测物，则待评估试剂对待测物的检测结果为阳性时不应判定待评估试剂与该交叉反应物质存在交叉反应。

第二种是可以获得纯品的交叉反应物质，如用于治疗的药物，此时可以通过向正常样本中添加交叉反应物质，以不添加的正常样本的检测结果作为基准，比较添加前后检测结果的差异，评估所添加物质对检测结果的影响程度。

（三）内源性干扰物质

内源性干扰物质可能是来源于病理条件下所产生的代谢物、病理条件下含量明显升高的其他物质等，比较常见的干扰物质如血红蛋白、甘油三酯、胆红素即为溶血、脂血、黄疸状态下血液样本中含量明显升高的内源性干扰物质。可通过添加实验来评估试剂对此类干扰物质的抗干扰能力。

内源性干扰物质还可能是样本中含有的人抗动物免疫球蛋白抗体、结合目标分析物的自身抗体，如异嗜性抗体、类风湿因子等。异嗜性抗体是一类很常见的、自然存在的、亲和力比较低的人类抗体，它们会产生弱的交互作用并且可能会对人类的免疫系统有调节作用。异嗜性抗体一般会和一个或多个物种的免疫球蛋白发生反应，包括鼠、兔、山羊、绵羊等。在免疫诊断试剂的检测系统中，异嗜性抗体可与多种看似无关的抗原表位结合，从而导致假阳性结果的产生。由于鼠单克隆抗体在免疫诊断试剂中的广泛使用，使得特定结合鼠抗的异嗜性抗体 - 人抗鼠抗体（HAMA）成为试剂开发人员最为熟知的干扰抗体。异嗜性抗体的干扰可通过使用阻断剂如特定种属动物的免疫球蛋白对样本进行处理来减轻或消除。如需要消除 HAMA 的干扰，可使用鼠免疫球蛋白对样本进行处理，HAMA 与鼠免疫球蛋白结合后，在反应过程中则不能继续与检测系统中的抗原抗体结合，从而消除假阳性结果。此类干扰物质对检测结果的影响可通过添加实验进行验证。如需考察样本处理方式能否有效消除 HAMA 等物质干扰，则可通过对比样本处理前后的检测结果进行验证。

（四）药物性干扰物质

治疗中使用的药物通过代谢进入到血液或尿液等样本中，可能会对待测物的检测带来干扰。此类样本可以通过两种方式获得。一是在病人服药前后分别取样再同步进行检测，以服药前的样本作为基准，比较服药前后样本检测结果的差异。这种方式由于取样过程涉及医学伦理，需要得到病人的知情同意方可进行，一般不采用。另一种方式是通过向正常样本中添加药物或药物的代谢物来进行评估。

在进行实验评估试剂的特异性前，应先决定各类实验的可接受限值。如对于不含待测物的正常样本，待评价试剂检出阴性结果的百分数大于 95% 可接受，或是必须 100% 检出阴性结果方可接受；对于其他可采用添加实验评价的交叉或干扰物质，待评价试剂对添加前后样本的阴阳性判定结果一致可接受，或是要求检测结果如发光值、吸光度的差异在

15%以内方可接受。可接受限值应从试剂的预期用途、适用范围、临床意义、实验的不精密度等方面综合评价得出。

以下举例说明通过添加实验评价试剂的特异性。

待评价试剂：某抗体定性检测试剂，ELISA方法。

评价方案：选择四份待测物含量不同的正常样本，添加干扰物质至预设浓度，添加前后的样本同时进行实验，记录检测结果OD值。计算两组样本检测结果的差值。规定若添加前后检测结果阴阳性判定一致，且阳性样本差值在±15%的范围内，则认为添加的干扰物质在实验浓度下对检测结果没有干扰，否则认为存在干扰。实验结果举例如表5-1所示。

表5-1　干扰物质的添加对实验结果的影响

		不添加	干扰物质1	干扰物质2	干扰物质3
样本1	2次检测均值	0.047	0.056	0.064	0.037
（阴性）	结果判读	阴性	阴性	阴性	阴性
样本2	2次检测均值	0.950	0.824	0.904	1.015
（阳性）	结果判读	阳性	阳性	阳性	阳性
	差异（%）	/	−13.3	−4.8	6.8
样本3	2次检测均值	0.690	0.668	0.726	0.655
（阳性）	结果判读	阳性	阳性	阳性	阳性
	差异（%）	/	−3.2	5.2	−5.1
样本4	2次检测均值	1.203	1.147	1.172	1.107
（阳性）	结果判读	阳性	阳性	阳性	阳性
	差异（%）	/	−4.7	−2.6	−8.0

结果分析：

三种干扰物质对四份正常样本进行添加实验，添加前后检测结果阴阳性判定一致，且三份阳性样本添加前后检测值变化在±15%以内，符合预期接受标准。三种干扰物质在实验浓度下对本试剂检测结果无影响。

三、精密度

精密度（precision）是指在规定条件下，相互独立的测试结果之间的一致程度。根据测量的时间段、被评估试剂批次、测量仪器等操作条件的不同，精密度指标可细分为批内精密度、批间精密度、天间精密度、仪器间精密度、室间精密度等。精密度适合在ELISA、化学发光、免疫荧光等直接获得检测信号的检测方法中使用，而对于只能用肉眼判断信号强弱的检测方法，比如胶体金免疫层析试剂条，往往使用重复性来评价。

精密度通常以不精密度来间接表示。测定不精密度的主要来源是随机误差，以标准差（standard deviation，SD）及变异系数（coefficient of variation，CV）表示。SD或CV值越大，表示重复测定的离散程度越大，精密度越差，反之则越好。以标准差计算变异系数的公式如下：

$$CV(\%) = \frac{SD}{M} \times 100\% \qquad \text{式 5-1}$$

其中：CV 为变异系数；SD 为多次测量结果的标准差；M 为多次测量结果的平均值。

式 5-1 为精密度计算的基本公式，CLSI 发布的编号为 EP5-A2 的标准 *Evaluation of Precision Performance of Quantitative Measurement Methods* 中详细介绍了基于此公式的各种统计学计算方法，用以评估批内（within-run）精密度、天间（between-day）精密度等。以下将举例说明参考 EP5-A2 如何评价精密度中常用的批内精密度、天间精密度及总精密度指标。

待评价试剂：某抗体定性检测试剂，酶促化学发光法

评价方案：使用同一批试剂，同一台仪器，连续测量 10 天，每天测量 2 次，选择待测物含量分别为高、中、低的三份样本，每次测量中每份样本测量两次，记录测量发光值。实验开始前根据使用量对三份样本进行分装，保存于 –20℃ 或更低，每天使用一份分装样本进行实验。实验结果记录举例如表 5-2 所示，其统计处理如表 5-3。

表5-2　低值样本发光值测量结果

	第一次实验		第二次实验	
	结果1	结果2	结果1	结果2
第1天	12 214	12 132	11 485	12 309
第2天	12 363	12 556	12 115	12 236
第3天	12 139	11 601	11 980	12 179
第4天	11 795	12 218	11 478	11 530
第5天	10 363	11 811	11 618	11 671
第6天	11 948	12 075	11 659	10 239
第7天	12 128	11 948	11 385	12 170
第8天	12 399	11 986	12 013	12 035
第9天	12 028	12 297	11 741	12 259
第10天	12 221	11 801	11 728	12 373

表5-3　低值样本精密度实验结果处理表

	第1次实验				第2次实验						
	结果1	结果2	两次结果均值$M1$	（结果1-结果2）^{2}	结果1	结果2	两次结果均值$M2$	（结果1-结果2）^{2}	（均值$M1$-均值$M2$）^{2}	天均值$M3$	（天均值$M3$-总均值M）^{2}
第1天											
第2天											
第3天											
……											
第10天											

结果总均值 M=11 905.7（40 个数据）

如表 5-3 分别计算每天每次结果的各项数据。

按式 5-2 计算批内标准差 S_r：

$$S_r = \sqrt{\frac{\sum\limits_{i=1}^{I}\sum\limits_{j=1}^{2}(X_{ij1}-X_{ij2})^2}{4I}} \qquad\qquad \text{式 5-2}$$

其中：I 为总的运行天数（本例中为 10）；j 为每天的批次（第 1 次实验或第 2 次实验）；X_{ij1} 为第 i 天第 j 次第 1 个实验结果；X_{ij2} 为第 i 天第 j 次第 2 个实验结果。

按式 5-3 计算批内（within-run）精密度：

$$CV(\%)=\frac{Sr}{\text{结果总均值M}}\times100\% \qquad\qquad \text{式 5-3}$$

经计算，本例中 S_r=422.29；CV（批内）=3.55%。

下面计算天间（between-day）精密度。

$$\text{系数}A=\sqrt{\frac{\sum\limits_{i=1}^{I}(\overline{X_{i1}.}-\overline{X_{i2}.})^2}{2I}} \qquad\qquad \text{式 5-4}$$

$$\text{系数}B=\sqrt{\frac{\sum\limits_{i=1}^{I}(\overline{X_{i}..}-\overline{X}...)^2}{I-1}} \qquad\qquad \text{式 5-5}$$

其中：

I 为总的运行天数（本例中为 10）；

$\overline{X_{i1}.}$ 为第 i 天第 1 次实验结果的均值，即表中 $M1$；

$\overline{X_{i2}.}$ 为第 i 天第 2 次实验结果的均值，即表中 $M2$；

$\overline{X_{i}..}$ 为第 i 天所有结果的均值，即表中 $M3$；

$\overline{X}...$ 为结果总均值，即 M。

$$\text{天间标准差的平方}\ S_{dd}^{\ 2}=B\times B-\frac{A\times A}{2} \qquad\qquad \text{式 5-6}$$

按式 5-7 计算天间（between-day）精密度：

$$CV(\%)=\frac{Sdd}{\text{结果总均值M}}\times100\% \qquad\qquad \text{式 5-7}$$

经计算，本例中 $S_{dd}^{\ 2}$=35542.2；CV（天间）=1.58%。

最后计算总精密度。

$$\text{批间标准差的平方}\ S_{rr}^{\ 2}=A\times A-\frac{Sr\times Sr}{2} \qquad\qquad \text{式 5-8}$$

$$\text{总标准差的平方}\ S_T^{\ 2}=S_{dd}^{\ 2}+S_{rr}^{\ 2}+S_r^{\ 2} \qquad\qquad \text{式 5-9}$$

按式 5-10 计算总精密度：

$$CV(\%)=\frac{ST}{\text{结果总均值M}}\times100\% \qquad\qquad \text{式 5-10}$$

经计算,本例中 CV(总)=3.99%。

在精密度评价中,还有一个指标被广泛使用——重复性。重复性是指在相同检测条件下对同一待测物进行连续测量所得结果的接近程度。使用重复性作为评价指标的条件是,独立的测量结果是在较短时间内,在同一实验室由同一操作人员在同一仪器上运用同一方法对同一待测物进行测量所获得。从重复性的定义及条件来看,它是在五个"同一"条件下的精密度测量结果,适用于快速获得评价结果,缺点是不能全面评价试剂的精密度性能。重复性这一评价指标常见于企业产品出厂检验标准和注册检验标准。由于研发过程已对试剂进行全面的精密度性能评价,故在出厂检验和注册检验中不再重复完整的精密度评价实验,使用相对简单及可快速获得结果的重复性指标作检测。当测量结果可用量化的数值表示时,如采用酶联免疫法或化学发光法的试剂,重复性性能要求描述为"用同一批号试剂对重复性参考品连续测定 10 次,测定结果的变异系数(CV)应不大于 8.0%。"计算方法参考公式 5-1 即可。当测量结果不可用量化的数值表示时,如采用免疫层析(胶体金法)的试剂,重复性性能要求描述为"用同一批号试剂对重复性参考品连续检测 10 次,检测结果应一致,显色度均一。"

评价重复性指标时,所使用的重复性参考品不应为强阳性样品或明显阴性的样品,否则将无法进行客观评价。重复性参考品应包含多份待测物含量不同的样品,如选择高浓度、中浓度、低浓度或临界值附近的三份不同样品,以便全面评价试剂在检测范围内的重复性。

四、关于试剂稳定性与有效期的考量

在试剂的研发过程中,对稳定性必须做充分的考量,这关乎产品在设定的有效期内,在临床应用过程中所有预定性能是否能实现。

体外诊断试剂或测量系统的稳定性通常用时间量化。稳定性可以计量学性能特征发生一定量的变化的时间或一定的时间内特征的变化量来量化。稳定性研究主要涉及两部分内容,即试剂的稳定性及适用样本的稳定性研究。前者主要包括实时稳定性、高温加速稳定性、运输稳定性、开封稳定性等。后者则是验证待测物在规定的样本类型里,在不同的保存条件下的稳定性;需要冷冻保存的样本的冻融稳定性;用于样本防腐、稳定或保护的添加剂是否会对待测物的检测造成影响等。在稳定性验证开始前,应明确每类验证实验结果的可接受标准。每个验证实验均应设置对照组,对照组的试剂及样本均不经特殊处理,实验组的试剂及样本经过验证方法进行处理后,两组同时进行实验,实验组与对照组的结果差异应在可接受范围内。进行实时稳定性验证的试剂无法得到实验起始与结束时两份试剂同时进行实验的结果,则应保持样本的连续性,使得不同时段得到的结果具有可比性。当测量结果可以用量化的数值表示时,如采用化学发光法的试剂其结果可用发光值表示,采用酶联免疫法的试剂其结果可用吸光度(OD 值)表示,应规定可接受的数值变化范围,如规定试剂长期稳定性可接受的检测值变化范围是 ±20%、样本冻融稳定性可接受的变化范围是 ±10% 等。当测量结果不可以用量化的数值表示时,如采用胶体金法的试剂其结果是检测线显色的深浅,则规定可接受的显色变化程度为不影响阴阳性结果判定。如已对检测线显色的深浅做了标准化色卡,则可接受的显色变化程度要求可细化为 1~2 个色卡梯度。

(一)试剂的稳定性

1. **实时稳定性** 实时稳定性考查的是试剂在规定的保存条件下可以稳定保存的期限。

验证实时稳定性有两种方法。一是将试剂按规定的保存条件保存,每隔一段时间(如1个月或3个月)取出进行实验,与验证起始时的检测结果作对比。若在预期效期内变化趋势均在可接受范围内,则可选择验证至预期效期后3个月停止验证或持续验证至检测结果的变化趋势超出预设的可接受变化范围。若在预期效期内变化趋势已超出可接受范围,则应缩短试剂的效期。第二种方法适用于对温度变化敏感的试剂,可参考阿伦尼乌斯方程预估试剂在不同温度条件下保存的效期。阿伦尼乌斯方程的具体应用将在《定量试剂性能参数的确定　稳定性与有效期》一节进行详细讲述,这里不再展开。

2. 高温加速稳定性　对于对温度敏感的试剂,可通过高温加速稳定性实验来对试剂的稳定性进行评价。高温加速稳定性常见于试剂生产厂家的出厂检验项目及注册检验项目,随着国家食品药品监督管理部门对体外诊断试剂性能要求的不断提高,注册检验项目中已越来越少见到高温加速稳定性实验,取而代之的是实时稳定性实验,即在注册检验中要求厂家提供一批到效期的试剂以对试剂在实际保存到效期后的性能进行评估。在中国《药典》2015版中,用于血源筛查的酶联免疫法试剂检定要求中,对稳定性试验的描述为"试剂各组分于37℃放置至少3天(有效期为6个月),应符合阴性参考品符合率、阳性参考品符合率、最低检出量及精密性的要求。"又如在国家食品药品监督管理局发布的编号为YY/T 1164—2009《人绒毛膜促性腺激素检测试纸(胶体金免疫层析法)》的行业标准中,规定了该产品的稳定性要求为"将测试条在37℃放置21天后,分别检测外观、最低检测限、特异性及重复性,结果应符合各项目的要求。"

无论是参考阿伦尼乌斯方程进行效期预估或采用高温加速实验来评价试剂的稳定性,其验证结果均不能代表试剂在实际保存条件下的稳定性,要得出试剂的实际效期,还是应该以实时存放的试剂的检测结果为准。

3. 运输稳定性　运输稳定性考查的是试剂在实际储运过程中的稳定性,验证销售发货运输过程是否会对试剂性能产生不良影响,试剂的包装材料及组装方式是否满足运输需要。运输稳定性的验证可采用模拟运输以及实际发运两种方式。

温度和晃动是模拟运输中的两大考查因素。温度可通过温箱、冰箱等设备调节,晃动则可通过摇床等设备实现。通过设计不同的温度、晃动频率,可以在一定程度上模拟运输过程,甚至可以设计比较极端的条件,考查试剂经过极端运输条件其性能是否还能满足要求。模拟运输的好处是可控性强,可重复性高,可以设计极端条件。

实际发运可以帮助验证试剂的装箱发货方式及保温措施是否满足要求。此类实验设计点主要在于目的地的选择,如夏天时发往南方气温高的城市,冬天发往北方气温低的城市就是两种典型的目的地。根据所在地与目的地气温的不同,可以对发货时的装箱方式及采取的保温措施进行调整,验证结果可以指导试剂上市后的发货工作。

4. 开封稳定性　非单人份包装的试剂在一次不能用完的情况下,如果使用者由于条件限制不能使包装恢复原样,如真空包装等,应对试剂的开封稳定性进行验证。设计验证实验时,应考虑使用者二次包装及保存的条件,以及可能的保存期限,如出厂包装为真空包装,首次开封后使用塑料自封袋包装,96人份的试剂需要一个月用完,这些条件都需要在开封稳定性中进行验证。

对于主要组分为液体的试剂,则应验证开瓶稳定性。如某些采用冻干工艺的组分在复溶后的保存条件及保存期限等。

随着试剂使用方采用机械化操作的程度越来越高,越来越多新开发的试剂与全自动或半自动仪器配套,如非单人份的全自动化学发光系统、全自动或半自动酶联免疫系统等,试剂开瓶后存放于检测系统上,系统试剂储存区的温度可能达不到试剂要求,而且敞口式的存放也存在试剂挥发的可能,这就需要验证试剂的机载稳定性。

(二)样本的稳定性

1. 不同保存条件的稳定性　样本中的待测物在不同的保存条件下其活性可能会有所不同,所以在试剂开发的同时也应验证适用样本的保存条件及保存期限。2002 年世界卫生组织出版的《实验室检查中抗凝剂的使用》中摘录了部分常见检测指标的稳定性。如检测指标为谷丙转氨酶(ALT),其在室温下全血中的稳定时间为 4 天,若是血清或血浆的形式,保存于 –20℃可稳定 7 天,保存于 4~8℃可稳定 7 天,保存于 20~25℃可稳定 3 天。又如检测指标为甘油三酯(TG),其在室温下全血中的稳定时间为 7 天,若是血清或血浆的形式,保存于 –20℃可稳定 1 年,保存于 4~8℃可稳定 7 天,保存于 20~25℃可稳定 2 天。

对适用样本的稳定性验证并不需要确定其可稳定保存的最长期限,只需验证在常规的检验周期内,试剂对样本的检测结果是否会因样本的保存条件变化及保存时间的延长而发生改变。

2. 冻融稳定性　如果适用样本可冷冻保存,即保存温度为 –20℃或更低,则需验证样本的冻融稳定性。同样地,对适用样本的冻融稳定性验证并不需要确定其可反复冻融的最多次数,只需验证在常规的检验需要下,如冻融 2~3 次,试剂对样本的检测结果是否会因样本的冻融次数增加而发生改变。

3. 添加剂影响　添加到样本中的添加剂主要有三类:抗凝剂、稳定剂及防腐剂。若适用样本包含血清和血浆两种类型,则应验证抗凝剂对样本检测结果的影响;若待测物在体外的条件下稳定时间较短,需要添加稳定剂的,则应验证所添加的稳定剂是否会对样本检测结果产生影响;若某些样本需要保存较长时间,需要添加防腐剂,则应验证所选防腐剂是否会对样本检测结果产生影响。

第二节　定量试剂性能参数的确定

定量试剂的性能参数主要有:空白限、检测限、定量限、线性范围、准确度、精密度、检测范围、干扰物质、交叉反应、参考值与参考区间、稳定性与有效期等。

其中定性试剂的干扰及交叉反应已经在第四章中提及,而本节中提到的干扰和交叉部分的内容,是针对定量试剂而言的。这里着重讨论这两种效应如何引起测量不准确度,也就是量值的变化,并提供量值偏倚的评价方法。

一、空白限

(一)概念

根据 CLSI 发布的 EP17-A 指导原则,空白限(limit of blank,LoB)指(在规定的可能性条件下)测量空白样本时可能得到的最高测量结果。需要注意的是,空白限并非样本中分析物的实际浓度。事实上,能测出阳性信号的浓度被称为检测限。空白限也相当于测量浓度为 LoD 的样本(在规定的可能性条件下)能得到的最低测量结果。

由于随机误差的存在,空白样本测量结果通常呈对称分布,且平均值接近于0。但实际上许多仪器会将负值信号自动转化为0或者一个较小的阳性值,从而只输出非负值结果。假设样本测定值超出了真实空白样本测定值分布的第95百分位,则该测定值与空白测定值存在显著差异。因此,如果一份样本的测量值超出了该设定限,则认为该样本可能含有分析物。基于该设定限,一份真实的空白样本有5%的概率会出现阳性信号,该类错误通常被称为第一类错误(α错误)。同样地,一份低浓度样本的测定值也可能落在空白限范围内,从而出现阴性信号,该类错位通常被称为第二类错误(β错误)。这两类错误均默认为5%。

(二)确定方法

　　空白限的计算方法可分两种情形,如果空白测量值呈正态分布,则

$$LoB=\mu_B+1.645\sigma_B \qquad\text{式 5-11}$$

　　式5-11中,μ_B和σ_B分别为空白样本测量结果的均值和标准偏差。

　　如果小于0的测量值不被输出或空白测量值不符合正态分布,则数据按从小到大排列后,通过第$[N_B(95/100)+0.5]$位观测值估算空白测定值的第95百分位,如果该值为非整数,则采用插值法插补于临近的顺序值间。

$$LoB=[N_B(95/100)+0.5]\text{位置处的结果} \qquad\text{式 5-12}$$

二、检测限

(一)概念

　　检测限(limit of detection,LoD)指检测方法(在规定的可能性条件下)可检测出的最低分析物浓度。检测限也被称为“检出低限”、“最小可检出浓度”,有时也用于指示“灵敏度”。

(二)确定方法

　　测定LoD时,需对多个低浓度样本(浓度在LoB和4倍LoB之间)进行重复检测,从而获得每个样本多次测量值的标准偏差(SD_S)。推荐至少对低浓度样本(4~6个)重复检测60次,再综合估计这几个浓度水平的精密度。在合并各水平精密度之前,应通过F检验(两个样本)或$Cochran$检验(两个以上样本)检查它们之间的一致性。如果F检验说明各水平精密度不一致,应找到根本原因。有可能反应的不稳定性或样本的不稳定性引起了检测结果的变异。这时,暂定的LoD_t可以按式5-13计算:

$$LoD_t=LoB+c_\beta SD_S \qquad\text{式 5-13}$$

　　其中,SD_S为低水平样本分布的估计标准偏差。c_β为标准正态分布的第95百分位数值(校正系数),因为SD_S是总体标准偏差σ_S的偏倚估计,故需要采用c_β作为校正系数。如果重复检测次数(N_s)不是特别小的话,c_β可以按式5-14计算:

$$c_\beta=1.645/[1-1/(4\times f)] \qquad\text{式 5-14}$$

　　式中,f为估计标准偏差SD_S的自由度。

　　确定LoD还需要考虑以下两个方面:

　　1. 标准偏差　考虑检测水平的SD_S是否与LoD_t水平相同是很重要的。因为在估计LoD时,样本标准偏差不恒定,它经常伴随样本浓度的升高而升高。尽管如此,在有限的低浓度范围内,标准偏差应大致恒定。假设SD_S是恒定的,则$LoD=LoD_t$。如果相对标准偏差或变异系数(CV)恒定,它们也可用来估计SD_S,因而也可采用上述公式计算LoD。否则需要采用更复杂的方法,要假定样本标准偏差是浓度水平的函数。

2. 分布形状　如果低浓度样本不呈正态分布,可以尝试将其转换为正态分布(比如取对数)。如果 LoD 是通过转换获得的,最后还需要再转换为原来的单位。如果样本数据无法转换为正态分布,但如果 SD_S 相对恒定,可使用非参数离散估计。该非参数估计计算的是 $D_{s,\beta}$,它指检测结果分布的 β 百分位数到低浓度样本指定值(或可接受的参考值)之间的距离,该参数类似于 $c_\beta \cdot SD_S$。因此,

$$LoD=LoB+D_{s,\beta} \tag{式 5-15}$$

如果样本数据无法转换为正态分布,且 SD_S 不恒定,则必须采用非参数的"trial-and-error"程序,它需要在暂定的假设 LoD 水平处制备样本,获得一系列检测结果后,计算 β 百分位数,作为低于 LoB 的百分数。LoD 即 β 百分位数为 5% 或更小时的最低水平结果。

三、定量限

(一)概念

定量限(limit of quantitation, LoQ)指在规定的可接受精密度和正确度下,样本中分析物在规定实验条件下能够被定量测定的最低量。定量限也被称为"测定低限"、"检测范围的低限"。定量限是分析物能够被可靠检出的最低实际含量,其测量总误差满足实验室准确度要求。

(二)确定方法

LoD 实验中的检测结果可用于估计分析物在该水平下的偏倚和不精密度。在评估方案中,推荐至少对每个样本重复测试 40 次。可选用 3~5 个不同浓度的样本,至少各做 5 批检测。计算 40 个结果(一个样本)的总标准偏差或多个样本合并的精密度估计(SD_S),再计算相应浓度水平的总误差。

$$总误差 = 偏倚 + 2 \times SD_S \tag{式 5-16}$$

若偏倚为负值,则,

$$总误差 = -(偏倚 - 2 \times SD_S) \tag{式 5-17}$$

如果该误差估计小于总误差设定的目标,则 $LoQ=LoD$。

若该水平不满足设定目标,则需检测较高水平的样本,直至满足总误差设定的目标。满足总误差设定目标时的最低样本浓度即为 LoQ。

四、线性范围

(一)概念

线性(linearity)指提供的测定结果(在一定的测量范围内)与样本中分析物的量直接成比例的能力。线性范围(linear range)指检测系统的分析结果具有可接受线性的浓度范围,此时的非线性误差小于允许误差。

(二)样本的要求

验证检测系统的线性范围需要一系列已知浓度的样本或通过稀释而确立了比例关系的样本,一般需要 5~7 个浓度梯度,每个浓度水平做两次重复测定。

不同于线性范围的验证,当发展新方法需要建立线性范围时,需要测量更多的浓度梯度,一般选择能够覆盖预期检测范围的 7~11 个浓度,再对每个浓度重复测定 2~4 次,

重复测定的次数取决于检测系统预期的不精密度。研发人员也可选择比预期测量范围宽20%~30%的浓度范围进行测量分析,再通过剔除不符合要求的测量点来发现更宽的线性范围。

确立准确可靠的线性范围至少需要5个浓度梯度。当然,浓度梯度越多越好,因为更多的数据点有助于更准确地评估线性范围。配制线性样本时,推荐使用高、低浓度样本按比例混合成等间距的中间浓度样本。在配制过程中,注意准确移液,避免产生误差。

评估线性范围时,应包含以下浓度:①最低分析浓度或线性范围的低限;②各个医学决定水平;③最高分析浓度或线性范围的高限。

(三)样本制备与测定

如果用于制备线性样本的高、低浓度样本的浓度未知,可以对每个样本进行编码,使它们具有相对的浓度关系。例如,等间距浓度的样本可以编码为连续的整数(1,2,3,…)。也就是说,不需要事先知道样本的浓度。如果中间浓度样本不是等间距的,则这些浓度之间的间距关系应当是已知的。线性回归分析时,这些间距将作为自变量X。表5-4为典型的5个等间距浓度样本的制备方法,仅供参考。

表5-4　等间距线性样本制备方法(样本数量=5)

样本编号	1	2	3	4	5
低值样本	1份	0.75份	0.5份	0.25份	0份
高值样本	0份	0.25份	0.5份	0.75份	1份

(四)数据处理

1. 数据检查　首先应对数据的可接受性和有效性进行检查,包括检查数据间是否存在显著差异(误差)、检查数据中是否存在离群点等。如果因技术问题导致数据出现显著差异,则需纠正后重新开展线性评估试验。如果数据中存在一个离群点,可以直接去除,如果离群点多于1个,可能意味着检测系统的精密性存在问题,需要排除故障后再进行评估。

以样品浓度为X,响应信号为Y绘图,则两个变量之间是否呈现非线性关系或者线性范围是否需要缩窄或拓展均可一目了然,这为后续采用何种统计学分析方法提供了前提。

2. 多元回归　多元回归方法主要用于评估非线性,这也是为何要使用多项式的原因。该方法由两部分组成:第一部分检查针对同一组数据的非线性多元回归是否比线性回归拟合得更好;第二部分,如果非线性多元回归拟合得更好,评估非线性拟合与线性拟合之间的差异是否小于方法学允许的偏倚量,该允许偏倚量需事先设定。

多元回归模型包括一次、二次、三次多元回归,如表5-5所示。

表5-5　一次、二次、三次多元回归模型

阶次	多元式	回归df(Rdf)
一次	$y=b_0+b_1x$	2
二次	$y=b_0+b_1x+b_2x^2$	3
三次	$y=b_0+b_1x+b_2x^2+b_3x^2$	4

其中 b_i 为回归系数。在二次回归模型中，b_2 为非线性系数。在三次回归模型中，b_2 和 b_3 为非线性系数。对每个非线性系数的斜率求标准误，以 SE_i 表示，再进行 t 检验，以检查非线性系数是否在统计学上是显著的，也即非线性系数与 0 相比是否存在显著差异。b_1 和 b_0 不需要检验，因为它们不反映非线性。b_2 和 b_3 的检验按式 5-18 进行：

$$t=\frac{b_i}{SE_i}$$
$$df=L \times R-Rdf \qquad \text{式 5-18}$$

式中，L 为制备的样本数量，R 为每个样本的重复测定次数，Rdf 为回归分析中的自由度，也即回归模型的系数（包括 b_0）根据自由度查 t 值表，如果任意一个非线性系数（b_2 或 b_3）均不显著 $P > 0.05$），说明数据组是线性的。如果任何非线性系数均显著（$P < 0.05$），则说明数据组是非线性的。

3. 非线性程度的判断　选择最适合的非线性多元回归模型需要通过检查回归标准误（$S_{y \cdot x}$）来判断。$S_{y \cdot x}$ 为测量结果与回归模型之间的差异，其数值越小，相应的回归模型越适合数据组。线性偏差（deviation from linearity，DL）可按式 5-19 计算：

$$DL_i=p(x_i)-(b_0+b_1x_i) \qquad \text{式 5-19}$$

式中，x_i 值包括所有的数据点，$p(x_i)$ 为最适合的多项回归在 x_i 处的值。因此，DL_i 是每个浓度水平下的二次回归模型与一次回归模型，或三次回归模型与一次回归模型之间的差异，也即非线性模型与线性模型之间的差异。该差异以分析物的计量单位表示，以便于与预期目标对比。若预期目标以百分数表示，则 DL_i 也应转换成相应的百分数形式（DL_i 除以对应的 x_i 值再乘以 100%）。

检查每个浓度水平的 DL_i 是否满足规定的误差指标。虽然在统计学上可能存在显著的非线性，但如果每个 DL_i 在规定误差范围内，那么可以认为该非线性并不重要。如果任意一个 DL_i 超出了误差指标，则说明该水平处可能存在非线性问题。可以通过两种方法处理该非线性问题：①尽量找到导致非线性的原因（如样本制备问题、干扰、仪器校准问题等）并努力解决。②检查信号响应值对样本浓度的坐标图，确定非线性存在于浓度范围的一端还是中间。如果仅在某一端出现，则可移除相应的点并重新进行统计分析。当然这种方法会缩窄线性范围。

五、准确度

（一）概念

根据 ISO-17511 标准，准确度（accuracy）指检测结果与被测量真值之间的一致程度。准确度与测量的正确度和精密度有关。

正确度（trueness）指大批测量结果的均值与真值的一致程度。测量正确度只能以程度（如足够、不足等）表示。正确度的程度通常用与正确度相反的统计量偏倚表示，是测量结果的期望值与被测量的真值之差。

（二）确定方法

确定准确度的方法主要有两种：方法学比对和参考物质的测定。

1. 方法学比对　根据 EP9-A2，操作者需要在熟悉仪器及实验方案后方可进行方法学比对实验。选定对照方法后，采用待评方法与对照方法同时针对 40 例临床样本测试，建议分 5 天完成测试,每天可测试 8 例,并进行双份测定,可先按正序(1,2,3,……,8)测完后,再按倒序(8,7,6,……,1)进行测试。样本的选择应覆盖医学参考范围,且至少有 50% 样本的测定结果处于参考范围之外。

对汇总的待评方法结果(Y)和对照方法结果(X)进行方法内和方法间离群值排查后,按式 5-20 计算相关系数(r)、斜率(b)和截距(a)。

$$r = \frac{\sum\limits_i^N (\overline{x_j} - \overline{x})(\overline{y_j} - \overline{y})}{\sqrt{\sum\limits_i^N (\overline{x_j} - \overline{x})^2} \sqrt{\sum\limits_i^N (\overline{y_j} - \overline{y})^2}} \qquad \text{式 5-20}$$

如果 $r \geq 0.975$(或 $r^2 \geq 0.95$),则可认为 X 值取值范围合适。如果 $r < 0.975$(或 $r^2 < 0.95$),则必须分析更多的样本以扩大数据浓度分布范围。

$$b = \frac{\sum\limits_i^N (\overline{x_i} - \overline{x})(\overline{y_j} - \overline{y})}{\sum\limits_i^N (\overline{x_i} - \overline{x})^2} \qquad \text{式 5-21}$$

$$a = \overline{y} - b\overline{x} \qquad \text{式 5-22}$$

式中,$\overline{y} = \dfrac{\sum\sum y_{ij}}{2N}$,$\overline{x} = \dfrac{\sum\sum x_{ij}}{2N}$,$i$ 为样本编号(从 1 到 N);j 为重复测定编号 1 或 2,N 为样本的总数量。

获得上述参数后,可用式 5-23 表示:

$$\hat{Y} = bX + a \qquad \text{式 5-23}$$

对于任何给定的 X 值,用此方程可以计算出待评方法的 Y 的估计值($\hat{Y}$)。

当 X 取值范围合适且数据离散度的均匀性可接受,即可通过线性回归法计算预期偏倚及其置信区间。Y 轴方向上数据点与回归线之差称为此点的残差。估计值的标准误 $S_{y \cdot x}$ 即为这些残差的标准偏差,也是对分布在回归线周围各点离散度的测量。某一点($\overline{x_j}, y_{ij}$)的残差可按式 5-24 计算:

$$残差_{ij} = y_{ij} - \hat{Y}_{ij} = y_{ij} - (a + b\overline{x_j}) \qquad \text{式 5-24}$$

对于平均值($\overline{x_j}, \overline{y_j}$):

$$残差_j = \overline{y}_j - \hat{Y}_j = \overline{y}_j - (a + b\overline{x_j}) \qquad \text{式 5-25}$$

对于单个 Y_{ij},估计值的标准误可按式 5-26 计算:

$$S_{y \cdot x} = \sqrt{\frac{\sum\sum (y_{ij} - \hat{Y}_{ij})^2}{2N - 2}} \qquad \text{式 5-26}$$

对于平均 $\overline{Y}_j$:

$$S_{y \cdot x} = \sqrt{\frac{\sum (\overline{y}_j - \hat{Y}_{ij})^2}{N - 2}} \qquad \text{式 5-27}$$

在给定的医学决定水平(X_c)处的预期偏倚(B_c)的估计值,按式 5-28 计算:

$$\hat{B}_c = a + (b - 1)X_c \qquad \text{式 5-28}$$

B_c 的 95% 置信区间（在 X_c 处的真正偏倚）按式 5-29 计算：

$$[\hat{B}_{c,\text{low}}, \hat{B}_{c,\text{high}}]=\hat{B}_c \pm 2S_{y \cdot x}\sqrt{\frac{1}{2N}+\frac{(X_c-\overline{X})^2}{\sum\sum(x_{ij}-\overline{x})^2}}$$ 式 5-29

在多数情况下，我们关心候选方法与对照方法之间的差异。此时，对比预期偏倚的置信区间与医学决定水平 X_c 处的允许误差（每个实验室应建立自己的误差标准）。如果预期偏倚的置信区间包含了规定的可接受偏倚，则数据显示候选方法的偏倚小于可接受偏倚。但是如果预期偏倚的置信区间不包含规定的可接受偏倚时，则可作出以下两种判断：①如可接受偏倚小于预期偏倚置信区间的下限，则可得到如下结论：预期偏倚大于可接受偏倚的概率很高（>97.5%），此时候选方法性能与对照方法不相当，不能被接受；②如可接受偏倚大于预期偏倚置信区间的上限，则可得出如下结论：预期偏倚小于可接受偏倚的概率很高（>97.5%），此时候选方法性能与对照方法相当，可以接受。

2. 参考物质的测定 参考物质（reference material，RM）指具有一种或多种足够均匀和很好地确定了的特性，用于校准测量装置、评价测量方法或给材料赋值的一种材料或物质。参考物质具有特定的靶值，因而可用于特定方法准确度的评估。评估时，应选择适合的参考物质，至少针对 2 个水平进行测试。测定的浓度水平可代表检测范围的低、高水平，也可代表医学决定水平附近的值。测定完成后计算实测浓度与参考浓度之间的偏差，检查该偏差是否满足可接受标准。

六、精密度

（一）概念

精密度（precision）指在规定的条件下，各独立测量结果间的接近程度。重复性（repeatability）指在相同检测条件下对同一待测物进行连续测量所得结果的接近程度。批（run）指在检测系统真实性和精密度稳定的间隔期，但不可以超过 24 小时或少于制造商推荐的频率。

（二）确定方法

1. 指导原则 根据 EP5-A2，评估精密度应遵循以下指导原则：用足够的时间熟悉测定仪器工作和保养的机制以及性能评估流程；整个评价期间以适当的质量控制对仪器进行保养；试验方法合适并拥有足够的样本数据；在统计方面拥有有效的分析程序。

2. 样本的要求 样本的选择应谨慎，需综合考虑多个标准。虽然可以使用多个浓度进行测定，但推荐使用两个浓度。在本方法中，每个浓度水平都会独立进行精密度评价。如果各浓度水平上的精密度评价或相对精密度评价均在同一水平，那么说明检测系统具有稳定的精密度（或相对精密度）。如果不处于同一水平，则有必要检测更多个浓度水平的样本。

在任何情况下，必须选择覆盖检测范围的浓度。如果有两个以上的浓度可供选择，那么尽可能选择接近"医学决定水平"的浓度。当确立精密度性能时，高水平、低水平以及医学决定水平附近的浓度水平必须被检测。如果这三个水平显示一致的精密度或相对精密度，那么检测三个水平的浓度就足够，如果三个水平处的精密度评价存在差异，则需检测更多个水平来确立方法的性能。

3. 初步精密度评估 精密度评估之前，在方法熟悉阶段末期，需进行初步的精密度评价。需连续检测同一样本 20 次。建议使用两个或更多的浓度水平进行,然后计算结果的标准差和变异系数。如果从预期的结果中发现了显著性差异,则需与制造商取得联系,同时中止后续实验直至问题解决。初步评价合格后方可进入精密度评估阶段。

4. **精密度评估**　精密度评估时,每天可对每个浓度水平的样本重复测试 2 次,每天测试 2 批,每天的两批之间至少间隔 2 小时。测试 20 天共获得 80 个测试结果。测试完成后需要对数据的离群值进行检查。如果两个重复测定值之间的绝对偏差超出了 5.5 倍初步精密度评价时的标准偏差,则应拒绝该数据对。如果发现离群值,需寻找和排查原因,并重复测定该浓度水平的分析物。如果超出 5% 的数值被拒绝,同时没有发现可归属的原因,那么评估者须考虑可能是仪器性能不够稳定,不能保证有效的精密度评价。

(1)重复性评估:重复性评估可按式 5-30 计算:

$$S_r = \sqrt{\frac{\sum_{i=1}^{I} \sum_{j=1}^{2} (X_{ij1} - X_{ij2})^2}{4I}} \qquad \text{式 5-30}$$

其中,I 为总的运行天数(通常为 20);j 为每天的批次(1 或 2);X_{ij1} 为第 i 天第 j 批第 1 次重复测定的结果;X_{ij2} 为第 i 天第 j 批第 2 次重复测定的结果。

(2)仪器内(或实验室内)精密度评估:评估一台仪器或实验室内的精密度(S_T)性能,需计算较多的参数,以下计算是必须的:

$$A = \sqrt{\frac{\sum_{i=1}^{I} (\overline{X}_{i_1} - \overline{X}_{i_2})^2}{2I}} \qquad \text{式 5-31}$$

$$B = \sqrt{\frac{\sum_{i=1}^{I} (\overline{X}_{i\cdot\cdot} - \overline{X}_{\cdot\cdot\cdot})^2}{I-1}} \qquad \text{式 5-32}$$

$$S_{dd}^2 = B^2 - \frac{A^2}{2} \qquad \text{式 5-33}$$

$$Srr^2 = A^2 - \frac{S_r^2}{2} \qquad \text{式 5-34}$$

$$S_T = \sqrt{S_{dd}^2 + S_{rr}^2 + S_r^2} \qquad \text{式 5-35}$$

式中,I 为总的运行天数;$\overline{X}_{i_1}$ 为第 i 天第 1 批运行结果的均值;$\overline{X}_{i_2}$ 为第 i 天第 2 批运行结果的均值;$\overline{X}_{i\cdot\cdot}$ 为第 i 天所有结果的均值;$\overline{X}_{\cdot\cdot\cdot}$ 为所有测试结果的均值;S_{dd} 为天间标准偏差评估;S_{rr} 为批间标准偏差评估(如果为负值则令其为 0)。

七、检测范围

(一)概念

检测范围(measuring range)指在检测仪器上的测量误差在规定的限值内的一系列被测量。对于纳入检测范围内的被测量,因非线性、不精密度以及其他来源的误差等都应在规定的限值内。

(二)确定方法

1. **样本的要求**　用于检测范围评估的样本应尽可能与真实样本的基质相似。参与评估的样本数量应不低于5份,其中高浓度的样本应达到预期检测范围的上限。各样品的浓度水平应成等比例关系,可由高、低浓度样本按不同体积混合后配制,具体配制方法可参考线性范围评估样本的配制。

2. **检测范围评估**　针对一系列浓度样本进行重复测定后,以各样本的预期值为x,实测值为y,绘制坐标图。如果各点呈明显的直线趋势,可用直线回归统计对数据进行处理。如果线性回归的斜率b很接近于1,截距接近于0,则可判断该分析范围满足检测范围的要求。如果斜率b不接近于1(与1有统计上的显著性差异),截距a较大,应分析引起偏倚的数据点,如果偏倚点在检测范围的两端,可适当舍去其中的数据点再重新进行回归分析。如果回归式有明显改善,则缩窄后的分析范围即为检测范围。

需要注意的是,尽管检测范围和线性有诸多相通之处,但检测范围的要求比线性范围宽松。比如一组数据呈现非线性,但仍按直线回归处理,如果该直线回归处理引入的误差仍在规定的限值内,则该组浓度仍可作为检测范围,但不能作为线性范围。

八、干扰物质

(一)概念

在临床化学领域,干扰(interference)指由于另一成分的存在或者样本的特性,一定浓度的被测物在测定时出现了有临床意义的偏差。这种干扰可能来自检测系统的非特异性、指示剂反应的抑制、被分析物的抑制等。

(二)干扰物质的来源

干扰可来源于内源性和外源性。如病理环境下的代谢物(如糖尿病、多发性骨髓瘤等)、病人治疗过程中引入的化合物(如药物、抗凝剂等)、病人摄入的物质(如酒精、毒品、食品饮料等)、样本准备时引入的物质(如抗凝剂、稳定剂等)、样本处理时引入的污染物(如血清分离剂、手套粉末等)以及样本自身的基质效应等。

(三)干扰对不准确度的影响

不准确度(总分析误差)包括不精密度、方法特异性偏倚和样本特异性偏倚。方法评估往往只评估前两种,样本特异性偏差(如干扰)经常被视为与特定样本相关的独立问题。从方法学评估的观点看,干扰物质的敏感性可以引起系统误差和随机误差,在统计学上这两者都被视为不准确度的组成成分。

对于给定的病人群体,干扰物在样本中的平均浓度可能引起系统偏倚,该偏倚将会被包含在方法偏倚之内。只有与更加特异的方法比较时,才能在总随机误差中发现偏离于平均偏倚的个别偏倚。对于一些方法来说,随机干扰的影响超出了不精密度,而成为了随机误差的主要来源。

对于个别病人,干扰物引起的偏倚取决于病人样本中的干扰物浓度,当干扰物浓度改变时该偏倚也随着改变(如干扰物质在体内的清除和代谢)。检测结果的改变可能被误认为病人情况的改变。

(四)干扰评价

评价检测系统或方法对干扰的敏感性有两种基本的途径:干扰筛选、用病人样本评价干扰。

1. **干扰筛选**　把潜在干扰物添加到样本混合液,然后与不加干扰物的同一混合液比较,评价相对偏倚,该方法称为"配对差异性试验"。一般在较高浓度下评估多种潜在干扰物,以对潜在的干扰物进行初步筛选。如果引起的偏倚在临床上无显著意义,则不需要进行更进一步的实验。引起具有临床意义偏倚的物质被视为干扰物,需要进一步评价以确定干扰物的浓度和干扰程度之间的关系。

需要注意的是,没有一种实用的干扰试验能够鉴别所有的干扰物,一些干扰物(如药物代谢物)在筛选试验中可能不能被鉴别出来,另一些物质可能被错误地划分为干扰物。

人为添加干扰物的方法存在两方面的局限性:添加到血清中的化合物的特性可能不同于那些在体内自然循环状态下的化合物;被测试的干扰物和分析物的浓度不同,干扰效应也不同。

2. **用病人样本评价干扰**　上述干扰筛选程序具有明显的局限性,无论考虑多么全面,在病人的血清样本中都可能遇到意想不到的干扰。为了最大限度减少这种情况的发生,应该对病人的真实样本进行分析,以评价内在的不同血清样本间的变异性。

病人的真实样本可基于以下标准来选择:相关疾病(如来自心脏病、肝病或肾病病人的样本);相关药物(如来自使用目标药物治疗病人的样本);尿毒症病人(其血中可能含有高浓度的内源性代谢物或药物);其他已知组分(如异常胆红素、血红蛋白、脂质等)。

评价实验可采用两种方法(一种为待评方法、一种为参考方法或其他被认定合格的测量方法)分析两组病人样本(测试值和对照组)。病人组和对照组结果之间的偏差显示干扰的存在。

使用病人样本评价干扰的局限性主要是对实验变异缺乏控制对照。该方法只证明偏倚和特定物质之间的相关性,它并不能证明因果关系;如果样本不新鲜,一些不稳定的组分可能会丢失(如乙酰乙酸、二氧化碳等);病人通常服用多种药物,因此难以证明何种药物产生了干扰作用;干扰物可能并不存在于该批病人样本中;对照方法可能没有足够的特异性,也可能受相同干扰物的影响。

九、交叉反应

(一)概念

交叉反应(cross reaction)主要应用在免疫学方面,指抗体能与具有相同或相似表位的不同抗原发生反应。交叉反应现象的形成主要与 3 个因素有关:①共同抗原:某些生物分子具有相同的抗原结构;②共同表位:生物大分子的某些片段具有相同的表位;③相似表位:不同的生物大分子其表位的部分空间构象十分类似。

(二)交叉反应性评价

如果试剂组分中的抗体(或抗原)与样本中的非目标抗原(或抗体)存在交叉反应性,那么必然会影响检测方法的准确度。因此评价试剂的交叉反应性至关重要。交叉反应性评价可参考本节第八部分干扰物质中的干扰筛选。与干扰筛选类似,同样可在样本中添加具有潜在交叉反应性的抗原(或抗体),然后与未添加交叉反应物的同一混合液比较,评价相对偏倚。若检测结果发生了显著偏倚,则添加的抗原(或抗体)被视为交叉反应物。

十、参考值与参考区间

(一)概念

参考值(reference value)指通过观测或测量一定数量的某种特殊类型的参考个体而获得的值或测量结果。参考区间(reference interval)指介于参考上限和参考下限之间的值。在某些情形中,有时候通常只有一个参考上限 x 有实际意义,即其参考区间被定义为 0~x。

(二)参考值和参考区间的建立方法

1. 参考个体的选择　选择参考个体时,应按照项目的临床使用要求去设计。各个项目的临床应用不同,对健康的定义也不同。在选择前,除了明确选择标准外,还需要明确排除标准,如饮酒、抽烟、药物滥用、手术等。选择参考个体应兼顾个体的年龄,应尽可能和使用该项目的临床病人分布组成相近。选择参考个体还应考虑有无分组的必要,如按性别分组等。另外,还有其他分组的因素,如地区差异、月经周期的不同阶段等。

2. 分析前和分析中的影响因素　所有引起检验结果变异的因素都应认真考虑,如对受检者的要求、样本搜集和处理、分析方法和仪器设备等。

首先应考虑对受检者的要求。为减少生物变异,在采样前要明确对受检者的要求,并事前对受检者认真解释,要求其予以配合。对受检者需要考虑的关键因素主要有:饮食是否会影响测定结果;长时间空腹是否会引起其他变化;酒精、咖啡因、抽烟等对分析物的影响;运动及采血位置对结果的影响等。

其次应考虑样本搜集、运输、储存方面的因素。实验室应有手册针对样本的采集、处理、运输和保存进行详细规定。此外,还应考虑样本采集管的类型、样本是否维持在真空状态、样本采集室的环境条件等。

再次应考虑分析方法的性能。实验室提供的数据的有效性是至关重要的。因此样品分析的方法必须阐述清楚,描述的内容包括方法的不准确度、不精密度、检测限、线性范围、回收率以及影响因素。其他要求考虑的影响分析性能的因素有使用的设备或仪器、试剂(包括蒸馏水)、定标液和计算方法。如果相同分析物不断进行重复检测的话,建立的参考区间必须考虑批间、技术人员间、仪器之间的变异。以上所有因素应在分析系统中描述清楚。

3. 参考值分析　建议至少取 120 例参考值数据,如需分组进行统计,则每个组别均应有 120 例数据。如需剔除数据中的离群点,则应有其他数据进行补充。对数据绘制频率分布图后,观察数据的特性,若数据呈正态分布,或数据经转换后(如取对数等)呈正态分布,可按 $\bar{x} \pm 1.96s$ 表示 95% 数据分布范围,以确定参考限和参考区间。如数据不呈正态分布,则可用非参数法处理。通常以 2.5% 和 97.5% 位数的参考限来确定参考区间。

参考区间是否需要分组取决于两个分组之间测得的均值的差别是否有统计上的显著性,这可通过 Z 检验来进行评价。将数据分组后计算 Z 值:

$$Z = \frac{\overline{x_1 - x_2}}{\sqrt{(\frac{s_1^2}{n_1}) + (\frac{s_2^2}{n_2})}} \qquad \text{式 5-36}$$

式中,$\bar{x}_1$ 和 $\bar{x}_2$ 分别为两个组别的均值;S_1 和 S_2 分别为两组的标准差;n_1 和 n_2 为各组的参考样本数。

统计的 Z 数值必须同"临界"值 Z^* 相比较,其计算公式按式 5-37:

$$Z^*=3(n_{average}/120)^{1/2}=3[(n_1+n_2)/240]^{1/2}$$ 式 5-37

另外,如果标准差(如 S_2)较大,应当检查其是否大于 1.5 倍的 S_1,或者检查 $S_2/(S_2-S_1)$ 是否小于 3。如计算得出的 Z 超过 Z^* 或较大的标准偏差超出较小标准偏差的 1.5 倍,那么不论 Z 值是多少,均假定两个组别参考区间的差别有临床意义,必须计算出每组的参考区间。如果上述情况不存在,那么只需计算总体样本的参考区间。

十一、稳定性与有效期

(一)概念

体外诊断试剂的稳定性(stability)指试剂随着时间的推移保持其特性一致性的能力,是试剂必须具有的基本属性。有效期(expiry date)指物质在规定储存条件下维持其特性的最大时间间隔。

(二)稳定性评估

体外诊断试剂的稳定性包括加速稳定性、实时稳定性、开封稳定性和运输稳定性等,具体的评估原则可参考定性试剂性能稳定性部分(本章第一节第四部分)。与定性试剂不同的是,定量试剂可以采用具体的测试偏差来衡量试剂的稳定性。以下以加速稳定性和实时稳定性评估为例阐明稳定性评估方法。

1. **加速稳定性评估** 将待评试剂分成 3~5 组,每组试剂应预留足够的量(应考虑 20% 左右的富余量),以保证完成整个加速稳定性实验。各组分别放置于不同的温度环境下储存(可以选择 15℃、20℃、25℃、30℃、45℃等),每隔一定时间取出试剂针对同一批样本进行测试。应事先确保测试用的样本是稳定可靠的。每个样本可进行多次重复测试,计算测试结果的均值(C_i),其中首日(储存于各温度环境前)测试结果的均值为 C_0。测试间隔时间可根据考察的温度来确定,低温时可间隔较长的时间再进行测试,温度升高时可减少测试间隔时间,如 45℃时可间隔 1~2 天进行测试。监测期间应检查每次测试结果,以查找潜在的异常值。如果一个样本或者全天的测试由于异常值、质控失控或操作错误而不合格,只有在识别和纠正错误原因后才能进行新的测试。

取 C_i 的对数 $\ln(C_i)$ 对 t_i 进行线性回归分析,可得线性方程式 5-38。由方程式 5-38 的斜率可得到反应常数(k_j)。

$$\ln(C_i)=\ln(C_0)-k_jt_i$$ 式 5-38

其中,t_i 为测试时间;C_0 为首日测试结果的均值;C_i 为在 t_i 时间测试结果的均值;k_j 为 T_j 温度下的反应常数;T_j 为提升的温度(单位:卡尔文)。

再以 k_j 的对数 $\ln(k_j)$ 对 $1/T_j$ 进行线性回归分析,可得线性方程式 5-39。

$$\ln(k_j)=a+b\left(\frac{1}{T_j}\right)$$ 式 5-39

根据方程式 5-39 的斜率(b)、截距(a)及公式 5-40 可计算出常规储存温度下的反应速率(k_{norm})。

$$k_{norm}=e^{\left(a+\frac{b}{T_{norm}}\right)}$$ 式 5-40

其中,k_{norm} 为预设的常规储存温度。

最后,根据公式 5-41 即可推算出试剂盒在常规储存温度下的稳定时间(t_{stab})。

$$t_{stab}=-\frac{\ln(\frac{C_i}{C_0})}{k_{norm}}$$
式 5-41

2. 实时稳定性评估　取足够量的待评试剂(应考虑 20% 左右的富余量),在规定的条件下储存,进行实时稳定性监测。每隔一定时间取出试剂针对同一批样本进行测试。应事先确保测试用的样本是稳定可靠的。每个样本可进行多次重复测试,计算测试结果的均值(Y_i)。监测期间应检查每一样本的每次测试结果,以查找潜在的异常值。如果一个样本或者全天的测试由于异常值、质控失控或操作错误而不合格,只有在识别和纠正错误原因后才能进行新的测试。

以分析物的测量平均值(Y_i)对时间(X_i)进行线性回归分析,借助 SPSS 等专业统计分析软件计算出线性回归方程的斜率(b_1)、截距(b_0)、显著性差异(P)等参数。如果回归方程的斜率在统计学上无显著性差异($P \geq 0.05$),则试剂保持稳定的时间(X_{int})取测试时间点的最大值。如果回归方程的斜率在统计学上有显著性差异($P < 0.05$),则通过分析被测量漂移来确定,可认为试剂保持稳定的时间 X_{int} 是可接受标准(预先设定)和线性回归一侧 95% 置信区间相交的区间,可以由统计软件生成置信区间的线性回归图确定,也可按式 5-42 计算:

$$\hat{Y}_i=b_0+b_1X_i$$
式 5-42

其中,X_i 为测试时间点;$\hat{Y}_i$ 为 X_i 处的预测值。

$$S_{yx}=\sqrt{\frac{\sum_{i=1}^{n}(Y_i-\hat{Y}_i)^2}{n-2}}$$
式 5-43

其中,Y_i 为 X_i 处测试结果的均值;n 为测试时间点的数量;S_{yx} 为估计值的标准误差。

$$Y_{CLi}=\hat{Y}_i \pm (t_{a=0.05, n-2})S_{yx}\sqrt{\frac{1}{n}+\frac{(X_i-\overline{X})^2}{\sum_{i=1}^{n}(X_i-\overline{X})^2}}$$
式 5-44

其中,Y_{CLi} 为置信区间值;$t_{a=0.05, n-2}$ 为在 α=0.05,自由度为 n−2 时的 t 统计值;$\overline{X}$ 为所有 X_i 的均值。

$$S_{xx}=\sum_{i=1}^{n}(X_i-\overline{X})^2$$
式 5-45

$$C_1=1-Zb_1^2$$
式 5-46

$$C_2=2Zb_1(Y_{CL\,int}-b_0)-2\overline{X}$$
式 5-47

$$C_3=\overline{X}^2+\frac{S_{xx}}{n}-Z(Y_{CL\,int}-b_0)^2$$
式 5-48

$$Z=\frac{S_{XX}}{t^2_{a=0.05, n-2}S_{yx}^2}$$
式 5-49

$$X_{int}=\frac{-C_2 \pm \sqrt{C_2^2-4C_1C_3}}{2C_1}$$
式 5-50

其中,X_{int} 为试剂保持稳定的时间;$Y_{CL\,int}$ 是作为置信度界限截距预先设定的分析物值。

稳定性评估的结果一定要处于研究区间内,如果计算的估计值超出了研究区间,将估计值作为最后时间点的测量值。

第三节　校准物与质控物性能参数的确定

一、校准物

(一)概念

校准(calibration)指在规定条件下,为确定测量仪器或测量系统所指示的量值,或实物量具或参考物质所代表的量值,与对应的由标准所复现的量值之间关系的一组操作。校准物(calibration material)指具有在校准函数中用作独立变量值的参考物质。均匀性(homogeneity)指与物质的一种或多种特性相关的具有相同结构或组成的状态,通过测量取自不同包装单元或取自同一包装单元的、特定大小的样品,测量结果落在规定不确定度范围内,则可认为标准物质对指定的特性量是均匀的。瓶内均匀性(within-bottle homogeneity)指标准物质的特性在一瓶中的变异。瓶间均匀性(between-bottle homogeneity)指标准物质的特性在瓶与瓶之间的变异。

(二)性能参数的确定

体外诊断用校准物是保证量值有效传递的计量实物标准。为保证临床检验结果的准确性,校准物必须具备两种属性,即校准物的量值溯源性和该量值的离散性(测量不确定度)。量值溯源性主要通过确认测量方法的有效性来证明。测量不确定度则是通过对校准物进行均匀性、稳定性评估来确定。此外,对于存在生物风险的校准物(如血清基质的校准物)还应评估其生物安全性。

1. 溯源性　校准物在制备完成后已具备了该属性,相关制备过程参考校准物和质控物的制备(第四章第六节),在本节中可针对其准确性进行验证,当然校准物的准确性与其配套的检测系统是密不可分的。准确性的验证可参考本章第二节第五部分。

2. 均匀性　均匀性是校准物的重要属性之一,但是几乎所有制备的物质都存在不均匀的可能性,因此需要检验其均匀性。均匀性包括瓶内均匀性和瓶间均匀性。均匀性评估必须考虑测量方法、抽样方法、抽样数量等对测定结果的影响。

选取的测量方法应具有良好的精密度和灵敏度,尽可能由同一操作者在同一实验室用同一仪器在尽量短的时间内完成测量。抽样方法多采用随机抽样和分层抽样,它们能够代表整批的特征。抽样数量需综合考虑制备批量的大小、方法的重复性、每瓶的重复测量次数等,原则上抽样数量应不少于10个。

(1)瓶间均匀性:按 ANOVA 方式(如 ISO Guide 35),瓶间均匀性可按式 5-51 计算:

$$s_{bb}^{2}=\frac{MS_{among}-MS_{wihtin}}{n} \qquad \text{式 5-51}$$

式中,S_{bb} 表示瓶间不均匀性的标准差,MS_{among} 表示瓶间的均方差,MS_{within} 表示测量的重复性方差,n 表示每瓶的重复测量次数。

但当方法重复性欠佳时,重复性标准偏差对 s_{bb} 的影响可按以下式 5-52 计算:

$$u_{bb}=\sqrt{\frac{MS_{within}}{n}}\sqrt[4]{\frac{2}{v_{MS_{within}}}} \qquad \text{式 5-52}$$

式中，u_{bb} 表示瓶间不均匀性的不确定度，$v_{MS_{within}}$ 表示 MS_{within} 的自由度。

若 u_{bb} 相对于定值的不确定度可以忽略，则认为该校准物均匀，否则认为该校准物是不均匀的。

（2）瓶内均匀性：由于物质不均匀性的不确定度与分析部分的质量的平方根成反比，取样量越小，测量结果的标准偏差就越大，所以需要通过瓶内均匀性检验来确定校准物的最小取样量。合适的最小取样量是指测量部分的标准偏差与测量方法的重复性标准偏差相等时的取样量。可通过测定不同抽样瓶的瓶内标准差来确定最小取样量。与瓶间均匀性检验相似，实验得到的瓶内不确定度（u_{exp}）由分析测量不确定度（u_{meas}）和物质不均匀性的不确定度（u_{inh}）组成：

$$u^2_{exp}= u^2_{meas}+u^2_{inh} \hspace{4cm} \text{式 5-53}$$

但与瓶间均匀性检验不同的是此处的 u_{inh} 难以确定，所以不能计算 u_{inh}，只能用 u_{exp} 来估算最小取样量。

（3）稳定性：与均匀性一样，校准物的稳定性同样影响其不确定度，因此需要对校准物的稳定性进行谨慎地评估，包括在规定储存条件下的稳定性和规定运输条件下的稳定性。评估时应预留足够量的校准物，具体评估方法可以参考定量试剂的稳定性评估部分 [本章第二节第十一部分（二）]。

（4）生物安全性：对于生物来源的校准物，还应对其生物安全性进行评价。对校准物随机抽样后，使用国家食品药品监督管理局批准的相关试剂盒至少针对 HBsAg、HIV-1/HIV-2 抗体、HCV 抗体、TP 抗体进行检测，各项检测结果均应为阴性。

二、质控物

（一）概念

质控物（control material）是一种稳定的物质、仪器或程序，用于检查分析仪器或方法的性能。当物质用于检查分析仪器或方法当前性能的常规测试时，它的分析特性必须与病人样本相似。

（二）性能参数的确定

质控物需与检测系统配套使用，且专门用于质量控制目的，因此质控物也应具有良好的均匀性和稳定性。同样，对于存在生物风险的质控物也应评估其生物安全性。与校准物不同的是，质控物是通过测量被测物在不同检测系统下的检测均值和预期范围而获得定值结果的，因而它不具有溯源性，不能用于检测系统的校准。

1. **均匀性**　质控物的瓶间均匀性和瓶内均匀性可分别通过评估瓶间的变异系数（$CV_{瓶间}$）和瓶内的变异系数（$CV_{瓶内}$）来衡量。

对待评估质控物进行随机抽样，抽样数量不小于 10 瓶，每瓶质控物测试 1 次，计算各测量结果的平均值（$\bar{x}_1$）和标准偏差（s_1）。另外，再对抽样质控物中的 1 瓶进行重复测试，重复次数应不小于 10 次，计算测量结果的平均值（$\bar{x}_2$）和标准偏差（s_2）。再按照以下公式计算质控物的瓶间均匀性（$CV_{瓶间}$）和瓶内均匀性（$CV_{瓶内}$）。

$$s_{瓶间}= \sqrt{s_1^2-s_2^2} \hspace{4cm} \text{式 5-54}$$

$$CV_{瓶间}=s_{瓶间}/\bar{x}_1 \times 100\% \hspace{3.2cm} \text{式 5-55}$$

当 $s_1 < s_2$ 时，令 $CV_{瓶间}=0$

$$CV_{瓶内}=s_2/\bar{x}_2 \times 100\%$$

式 5-56

2. **其他性能** 质控物的稳定性和生物安全性性能参数的确定可参考校准物性能参数的确定。

质控物的准确性可通过多次重复测试来验证，如果实测结果落在声明的参考范围内，则质控物的准确性满足要求。

（储迅涛 曾敏霞）

第六章 常用的免疫测定技术

免疫测定是应用抗原-抗体反应原理，测定样本中待测物质的有无或其浓度高低的一类实验。免疫测定在生物、医学领域都有广泛应用，在临床医学领域的应用最为广泛。临床实验室中，免疫测定包含了所有以抗原、抗体为检测对象的测定试验，其检测结果可帮助临床医生对疾病进行诊断、治疗、监测以及预后评估等。另外，在其他研究领域如食品卫生检验、环境污染监测和药物滥用监测等方面，免疫测定也有深入的应用和发展。

目前，免疫测定的形式多种多样，包括了最简便的手工免疫测定、复杂精密的全自动检测系统、免疫传感器技术及POCT技术等。免疫测定在各领域的广泛应用表明了研究者对此的研究热情，更显示了它在这些领域中较好的应用价值。纵观免疫测定的发展历程，多学科交叉对它的发展起到了巨大的推进作用。Krause在19世纪90年代所研究的可溶性抗原抗体反应可以认为是免疫测定发展的开始。20世纪早期，Bechold通过凝胶扩散试验试图把单种抗原-抗体反应从多种抗原抗体的混合物中区分开来。Landsteiner在1917年应用有机化学技术，将无免疫原性小分子物质包被于具有弱免疫原性的蛋白质（如白蛋白）上后，通过免疫动物（如兔子）产生了针对无免疫原性小分子物质的特异性抗体。此"人工合成的抗原"较好地显示了"半抗原"的反应原理，它在针对大量的小分子物质抗体的产生中具有重要的应用价值。因此，Landsteiner发表的研究对于免疫测定的发展起到了举足轻重的作用。1929年，首次有研究表明抗原抗体反应具有定量监测的潜能。Heidelberger和Kendall通过研究发现，当抗体含量固定时，抗原抗体沉淀复合物的量会随着所添加抗原的量而增加，过程中达到最高后，随着抗原量的继续增加，抗原抗体沉淀复合物的量不再随之增加而是会慢慢减少。根据这个研究结果，通过已知浓度的抗原获得的"沉淀素曲线"即可测定样本中未知浓度的抗原。1941年，组织学家Coons将荧光素标记到待测抗体分子后，发现测定实验的灵敏度得以明显的提高。这也是目前应用的最为广泛的免疫荧光测定技术和免疫化学发光测定技术的前身。

Oudin和Ouchterlony分别于1946年和1947年把基于凝胶扩散的免疫分析方法进行了改进，他们分别建立了单向和双向扩散的分析方法，目前对血清中大分子蛋白质（如免疫球蛋白）的常规鉴定和定量测定时使用的最广泛的方法仍然是基于他们的研究工作。

20世纪50年代末期，Ekins和Berson、Yalow开创了现代免疫测定的新篇章。他们的研究中均使用放射性核素标记反应试剂，并研发出放射免疫测定技术（radioimmunoassays）。此后20~30年的时间内，放射性免疫测定技术在临床医学诊断领域成为许多分析物的常规测定技术。他们的研究工作的主要意义在于大大提高了以往免疫测定技术的灵敏度。1967

年,Wide、Miles 和 Hales 将放射性核素标记的抗体引入试验中,并发展了免疫放射测定技术(immunoradiometric assay),使测定灵敏度得到进一步提高。

1975 年,Kohler 和 Milstein 对于杂交瘤技术和单克隆抗体技术的研究满足了免疫测定对于纯化的单克隆位点的抗体的需求,极大地促进了免疫测定的发展。近年来,免疫测定的发展主要集中于标记技术的发展,进一步提高了检测的灵敏度,既减少了测定样本的用量,又能在疾病的早期诊断、早期干预中为临床医生提供准确的证据。

除上述标志性事件外,其他主要免疫测定技术的发展历程如表 6-1 所示。

表6-1　免疫测定技术的发展历程

年代	研究者	研究贡献
1894	J.Bordet	补体与溶菌活性
1896	H.Durham,M.von Gruber	特异凝集反应
1896	G.Widal,A.Sicad	肥达试验
1897	R.Kraus	沉淀试验
1900	J.Bordet,O.Gengou	补体结合反应
1900	K.Landsteiner	人类ABO血型及其抗体
1906	A.Wassermann	梅毒补体结合反应
1935	M.Heidelberger	纯化抗体,定量沉淀反应
1941	F.Kendall	免疫荧光标记
1946	A.Coons	凝胶内沉淀反应
1948	J.Oudin	双扩散沉淀反应
1953	O.Ouchterlony,S.Elek	免疫电泳分析,Ig多样性
1960	P.Grabar,C.Williams	放射免疫标记
1966	R.Yallow,S.Berson	酶标免疫技术
1971	S.Avrameas,J.Uriel,et al	酶联免疫吸附试验
1975	P.Perlmann,E.Engvall,et al	杂交瘤技术与单克隆抗体
1983	G.Kohler,C.Milstein	化学发光免疫测定
1991	A.Blackburn	电化学发光免疫测定

第一节　免疫测定技术的基本分类

免疫测定是基于抗原抗体反应的测定技术,自 20 世纪 50 年代 Berson 和 Yalow 应用免疫测定方法分别检测胰岛素和甲状腺素以来,免疫测定经历了长足的发展和进步。最初,免疫测定的应用替代了传统生物学方法在人体内分泌激素测定领域的主导作用,并取得了较为优异的效果,对内分泌学的发展和内分泌紊乱疾病的诊断和监控起到了巨大的推进作用。随后,免疫测定的应用领域扩展至治疗药物浓度监测、酶类测定、肿瘤标志物测定、脂蛋白测定、维生素和其他代谢物质的测定,以及感染性疾病相关抗原抗体的测定等。随着免疫测定在临床上的广泛应用,测定技术本身也得到不断提高、进步和优化。从最初的放射免疫测定技术,到现在的酶免疫测定技术、化学发光免疫测定技术、免疫荧光测定技术,以及现在最新的免疫芯片技术、免疫传感器技术等。本节根据不同的分类标准对免疫测定技术的分类作简要概述。

一、均相免疫测定和非均相免疫测定

目前,标记免疫测定技术在免疫测定中应用最为广泛,检测试剂与待测样本反应后,反应体系中抗原与特异性抗体结合,形成抗原抗体复合物和未结合标记物。

在免疫测定时,根据信号检测前未结合标记物和结合标记物是否需要经过清洗、离心、过滤等步骤进行分离,可将免疫测定分为均相免疫测定和非均相免疫测定。均相免疫测定是指在信号检测前无需对未结合标记物进行清洗和分离,反应中所用的标记物只有与待测物质或抗体结合后才能产生信号,存在于反应体系中的未结合标记物对测定结果不产生影响,所以无需对其进行清洗和分离。均相免疫测定只有一种液体相反应形式,主要是竞争性方法。均相免疫测定以酶为标记物时,根据反应原理可有酶增强免疫测定技术(enzymes enhance immunoassay technology,EMIT)和克隆酶供体免疫分析技术(cloning enzyme donor immune analysis technology)等。均相免疫测定的反应模式如图6-1所示。

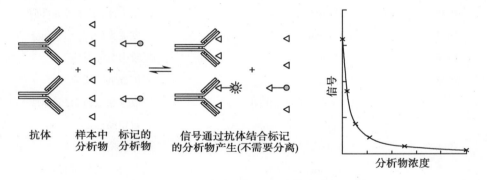

图6-1 均相免疫测定反应模式图

非均相免疫测定是指信号检测前需将未结合的标记物从反应体系中清洗分离出来,若未经过分离,则无论待测物质的浓度高低,其产生的信号水平都是相同的。非均相免疫测定需要依赖于固相物质(反应管、反应微孔或磁珠等)经过清洗步骤将未结合的标记抗原或抗体清洗分离出反应体系。非均相免疫测定又分为竞争性和非竞争性等检测方法。

二、直接测定和间接测定

免疫测定可以多种不同的形式完成,通常一个免疫测定试验根据其反应原理可隶属于一种或一种以上的分类形式中。根据标记抗体是否直接与待测物质结合形成复合物,可简单地将免疫测定分为直接测定和间接测定。直接测定时,标记的抗体或抗原与待测抗原或抗体直接结合形成抗原抗体复合物,随后根据标记物的类型而产生信号,获得检测结果。此类测定在临床应用的较为广泛,大多数 ELISA、化学发光免疫测定、免疫荧光测定等均采用此类技术。对于抗原物质明确、抗体易于获得的检测项目,此类方法具有较好的应用潜能。直接测定时每项检测均需对特异的抗体或抗原进行标记,不同检测项目所用的标记抗体或抗原不能通用。

间接免疫测定的基础理论为:免疫球蛋白(抗体)是一类蛋白质,其可作为抗原刺激机体产生相应的抗体(抗抗体),从而被检测。此类方法主要用于各种抗体的测定,最为广泛的应用是在间接免疫荧光法检测自身抗体谱中。抗核抗体(antinuclear antibodies,ANAs)是一类抗细胞核或部分胞核组分(核蛋白、DNA 或组蛋白等)的循环免疫球蛋白,也即自身抗体。检测时,以含有大量抗原的组织涂片(或切片)作为固相载体,待测样本中含有的自身抗体 ANAs 与组织涂(切)片上的抗原反应,形成抗原抗体复合物。随后,荧光标记的抗免疫球蛋白抗体(抗抗体)识别免疫复合物中的免疫球蛋白,形成抗原 - 抗体 - 荧光标记抗抗体复合物,在显微镜下观察是否产生荧光以及荧光的强度,这就是自身抗体 ANA 的检测。间接免疫测定时仅对抗抗体进行标记即可,它的一个特点就是各个检测项目间的标记抗体可相互通用。

三、免疫测定放大技术

生物素 - 亲合素系统应用于免疫测定,并不能提高免疫测定系统的特异性。它只是起到连接初始识别系统(抗原或抗体)和免疫测定系统其他组分(固相支持物或报告基团)的作用。溶液中的亲合素以四聚体形式存在,因此一分子亲合素即能结合 4 分子的生物素。通过亲合素 - 生物素系统的连接作用,可对免疫测定系统起到极大地放大作用。利用亲合素 - 生物素系统的连接作用还可以简化免疫测定技术的构建步骤,一旦一个标准的免疫测定系统设定好之后,原先的构成物(检测抗原或抗体)可以很容易地被其他抗原或抗体所替代,从而使此类免疫测定系统能够在各种检测中通用。亲合素 - 生物素系统的应用主要可分为三类:①亲合素可在免疫系统中连接报告基团(标记酶等标记物)、检测抗体、检测抗原或检测探针等以提高检测的敏感性;②亲合素可被固定于固相载体上,用于提高捕获系统的表现能力;③生物素 - 亲合素系统还可以通过固相 - 亲合素 - 捕获抗体的方式,加大捕获抗体与固相面的距离而起到扩大捕获抗体空间,增加固相抗体结合能力的作用。亲合素 - 生物素系统无论是应用于捕获系统、检测系统或检测终点等,其本质都是相似的,它们之间并无差别。

在多种链霉菌属的细菌中可产生与生物素结合蛋白很相似的蛋白,链霉亲合素(streptavidin)作为亲合素的替代物在多数免疫测定系统中得到应用。另外,其他生物素结合蛋白如单克隆、多克隆和单链抗体等,目前均用于亲合素 - 生物素测定系统中。

四、POCT 免疫测定技术

POCT(point of care testing,POCT)是一类有别于中心化实验室(如检验科)的检测系统,更接近受检者。既可在医院内完成,也可在小型诊所、流动场所、甚至是在病人家中完成。1999 年 Hicks 等学者将 POCT 定义为"在临床病人近旁进行的检测",并分为狭义和广义两种。狭义的 POCT 是由临床医生在病人身边或由病人自己完成的检测;而广义的 POCT 是泛指接近病人的检测,包括在医院中进行的快速检测。

随着 POCT 的发展，国外对此类检测系统有诸多的相关名称进行描述，如 bed side testing、nearing-patient testing、physician's office testing、extra-laboratory testing 和 alternative site testing 等。国内与之对应的中文译名有床边（旁）检验、接近病人的检验、医生办公室的检验、实验室外检验及变更地点的检验等。1995 年美国学者将此类检测形式命名为 POCT（point of care testing），目前已成为国外对此类技术的通用术语。然而，国内至今尚无规范的中文名称用于描述这种检测平台，以前通常称之为"床边（旁）检验"，但随着此类技术在国内广泛的开展和应用，有学者提出"床边（旁）检验"不足以概括其应用特点和临床意义，故而提出"即时检验"的概念。因为 POCT 不仅仅是检测方法，更是包含着许多高新分析技术的一门学科，并正逐渐成为检验医学中的一个重要分支。

POCT 的理念在近二十年内正逐渐地被各方接受并受到越来越多的关注。然而，POCT 并不是一个新生事物，而是随着体外诊断技术的不断发展而逐渐形成的。目前，各方比较一致地认为，Edmonds 等人在 1957 年测定血糖和尿糖时所使用的干化学纸片法是 POCT 的起源。随后 Ames 公司将其干化学纸片法检测项目扩大并实现了商品化，由于操作简便快速，很快被普遍应用。其后，以简便、快速的乳胶技术、免疫层析技术和生物传感器技术等平台为基础的产品相继出现，受到病人、临床医师以及医学检验人员的青睐。

POCT 在美国发展的较为迅速，1995 年美国临床化学协会（American Association for Clinical Chemistry，AACC）在加利福尼亚召开的年会展览会上特设一个展区，专门展示一些与 POCT 相关的技术、仪器和试剂。1996 年 AACC 成立 POCT 分会，此后每届年会都将 POCT 作为讨论主题之一。随着 POCT 在临床上的应用越来越广泛，国际标准化组织（International Standard Organization，ISO）、美国临床实验室标准化委员会（Clinical and Laboratory Standards Institute，CLSI）等组织近年来相继颁发了一系列标准文件，对 POCT 在仪器和试剂研发、临床应用中的一些问题做了规范性的指导。我国也在近年对 POCT 产品的制造和应用出台了相关的文件，如 2005 年国家质量监督检验检疫总局和国家标准化管理委员会联合颁布血糖仪的国家标准 GB/T 19634—2005：《体外诊断检验系统自测用血糖监测系统通用技术条件》和 2012 年中华医学会检验分会在《中华检验医学杂志》上发表的《POCT 临床应用建议》，这些文件的出台大大促进了 POCT 的健康发展。

自干化学纸片法检测血糖和尿糖技术转变为商品化试剂以来，POCT 由于其省去了繁琐的样本前处理过程、无需专业的检验人员操作、仪器设备简便易携带等优点，在体外诊断（in vitro diagnostic，IVD）市场得到迅速发展。有研究显示，目前 POCT 的市场份额在美国大约以每年 15% 的速度增长，预测未来几年，POCT 在整个 IVD 市场会有越来越大的发展空间。

第二节　均相免疫测定技术

均相免疫测定技术是指在免疫测定操作过程中，将各种有关试剂依次混合在一起，反应后即可直接读取、测定结果的一种免疫测定技术。均相免疫测定法由于无需分离结合的和未结合的免疫复合物，故具有操作简快、重现性好等特点，还可实现全自动化检测。根据实现均相免疫测定的具体方法，可分为以固相颗粒（乳胶、细胞等）为载体的凝集反应，基于液相、凝胶等的沉淀反应，标记免疫中的均相免疫测定技术等。以下简要介绍各种具体方法的原理、优缺点及临床应用。

一、凝集反应

颗粒性抗原（完整的病原微生物或红细胞等）与相应抗体结合，在有电解质存在的条件下，经过一定时间，出现肉眼可见的凝集小块。参与凝集反应的抗原称为凝集原，抗体称为凝集素。可分为直接凝集反应和间接凝集反应两类。

（一）凝集反应原理

凝集反应是当待检样本中存在特异性的抗体时，加入外源性抗原（如红细胞、细菌等）使之与特异性抗体结合，形成肉眼可见的凝集现象。

凝集反应的发生可人为地分为两个阶段：①抗原抗体特异性结合阶段：此阶段反应快速，仅需数秒至数分钟，但不会出现肉眼可见的凝块；②出现肉眼可见凝块的反应阶段：在此过程中，抗原抗体复合物在反应环境（适当的 pH、电解质浓度和离子强度等）的作用下进一步聚集和交联，从而产生肉眼可见的凝块。此过程反应缓慢，往往需要数分钟至数小时。

实际上，凝集反应是抗原与特异性抗体连续发生反应的过程，上述的两个反应阶段难以严格区分，其反应时间和反应结果也受多种因素影响，如：①特异性抗体与抗原孵育的时间；②外源性抗原加入的量及其和特异性抗体的亲合度；③反应环境（pH、电解质浓度、蛋白质浓度和离子强度等）。

凝集反应是一个定性的检测方法，即根据凝集现象的产生与否来判定实验结果的阳性或阴性；也可以进行半定量测定，即将待测样本作系列的倍比稀释后进行检测，以出现阳性反应的最高稀释度作为待测样本中抗体的滴度。

（二）凝集反应的分类和特点

凝集反应操作简便快捷，敏感度高，因此广泛应用于临床。根据反应的形式，凝集反应可分为直接凝集反应和间接凝集反应。

1. 直接凝集反应（direct agglutination reaction） 细菌、螺旋体、红细胞或细胞性抗原等颗粒性抗原，在适当的反应条件下（如 pH、电解质浓度、离子强度等），可直接与相应抗体结合出现肉眼可见的凝集现象，此类实验称为直接凝集反应（direct agglutination reaction）。凝集反应中的抗原称为凝集原（agglutinogen），参与反应的抗体称为凝集素（agglutinin）。直接凝集反应最常用的有玻片凝集试验和试管凝集试验两种。

（1）玻片凝集试验（slide agglutination test）：此试验为定性检测方法，一般用已知抗体作为诊断血清，与受检颗粒抗原如菌液或红细胞悬液各加 1 滴在玻片上，混匀，数分钟后即可用肉眼观察凝集结果，出现颗粒凝集的为阳性反应。玻片凝集试验简便、快速，适用于从病人样本中分离出的细菌等病原体感染的诊断或菌种分型，另外，此法还可用于 ABO 血型的鉴定。

（2）试管凝集试验（tube agglutination test）：此法为半定量试验方法，在微生物学检验中常用已知细菌作为原液与一系列稀释的待检血清混合，保温后观察每管内抗原的凝集程度，通常以产生明显凝集现象的最高稀释度作为待检样本中抗体的效价，亦称抗体滴度。在试验中，由于电解质浓度和 pH 不合适等原因，可引起抗原的非特异性凝集，出现假阳性现象，因此必须设不加抗体的稀释液作为对照。临床上常用的直接试管凝集试验为肥达试验（Widal test）和外斐试验（Weil-Felix test）。也常用于输血前受体和供体两者的红细胞和血清的交叉配血试验。

2. 间接凝集反应 将可溶性抗原（或抗体）先吸附于适当大小的颗粒性载体表面，然后与相应抗体（或抗原）作用，在适宜的电解质存在的条件下，出现特异性凝集现象，称之为间接凝集反应（indirect agglutination reaction）或被动凝集反应（passive agglutination）。这种反应适用于各种抗体和可溶性抗原的检测，其敏感度高于沉淀反应，因此被广泛应用于临床。

间接凝集反应根据所检测的物质可分为：正向间接凝集反应和反向间接凝集反应。

（1）正向间接凝集反应：用抗原致敏载体以检测样本中的相应抗体。将可溶性抗原与载体颗粒结合，再与样品中的抗体反应，通过抗体桥联，形成肉眼可见的凝集颗粒或凝集块者，为阳性反应。

（2）反向间接凝集试验：用已知特异性抗体致敏载体以检测样本中的相应抗原。用特异性抗体致敏载体，与检测样品中待测抗原反应，通过抗原桥联，形成肉眼可见的凝集者为阳性。

（3）间接凝集抑制试验：诊断试剂为抗原致敏的颗粒载体和相应抗体，用于检测待检样本中是否存在与致敏抗原相同的抗原。检测时将样本先与抗体试剂反应，然后加入致敏载体。若出现凝集现象，说明待检样本中不存在相同抗原，抗体试剂未被结合，因而仍与致敏载体上的抗原反应，产生凝集现象，结果为阴性；若待检样本中存在相同抗原，则凝集现象被抑制，结果为阳性。

（4）反向间接凝集抑制试验：与上述间接凝集抑制试验类似，以抗体致敏的载体颗粒和相应的抗原作为诊断试剂，用于检测待测样本中的相应抗体。反应时，先将待检样本与已知抗原反应，然后加入抗体致敏的载体颗粒。若出现凝集现象，结果为阴性；未出现凝集现象，说明凝集反应被抑制，结果为阳性。

（5）协同凝集反应：协同凝集反应（co-agglutination）与间接凝集反应的原理类似，但所用载体既非天然的红细胞，也非人工合成的聚合物颗粒，而是一种金黄色葡萄球菌 A 蛋白（staphylococcus protein A，SPA）。SPA 具有与 IgG 的 Fc 片段结合的特性，因此当这种葡萄球菌与 IgG 抗体连接时，就成为抗体致敏的颗粒载体。如此颗粒载体与相应抗原接触，即出现反向间接凝集反应。协同凝集反应也适用于细菌的直接检测。

在间接凝集反应中，可用作载体的颗粒种类很多，常用的有动物或人红细胞、细菌和多种惰性颗粒如聚苯乙烯胶乳（polystyrene latex）、皂土（bentonite）、明胶颗粒、活性炭，以及火棉胶等。在临床检验中，最常用的为间接血凝试验和胶乳凝集试验。

3. 抗球蛋白参与的抗人球蛋白试验（antiglobulin test）　由 Coombs 于 1945 年建立，故又称为 Coombs 试验，是检测样本中抗红细胞不完全抗体的一种很有用的方法。在凝集反应中，IgM 类抗体的作用比 IgG 类抗体要大数百倍，所以 IgG 类抗体常出现不完全反应，即不可见的抗原抗体反应，这种抗体有时称为不完全抗体。所谓不完全抗体，大多数是 7S 的 IgG 类抗体，能与相应的抗原牢固结合，因其分子量较小，不能起到桥联作用，在一般条件下不出现可见反应。Coombs 利用抗球蛋白抗体作为抗抗体，连接与红细胞表面抗原结合的特异性抗体，使红细胞凝集。

（1）直接 Coombs 试验：用于检测已黏附在红细胞表面的不完全抗体。将受检红细胞充分洗涤后，将抗球蛋白试剂加入已结合有抗体的受检红细胞悬液中，即可见细胞凝集。可用玻片法做定性试验，也可用试管法或微量法做半定量测定。用于检测新生儿溶血症、自身免疫性贫血和医源性溶血性疾病等。

（2）间接 Coombs 试验：用于检测游离在血清中的不完全抗体。将待测血清标本加入具有特异抗原的红细胞悬液中，如果抗原抗体相应则发生结合，再加入抗球蛋白抗体，会出现红细胞凝集。本法多用于检测母体 Rh(D)抗体以及因红细胞不相容的输血而产生的血型抗体。此外也可用专一特异性的抗球蛋白血清,如抗 IgG、抗 IgM、抗 IgA、抗补体血清等,分析与红细胞表面结合的不完全抗体的 Ig 亚类。

Coombs 试验除了广泛应用于血液病的检测外,还可采用专一特异性的抗球蛋白的血清如抗 IgG、抗 IgA 或抗 IgM 以及抗补体血清,分析结合于红细胞上的不完全抗体的免疫球蛋白亚类等。

(三)凝集反应的优势和局限性

凝集反应操作简便快捷,敏感度高,对实验条件要求不高,无需特殊的仪器设备,一般的实验室即能进行检测。然而,凝集反应需要手工操作,很难实现标准化和自动化,为定性试验或半定量试验,试验结果的判定具有较大的主观性,需要对操作人员进行专门的培训。

(四)凝集反应的临床应用

凝集反应由于其简便、快捷、灵敏等特性,很早即在临床中广泛应用。如用于分离得到的菌种的诊断或分型和红细胞 ABO 血型的鉴定等,此外,还可用于检测细菌、病毒、沙眼衣原体、支原体、寄生虫等病原体感染后产生的抗体;自身免疫性疾病的自身抗体检测;新生儿溶血症、特发性自身免疫性贫血、自身免疫性溶血症等;超敏反应病人对特定抗原所产生的抗体检测等。肿瘤抗原、病原微生物等可溶性抗原、绒毛膜促性腺激素(HCG)抗原、纤维蛋白原等血浆蛋白成分均可以用凝集反应进行检测。

二、沉淀反应

沉淀反应(precipitation reaction)是指可溶性抗原与相应抗体在适当条件下发生特异性结合而出现的沉淀现象。早在 1897 年,Kraus 发现细菌培养液与相应抗血清混合时可发生沉淀。1905 年 Bechhold 把抗体放在明胶中,再将抗原加入其中,发现沉淀反应可在凝胶中进行。1946 年 Oudin 报道了试管免疫扩散技术,到 1965 年 Mancini 建立了单向免疫扩散技术,这就使得定性免疫试验逐步向定量化发展。20 世纪 70 年代,免疫浊度技术的出现使沉淀反应适应了现代测定快速、简便和自动化的要求,开创了免疫化学定量检测的新时代。

(一)沉淀反应原理

沉淀反应中抗原抗体结合的特性与经典的抗原抗体反应相同。沉淀反应分两个反应阶段,第一阶段为抗原抗体特异性结合,在几秒钟到几十秒钟内可以完成并出现可溶性复合物,特点是快速但不可见。此阶段主要受抗原抗体特异性和结合力的影响,免疫比浊法中的速率法就是利用此阶段测定免疫复合物形成的速率。第二阶段则形成可见的免疫复合物,约需几十分钟到数小时完成,经典的沉淀反应是通过观察这个阶段形成的沉淀线或沉淀环来判断结果。可见的免疫复合物的形成受抗原抗体的比例、分子大小、绝对浓度、亲和力以及电解质浓度和反应温度的影响。免疫比浊法中的终点法就是测定这个阶段形成的复合物的量。

关于抗原抗体结合后如何聚集形成复合物而沉淀,可用网络学说(lattice theory)解释。大多数抗体为二价,天然抗原则为多价,两者可相互交联形成具有立体结构的巨大网格状聚集体,出现肉眼可见的沉淀物。多克隆抗体可与抗原表面多表位结合,很容易交联形成网状结构而发生沉淀,因此多克隆抗体非常适用于免疫沉淀反应,而单克隆抗体只与抗原的一种表位结合,不易形成交联,除非已知该抗原表位在抗原结构中会多次出现,否则一般不用于免疫沉淀反应。

(二)沉淀反应的分类和特点

根据沉淀反应介质和检测方法的不同,沉淀反应可分为:液体内沉淀试验、凝胶内沉淀试验和凝胶免疫电泳试验三大基本类型。

1. 液体内沉淀试验

(1)絮状沉淀试验(flocculation):将抗原与相应抗体混合,在电解质存在的条件下,抗原抗体结合形成肉眼可见的絮状沉淀物。此方法明显地受抗原抗体比例的影响,因而常用来作为测定抗原抗体反应最适比例的方法。絮状沉淀试验在操作上大致有三种类型:抗原稀释法、抗体稀释法和方阵滴定法。抗原稀释法(Dean-Webb 法)是将一系列稀释的抗原溶液与恒定浓度的抗血清等量混合于试管中,置室温或 37℃反应后,可见沉淀物的量随抗原量的变化而变化,以出现沉淀物最多的那一管为抗原最适比例管;抗体稀释法(Ramon 法)是将抗体作一系列稀释,与恒定浓度的抗原等量混合反应(与上法相同),以出现沉淀物最多的那一管为抗体的最适比例管;方阵滴定法(棋盘滴定法)是将上述两种方法结合,同时将抗原和抗体进行系列稀释,可一次找出抗原抗体反应的最适比例。

(2)免疫浊度测定(immunoturbidimetry):将现代光学测量仪器与自动化分析检测系统相结合应用于沉淀反应,可对各种液体介质中的微量抗原、抗体和药物及其他小分子半抗原物质进行定量测定。当可溶性抗原与特异性抗体结合,检测体系中特异性抗体的量过量且两者比例合适时,在特殊的缓冲液中它们快速形成一定大小的抗原抗体复合物,使反应液体出现浊度。1959 年,Schultze 等根据抗原抗体结合后形成的复合物能引起液体介质出现浊度改变的原理,建立了透射比浊法(turbidimetry),形成的浊度使光线的透过量减少,则光线被吸收的量与免疫复合物(immune complex, IC)形成的量呈正相关,从而根据所测吸光度值即可推算出待测抗原的量。

沉淀反应曲线及测定结果示意图如图 6-2 所示。

加入抗体后,免疫沉淀反应即开始,根据系统判读结果的时间点的不同,可分为终点法和速率法两类,如果判读结果的时间点是位于反应曲线平台期的某个固定的时间点,这种测定模式就是终点法(图 6-2 中实线)。终点比浊法是指基于反应终末时浊度的改变与待测样品中检测物含量之间的关系的测定方法,它的特点是需要等待反应进入平台期而耗时较

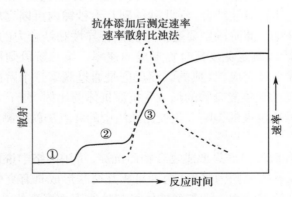

图 6-2　沉淀反应曲线及测定结果示意图
①添加缓冲液;②添加样品;③添加抗体

多、反应稳定性也比较高。当判读结果的时间点是在加入抗体后,通过计算单位时间内的浊度改变而进行的测定方法则为速率法(图 6-2 中虚线)。速率比浊法是基于单位时间内浊度的改变与待测样品中检测物含量之间的关系的测定方法,其具有反应时间短、敏感性高、抗干扰能力强等的特点。在速率法测定时,定标曲线中对应于定标品浓度的是该浓度点的浊度值的速率变化。

1967 年,Ritchie 等利用激光照射在液相中的 IC 微粒上时部分光线发生散射的原理,通过测量散射光的强度来求得待测抗原的量,这种比浊测定称为散射比浊法(nephelometry)。1977 年,Sternberg 进一步发展建立了速率散射比浊法(rate nephelometry),成为目前定量测定微量抗原物质并广泛使用的一种高灵敏度、快速的自动化免疫比浊测定技术。透射比浊法和散射比浊法检测示意图见图 6-3。

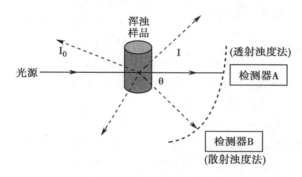

图 6-3 透射比浊法和散射比浊法检测示意图

2. 凝胶内凝集沉淀试验 凝胶内沉淀试验(gel phase precipitation)是利用可溶性抗原和相应抗体在凝胶中扩散,形成浓度梯度,在抗原抗体相遇并且浓度比例适当的位置形成肉眼可见的沉淀线或沉淀环。试验中常用的凝胶有琼脂、琼脂糖、葡聚糖或聚丙烯酰胺凝胶等,根据试验要求选用适当的缓冲液配制成合适浓度的凝胶。适宜浓度的凝胶实际上是一种固相化的缓冲液,其中水分占 98% 以上,凝胶形成网格结构,将水分固相化,抗原和抗体蛋白质在此凝胶内扩散,犹如在液体中自由运动。大分子物质(分子量 20 万道尔顿以上)在凝胶中扩散较慢,利用此特性可以识别分子量的大小。另外,由于凝胶网的孔径有一定限度,抗原抗体结合后,复合物的分子量至少可达百万道尔顿以上,这种超大分子被网络在凝胶之中,经盐水浸泡也只能去除游离的抗原或抗体,这给后续分析带来极大方便。

根据抗原与抗体反应的方式和特性,凝胶内沉淀试验又分为单向扩散试验和双向扩散试验。

(1)单向扩散试验(single diffusion test):单向扩散试验是在琼脂凝胶中混入一定量的抗体,使待测的抗原溶液从局部向琼脂糖内自由扩散,在一定区域内形成可见的沉淀环。此试验可分为试管法和平板法。试管法由 Oudin 于 1946 年报道,是将混有抗体的琼脂凝胶注入小口径试管内,待其凝固后在上层加入抗原溶液,让抗原自由扩散进入凝胶内,在抗原与抗体比例适当的位置形成沉淀环。然而,由于此法的沉淀环不易观察也难以定量,目前已较少应用。平板法是由 Mancini 于 1965 年报道,是将抗体或抗血清混入加热融化的 0.9% 琼脂糖内,未凝固前倾注于平板内,待凝固后在琼脂平板上打孔,孔中加入抗原溶液,平板置

141

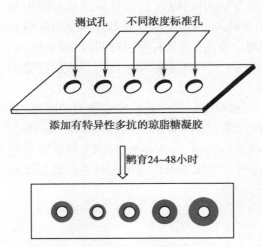

测试孔　不同浓度标准孔

添加有特异性多抗的琼脂糖凝胶

孵育24~48小时

图6-4　单向免疫扩散试验原理

于37℃湿盒中,让其向四周扩散,24~48小时后观察孔周围出现的沉淀环(图6-4)。此平板法形成的沉淀环直径或面积大小与抗原量呈正相关,沉淀环与分子量大小以及扩散时间也有关。

应用单向扩散试验测定待测蛋白质样品时需具备以下三个条件:①仅针对某待测抗原的单价特异性抗体;②需有已知浓度的标准品;③待测样品的蛋白质浓度需在1.25mg/L以上(此为单向扩散试验的灵敏度)。目前单向扩散试验在临床实验室中已经较少应用。

(2)双向扩散试验(double diffusion test):双向扩散试验是让抗原和抗体在琼脂糖凝胶中各自向对方扩散,在抗原和抗体比例恰当的位置形成抗原抗体沉淀线,观察这种沉淀线的位置、形状和对比关系。双向扩散试验能对抗原或抗体进行定性分析,也分为试管法和平板法两种。试管法是先在试管中加入含有抗体的琼脂,待其凝固后加一层普通琼脂,冷却后再将抗原溶液加到上层,下层的抗体和上层的抗原向中间层琼脂内自由扩散,在抗原抗体浓度比例恰当处形成沉淀线。试管法双向扩散试验操作复杂,且每次试验只能检测一个样本,所以目前临床实验室中已很少使用。

平板法是鉴定抗原抗体最基本、最常见的方法之一。其方法是先在平板模型中倾注一层均匀的琼脂薄层,凝固后在琼脂板上打孔,孔径一般为3mm,孔间距通常为3~5mm,孔的排列可呈梅花形、双排形或三角形等。在相对的孔中加入抗原或抗体,置于37℃湿盒内放置18~24小时,琼脂中各自扩散的抗原和相对应的抗体可在浓度比例适当处形成可见的沉淀线。根据沉淀线的有无、形态和位置可获得以下信息:①抗原或抗体的存在与否及相对含量;②抗原或抗体相对分子量大小;③抗原性质;④抗体效价;⑤抗原或抗体纯度等(图6-5)。

平极法双向扩散试验操作简单易行,用途广泛,但由于其试验灵敏度低、反应所需时间长、不能精确定量等缺点,在相当程度上限制了它的应用。

3. **免疫电泳技术**　1953年Graber和Willians首先将凝胶扩散置于直流电场中进行反应,由此产生了将电泳分析与沉淀反应结合应用的免疫电泳技术。此技术优点在于:加快了沉淀反应的速度;电场规定了抗原抗体的扩散方向,使其集中,提高了灵敏度;可将某些蛋白质组分根据其所带电荷的不同而将其分开,再分别与抗体反应。免疫电泳技术既具有抗原抗体反应的高度特异性,又具有电泳技术的高分辨率、快速和微量等特性,

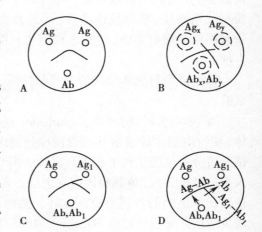

图6-5　双向免疫扩散试验反应原理

目前还有对流免疫电泳、火箭免疫电泳和免疫固定电泳等多项实验技术,广泛地应用于科学研究和临床诊断。

（1）免疫电泳（immunoelectrophoresis,IEP）：是区带电泳与免疫双扩散相结合的一种免疫测定技术。检测原理是先用区带电泳技术将蛋白质在凝胶中进行电泳,按抗原所带电荷、分子量和构型不同分离成肉眼不可见的若干条带,电泳停止后,沿电泳方向挖制一与之平行的抗体槽,加入相应的抗血清,置室温或37℃作双向扩散。经18~24小时后,已分离成区带的各种抗原成分与抗体槽中相应抗体在两者比例适合处形成弧形沉淀线（图6-6）。根据沉淀线的数量、位置和形态与已知标准抗原抗体形成的弧形沉淀线进行比较,即可分析待测样本中所含成分的种类和性质。

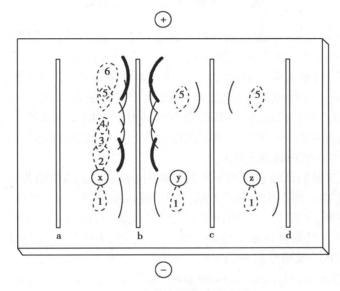

图6-6　免疫电泳反应示意图

免疫电泳的分辨率和所显示的沉淀线的数目受许多因素影响：①抗原抗体比例不当可使某些成分不出现沉淀线,因此要预测抗原与抗体的最适反应比例；②抗血清的抗体谱越完整,免疫电泳所显示的沉淀线越多,通常可以通过将几只或几种动物的抗血清混合使用的方法保证抗体谱的完整性；③电泳条件（如缓冲液pH、离子强度、琼脂糖质量及电泳电压等）可直接影响分辨率。免疫电泳作为定性试验,目前主要应用于纯化抗原和抗体成分的分析以及正常和异常免疫球蛋白的识别与鉴定方面,例如用免疫电泳可观察到多发性骨髓瘤病人血清中异常的M蛋白沉淀弧。

（2）火箭免疫电泳（rocket immunoelectrophoresis,RIE）：是将单向免疫扩散与电泳相结合的一项定量检测技术,实质上是加速的单向扩散试验。将抗体混合于琼脂中,样本孔中的抗原置于负极一端,电泳时抗体不移动,抗原向正极迁移,随着抗原量的逐渐减少,抗原泳动的基底区越来越窄,抗原抗体分子复合物形成的沉淀线逐渐变窄,形成一个形状如火箭的不溶性复合物沉淀峰（图6-7）。如果固定琼脂中抗体浓度,沉淀峰的高度与抗原量呈正相关。因此,以抗原浓度为横坐标,以沉淀峰的高度为纵坐标,绘制标准曲线,待测样本中抗原的浓度就可在标准曲线中计算获得。相反,如果在琼脂中加入固定浓度的抗原时,即可测得待检样本中相应抗体的含量。这就是反向火箭电泳。

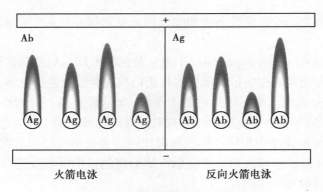

图 6-7 免疫火箭电泳反应示意图

　　影响 RIE 的因素很多,因此在操作时应注意以下几点:试验所用琼脂应无电渗或电渗很小,否则形成的火箭形状沉淀峰不规则;应确定电泳的终点时间,如果沉淀峰顶部呈不清晰的云雾状或圆形,提示电泳还未达终点;待测样本数量较多时,应先把电泳板置电泳槽上搭桥并开启电源(设低强度电流)后再加样,否则会形成宽底峰形,使定量不准确。另外,作 IgG 定量时,由于抗原和抗体的性质相同,沉淀峰因电渗作用呈纺锤形。此时加入甲醛,IgG 上的氨基与其结合而甲醛化,可使本来带两性电荷的 IgG 只带负电荷,便能加快电泳速度,抵消电渗作用,而出现伸向正极的沉淀峰。

　　RIE 作为抗原定量的试验只能测定待测样本中 μg/ml 以上浓度的物质,低于此水平则难以形成可见的沉淀峰。加入少量的 ^{125}I 标记的标准抗原共同电泳,则可在含抗体的琼脂中形成不可见的沉淀峰,经洗涤干燥后,用 X 线胶片显影,可出现放射显影,这就是目前采用的免疫自显影技术。根据自显影沉淀峰降低的程度(竞争法)可计算出抗原的浓度。免疫自显影技术可使 RIE 的灵敏度提高到 ng/ml 水平。

　　(3)免疫固定电泳(immunofixation electrophoresis, IFE):是 Alper 和 Johnson 于 1969 年推荐的一项具有实用价值的电泳与沉淀反应相结合的技术,可用于各种蛋白质的鉴定。方法的原理是先将待测样本在凝胶板上作区带电泳,将蛋白质分离成不同区带,然后在其上覆盖抗血清,当抗血清与某区带中的单克隆免疫球蛋白结合,便形成抗原抗体复合物而沉淀。通过漂洗和染色,并与蛋白质参考泳道作对照分析,即可对各类免疫球蛋白及其轻链进行分型(图 6-8)。

　　免疫固定电泳可用来鉴定迁移率近似的蛋白和 M 蛋白、免疫球蛋白轻链、尿液和脑脊液等体液中的微量蛋白,以及游离轻链、补体裂解产物等。免疫固定电泳最大的优势是分辨率强,灵敏度高,操作简便,实验过程仅需数小时,结果易于分析。目前已经是临床实验室常规的检测技术。

　　(4)毛细管电泳(capillary electrophoresis, CE):是一类以毛细管为分离载体、以高压直流电场为驱动力的新型液相分离技术。CE 是电泳技术和现代微柱分离相结合的产物,它具有效率更高、速度更快、样品和试剂消耗量特少(仅需纳升水平)的特性。

　　CE 是在直径为 10~100μm,长度为 20~200cm 的熔融石英毛细管中进行,其主要技术类型有毛细管区带电泳(capillary zone electrophoresis, CZE)、等速电泳(isotachophoresis, ITP)和毛细管等电聚焦(capillary isoelectric focusing, CIEF)。由于操作简便、功能广泛,其中的 CZE 是毛细管电泳中应用最为广泛的技术。毛细管区带电泳的原理是,在毛细管内注满缓冲液,带电的溶质在毛细管内以不同的速率迁移,从而达到分离的目的。CZE 的另一个优势是能够在一次

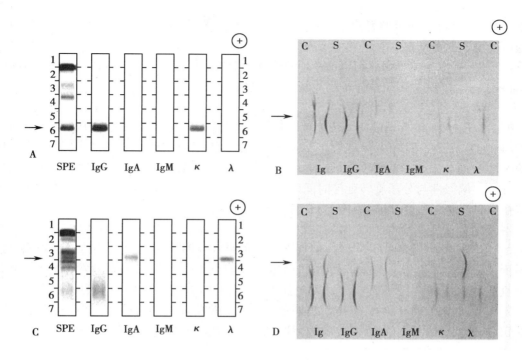

图 6-8　免疫固定电泳反应示意图

试验中同时分离阴离子和阳离子,这在其他毛细管电泳技术中是无法实现的。然而,CZE 无法对中性分子进行分离。

20 世纪早期建立的微芯片毛细管电泳(microchip CE)技术,由于其具有更高的检测通量和检测速度、试剂消耗更少等特点,微芯片 CE 的应用范围更加广泛。

(三)沉淀反应的优势和局限性

沉淀反应是经典的免疫测定试验,从凝胶内沉淀反应,到液相沉淀反应(如免疫浊度分析),再到与电泳技术相结合的免疫电泳、免疫固定电泳、火箭电泳等试验,沉淀反应体现了良好的临床应用价值。免疫浊度分析仪目前在临床已有广泛的应用,由于其能灵敏、快速、准确地提供检测结果,极大地满足了临床对于特定蛋白检测的需求。但是,沉淀反应的影响因素较多,实验过程中必须控制好各种条件,以避免干扰实验结果。另外,由于免疫浊度分析需要特定的仪器和实验室场地,对检测试剂中抗体的要求也较高,因此免疫浊度分析的检测成本相对较高。

(四)沉淀反应的临床应用

在临床中应用中,沉淀反应以免疫散射比浊法和免疫透射比浊法最为常见,广泛应用于特定蛋白的检测,如免疫球蛋白 IgG、IgA、IgM、IgE,免疫球蛋白亚类(IgG4),类风湿因子(RF),补体 C3、C4,转铁蛋白(TRF),C 反应蛋白(CRP),血清淀粉样蛋白 A(SAA)等。免疫固定电泳则用于 M 蛋白的检测,对于多发性骨髓瘤病人的诊断和鉴别诊断具有特殊意义。

三、荧光偏振免疫测定

荧光物质经单一平面的偏振光蓝光(波长 485nm)照射后,可吸收光能跃入激发态;在恢复至基态时,释放能量并发出单一平面的偏振荧光(波长 525nm)。偏振荧光的强度与荧光物质受激发时分子转动的速度成反比。大分子物质旋转慢,发出的偏振荧光强;小分子物质旋转快,其偏振荧光弱。利用这一现象建立了荧光偏振免疫测定(floutescencepolarizationimmunoassay, FPIA),用于小分子物质特别是药物的测定。

(一)荧光偏振免疫测定原理

Perrin 于 1926 年首先描述了荧光偏振理论,他观察到溶液中的荧光分子在受到偏振光激发时,如果在激发时分子保持静止,该分子将发出固定偏振平面的发射光(发射光仍保持偏振性);而如果分子旋转或翻转,那么发射光的偏振平面将不同于初始激发光的偏振平面。分子的偏振性与分子旋转弛豫时间(即分子转过 68.5° 时所用的时间)成比例,而分子旋转弛豫时间又与黏度、绝对温度、分子体积和气体常数有关。

当荧光分子受平面偏振光激发时,如果分子在受激发时期(对于荧光素约持续 4 纳秒)保持静止,发射光将位于同样的偏振平面。如果在受激发时期分子旋转或翻转偏离这一平面,发射光将位于与激发光不同的偏振面。如果用垂直的偏振光激发荧光素,可以在垂直的和水平的偏振平面检测发射光强度,发射光从垂直平面偏向水平平面的程度与荧光素标记的分子的迁移率有关。如果分子很大,激发时发生的运动极小,发射光偏振程度较高;如果分子小,分子旋转或翻转速度快,发射光相对于激发光平面出现去偏振化(图 6-9)。

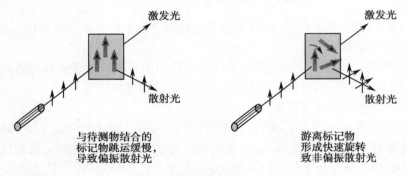

图 6-9　荧光偏振技术原理

(二)荧光偏振免疫测定的特点

荧光偏振是用于研究分子间相互作用的技术,这种方法直接、及时地检测示踪分子的结合率和自由率。荧光偏振试验在没有固相支持的溶液中直接进行,允许在低至皮摩尔级(pmol)的范围内分析示踪分子的结合率和自由率,并据此获得待检物的浓度。

(三)荧光偏振免疫测定的优势和局限性

荧光偏振技术比传统的研究蛋白质与核酸结合的方法具有更多优势,其中主要的一点就是不生成有害的放射性废物,并且检测限更低,可达到 pmol 级范围。此外,荧光偏振是真正均相的,操作过程中无需洗涤步骤,并允许实时检测(动力学检测),是均相检测形式的最佳解决方案。

FPIA 适合用于小分子量物质的测定,而测定大分子量物质相对来说不太合适用 FPIA。这主要有两个原因:首先,抗体与大分子抗原结合后大小的改变不如与小分子物质结合时改变得明显,所以偏振程度的改变也小,检测的差异不明显;其次,大多数荧光标签的激发态寿命短暂,仅 10^{-9}~10^{-7} 秒,生物聚合物无法在如此短暂的时间内传递出信号或被重新标定。直到基于"铼"的荧光基团被使用后,由于偏正荧光的时长提高到了 3 毫秒,虽然从理论上来说,可以使被测抗原分子量的范围大大增加,然而由于淬灭会对偏振的测量造成影响,激发态荧光的寿命延长使得杂质的淬灭对测定造成的影响增大,因此用 FPIA 测定大分子物质依然是一个悬而未决的问题。

在一般情况下,检测样品中的外来荧光基团与标记抗体会有非特异性结合,因此,FPIA 的检测限被限制在 100pmol,如果使用高亲水性的长波长染料和延时测量来区分背景和标签发射出的荧光,可以使得检出量达到更低的 10pmol 级别。检测中最为无奈的情况是待测物质的结构与遇到的干扰物相似的情况,往往不能很好地区分(图 6-10)。

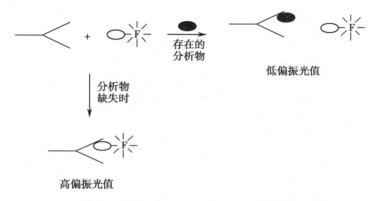

图 6-10　荧光偏振免疫测定反应原理

(四)荧光偏振免疫测定的临床应用

荧光物质经单一平面的偏振光(蓝光波长 485nm)照射后,可吸收光能跃入激发态,在恢复至基态时,释放能量并发出单一平面的偏振荧光(波长 525nm)。偏振荧光的强度与荧光物质受激发时分子转动的速度成反比。利用这一现象建立的荧光偏振免疫测定,适用于小分子物质特别是药物的测定。

FPIA 的反应系统内除待测抗原外,同时加入一定量用荧光素标记的小分子抗原,使两者与有限量的特异性大分子抗体竞争结合,反应模式为均相竞争法。样本、荧光标记的待测物和抗体在同一个反应杯中孵育,无需分离。样本中的药物和荧光标记的药物与药物的抗体竞争结合,游离的荧光标记药物与偶联抗体的荧光标记药物所产生的偏振荧光强度相差甚远,当待测抗原浓度高时,经过竞争反应,大部分抗体被其结合,而荧光素标记的抗原多呈游离的小分子状态。由于小分子在液相中转动速度较快,测量到的荧光偏振程度也较低;反之,如果待测抗原浓度低时,大部分荧光素标记抗原与抗体结合,形成大分子的抗原抗体复合物,此时检测到的荧光偏振程度也较高。荧光偏振程度与待测抗原浓度呈反比关系。通过测定待测抗原标准品,以抗原浓度为横坐标,以偏振光强度为纵坐标制成标准曲线,通过检测反应体系中偏振光的大小,从标准曲线上可以精确地得知样品中待测抗原的相对含量。

目前,FLPA 技术主要用于受体 / 配体研究(如激素 / 受体检测)、蛋白质 / 多肽相互作用、DNA/ 蛋白质相互作用、酪氨酸激酶检测以及治疗药物浓度监测和药物滥用的监测等。另外,也可用于某些激素(甲状腺激素、皮质醇等)的测定。

四、酶增强免疫测定

均相酶免疫测定是将半抗原或小分子抗原如药物、激素、毒品、兴奋剂等与酶结合制成酶标记物,酶与抗原(半抗原)结合后仍保留酶和抗原(半抗原)的活性。测定时将待测样品、酶标记物、特异性抗体和底物溶液加在一起,待抗原-抗体和酶底物反应平衡后,即可直接测定结果,无需分离步骤,整个检测过程都在均匀的液相内进行。

(一)酶增强免疫测定原理

酶放大免疫测定技术(enzyme-multiplied immunoassay technique,EMIT)也称酶增强免疫测定。测定原理是通过酶活性的改变来测定待测物含量,由于标记抗原与抗体结合后产生的空间位阻阻挡了酶与底物结合的部位,使得酶的活性受到抑制。反应中半抗原与酶结合,成为酶标记的半抗原,它同时保留了半抗原性和酶的活性。当此酶标半抗原与抗体结合,两者密切接触而使酶的活性中心受影响,从而抑制了酶的活性。

EMIT常用竞争法,即反应体系中未标记抗原的量越多,相应地与抗体竞争性结合得也越多,此时标记的抗原与抗体结合相对地较少,酶的活性受到的抑制也较少,酶的活性就高。因此,最终测得的酶活性与未标记抗原的含量呈正相关。

(二)酶增强免疫测定的特点

作为检测体系中使用的酶,应当具有以下特征:①不存在于待检样本中;②即使在低浓度时,其与底物的反应也能被普通的分光光度仪检测到;③样本的基质不影响此酶的活性;④酶在结合后仍能保持稳定性与活性;⑤抗体可以调控偶联物的活性。临床上常用的肠系膜明串珠菌来源的葡萄糖-6-磷酸脱氢酶(glucose-6-phosphate dehydrogenase,G6PDH),符合上述所有要求。G6PDH分子量为109kD,有两个完全相同的亚基,可以使烟酰胺腺嘌呤二核苷酸(nicotinamide adenine dinucleotide,NAD)转换为还原态烟酰胺腺嘌呤二核苷酸(NADH),这种改变反映在340nm处吸光度值的改变。血清中内源性的G6PDH的底物为NADPH,因此不会干扰检测。当半抗原结合了赖氨酸一类的氨基酸后,抗半抗原的抗体会抑制半抗原与G6PDH的结合,尽管抗体对小的底物空间位阻影响不大,但是抗体与酶标抗原的结合会改变酶的构象,从而影响底物与酶的结合。

(三)酶增强免疫测定的优势和局限性

酶增强免疫测定的实验操作过程简单且能实现高通量,这是它的优势之一。EMIT中常用的酶是溶菌酶,此酶能催化细菌细胞壁水解,通过监测细菌悬液的浊度来计算样本中待测半抗原(药物等)的含量。选用溶菌酶最主要的原因是因为它的分子量大,作为酶的底物,在抗原抗体结合后,由于空间位阻的影响,免疫复合物更不容易与酶发生结合。但EMIT也有如散射光的改变并不特别敏感、当使用血清作为样本时,可能会发生由血清介导的细菌聚集,从而影响检测特异性等一些缺点。

目前EMIT中使用的G6PDH经过基因工程的修饰,在半抗原很少的情况下,免疫复合物依然稳定,因而可以提高检测效率。基因修饰的G6PDH是经过酶的水解来确认合适的抗原决定簇,抗原决定簇由通过改变酶的空间构象抑制G6PDH的单克隆抗体来确认;表位中的氨基酸被半胱氨酸替代,结合物的活性在半胱氨酸的巯基接触了药物后,不会受影响。

由于不同的抗原决定簇会与不同的半抗原结合,且寻找仅对赖氨酸有抑制作用的半抗原并不容易,因此,多方面筛选合适的结合物连接的方法以及确认抗体的有效性显得尤为必要。几种利用大分子作为底物的酶如淀粉酶、磷脂酶C、线粒体苹果酸脱氢酶以及葡萄聚酶也经常被使用。

（四）酶增强免疫测定的临床应用

以美国 Syva 公司为代表的酶增强免疫测定平台 EMIT 主要检测小分子抗原或半抗原。自 20 世纪 70 年代后，EMIT 在药物浓度监测和药物滥用的检测上成功地得到应用，如甲氨蝶呤、他克莫司、环孢霉素、霉酚酸等。

EMIT 试剂盒中的主要试剂有抗体、酶标半抗原和酶的底物。检测对象为样本中的未经标记的半抗原。当抗体、酶标半抗原与样本混合后，样本中的半抗原与酶标的半抗原竞争性地与试剂中的抗体相结合。如样本中的半抗原量少，与抗体结合的酶标半抗原的比例增高，游离的具有酶活力的酶标半抗原的量就减少。因此反应后酶活力大小与样本中的半抗原量呈一定的比例，从酶活力的测定结果就可推算出样本中半抗原的量。

五、克隆酶供体免疫测定

克隆酶供体免疫分析技术是由 Henderson 等人在 1986 年利用基因工程技术创立的均相酶免疫测定方法，主要用于药物和小分子物质的测定。

（一）克隆酶供体免疫测定原理

克隆酶供体免疫测定（cloned enzyme donor immunoassay, CEDIA）是利用重组 DNA 技术制备 β- 半糖苷酶的两个片段：称为酶受体（enzyme acceptor, EA）的大片段和称为酶供体（enzyme donor, ED）的小片段。两个片段本身均不具有酶的活性，但在合适的条件下结合在一起就具有了酶活性。当标记了酶供体的抗原与抗体结合后，由于空间位阻，阻止了酶供体（ED）与酶受体（EA）的结合，从而不能形成有活性的全酶，使酶的活性受到抑制，形成负反应曲线，从而实现定量检测。

（二）克隆酶供体免疫测定的特点

CEDIA 也为竞争性结合分析方法，待测物与包含有酶受体、酶供体的试剂反应并达到平衡后，剩余的酶供体标记抗原与酶受体结合，形成具有活性的酶，加入底物后测定酶活力，酶活力的大小与样本中抗原含量成正比（图 6-11 ）。

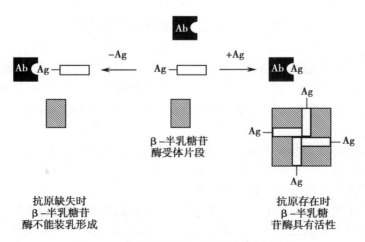

图 6-11　克隆酶供体免疫测定的反应原理

（三）克隆酶供体免疫测定的优势和局限性

CEDIA 反应的敏感度高，主要基于以下几个原因：①半乳糖苷的高转化率；②大量的可供选择的商品化的色原底物，如氯酚 - 红色 -β- 半乳糖苷等；③ ED 上有许多可供选择的结合配体的特殊位点。同时 CEDIA 具有操作简便的特点：①可直接在自动生化分析仪中应用，节省了检验项目的操作时间；②方法易普及，样品预处理快速，能够满足临床大批量分析的需要。

CEDIA 相对于 EMIT 而言，对于在 0 和 cutoff 校准值之间的样本有更好的检出率，通过增加针对苯二氮䓬类药物葡糖苷酸的敏感性，来提高苯二氮䓬类药物阳性检出的速率。由于同类药物间的结构类似，CEDIA 检测苯二氮䓬类药物的浓度时存在交叉反应，包括与一些抗抑郁类药物的代谢产物间的交叉反应，但是如果寻找到特异性更强的抗原位点，即能解决这个问题。

（四）克隆酶供体免疫测定的临床应用

根据 CEDIA 检测特点，临床上主要用于药物和小分子物质的检测，目前临床上常用的检测项目包括茶碱血药浓度、环孢素浓度、血清地高辛浓度等。

六、光激化学发光免疫测定

发光氧通道免疫试验（luminescent oxygen channeling immunoassay, LOCI）最初由 Ullman 等在 1994 年报道，是一种均相免疫检测技术，属于化学发光技术之一，国内更多称其为光激化学发光（light initiated chemiluminescent assay, LiCA），因具备高灵敏度、高特异性、线性范围宽等优点而广泛应用于生物分子的检测。

（一）光激化学发光免疫测定原理

LiCA 技术反应体系中，参与免疫反应的一个抗体上包被了感光珠（sensibead），内含称之为太菁的一种鲁米诺类化学发光物质；另一个抗体上包被了发光珠（chemibead），内含二甲基噻吩衍生物和 Eu 螯合物。待测抗原与两个抗体结合，形成夹心免疫复合物，并且使两个抗体上标记的感光珠和发光珠紧密地连接在一起，在 680nm 激发光下，可完成鲁米诺氧途径化学发光过程。

LiCA 依赖于上述两种微珠的相互接近而实现的化学能量传递是均相反应的基础。在反应体系中，微珠的浓度通常很低，因此这两种微粒相互随机碰撞的概率很低，反应体系的本底就非常微弱。如果包被在微珠表面的生物分子发生相互作用，拉近两个微珠的距离，例如形成免疫夹心复合物或受体 - 配体复合物，这样就能连通能量传递链，使得感光珠接受激发光产生单线态氧，单线态氧把能量传递至距离感光珠 200nm 范围之内的发光珠，最终产生光信号。

如果在感光珠附近 200nm 的范围内没有发光珠，这时就没有光信号产生，单线态氧就会衰变为基态而进入下一个能量循环（图 6-12）。

（二）光激化学发光免疫测定的特点和局限性

光激化学发光免疫测定的特点包括：①为均相反应，实现了一步法免洗涤分离的检测模式，反应时间更短；②发光迅速，并且从激发光→高能态氧离子→发光珠→光信号四个反应的信号传递过程均具有放大效应；感光珠和发光珠均为纳米级颗粒，有效地增加了反应表面积，这些特点极大地提高了测定的灵敏度；③能量（光）的产生、传递和放大过程十分稳

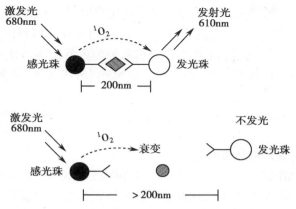

图 6-12　光激化学发光免疫测定反应原理

定，检测过程不易受荧光淬灭、样本常见干扰物质、pH、离子强度以及温度等因素的影响，保证了检测的稳定性；④恰当的荧光波长和时间分辨计数模式，有效提高了信噪比，增加了特异性；⑤样本用量低至 5μl 或以下，可实现小型化、高通量检测平台。

LiCA 局限性也受限于均相反应模式所带来的一些缺点，如易受到来自样本的背景干扰（溶血、黄疸等）及抗原过量等的影响。

（三）光激化学发光免疫测定的临床应用

由于涉及专利技术，目前可提供的光激化学反应免疫测定的系统选择不多。LiCA 技术可运用到多种生物分子的测定，包括酶活性、受体 - 配体反应、DNA、RNA、蛋白质、多肽、碳水化合物等。在临床上主要用于小分子半抗原，如激素、药物浓度等的检测。

第三节　非均相免疫测定技术

非均相免疫测定又称为异相免疫测定，指在信号检测前需要先将未结合的标记物从反应体系中分离出来。否则，无论待测物质的浓度高低，所产生的信号水平均相同。非均相免疫测定通常需要依赖于将抗原、抗体等反应物质包被于固相物质（如反应板、反应微孔或磁珠等），经过洗涤步骤将未结合的标记抗原或抗体分离出反应体系，再通过各种不同的信号报告系统检查抗原抗体复合物的量。由于分离是免疫测定过程中至关重要的步骤，在免疫技术发展过程中，已经逐渐产生了很多种非均相分离技术，如离心、过滤、固相板、利用磁场的磁性颗粒分离等。

一、非均相免疫测定的分离技术

非均相免疫测定用到的分离技术随免疫方法的发展而不断变化。早期的方法主要有利用反应完成后游离抗原或抗体与反应完成后的抗原 - 抗体复合物的沉降系数不同而用的离心法、后又有利用活性炭吸附游离抗原或抗体的吸附法、利用抗抗体包被层析柱而吸附免疫复合物的过柱法、利用微孔膜过滤的过滤法等，以及逐渐发展到固相包被技术，通过洗涤分离而去除未结合的抗原或抗体，以达到信号去干扰的目的。

不同形式的分离手段的分离效果各异。早年利用带标记的游离抗原或游离抗体的特性和抗原 - 抗体复合物不同的特点建立的物理分离方法，由于存在特异性差、容易损失信号等原因而逐渐被弃用，有些如微孔膜过滤法等由于系统的更替也不再使用。目前，非均相免疫分离技术主要集中在固相包被技术，由于其方法成熟、载体多样、特异性好等特点而被广泛应用。

根据固相物质的不同，还可以分为管式、珠式、微粒子、磁性颗粒等不同形式的固相包被技术。

（一）基于膜分离的非均相免疫测定

在微粒子酶免疫（MEIA）检测中，利用微孔膜作为分离介质，待测物与试剂混合，经过孵育后，结合有四甲基伞型酮（4-MUP）的免疫复合物因为分子量较大，不能通过微孔膜而被留在微孔膜表面，反应完成后多余的样品和标记有 4-MUP 的游离抗体因为分子量较小，能通过微孔膜的膜孔而被分离。随后在微孔膜表面加入碱性磷酸酶，保留在微孔膜表面的结合在复合物上的 4-MUP 在碱性磷酸酶的催化下发出荧光而被检测，其发光强度与样品中所含待检物浓度呈正相关。

（二）基于固相包被的非均相免疫测定

固相包被的载体随检测不同而分为板式（包被于 ELISA 板孔）、管式（包被于反应管内）、珠式（包被于聚乙烯或聚丙烯珠子上）等不同类型。免疫反应完成后，游离的标记物可通过洗涤的方式去除，固定在载体上的标记抗原 - 抗体复合物的量与样品中待测物的含量成比例关系。相较于板式包被，管式和珠式的包被面积更大，反应体积可达到 2ml 或以上，在同一反应原理的前提下，可在一定程度上提高检测的灵敏度。但是随着灵敏度更高的检测技术的出现，管式和珠式非均相分离的方法由于不如板式方法容易标准化，且自动化过程中需要特殊检测仪器，故目前仅用于一些独有项目的检测。

（三）基于磁性颗粒的非均相免疫测定

非均相分离技术的更新换代，把最初需要通过未结合标记物与抗原抗体复合物分离的手段延伸到如何同时提高检测的灵敏度上，如管式和珠式分离方式比板式的包被面积更大、反应体积也相应地更大，因而提高了检测灵敏度。随后，为更有效地提高包被表面积，微粒子包被方法应运而生，即将抗体或抗原包被到直径为 μm 级的微粒子表面，经反应后利用微粒子作为固相进行分离。通常所用的微粒子表面为聚乙烯或聚丙烯材料，以方便结合抗原或抗体，利用微粒子的直径大小进行离心、过滤等方式达到分离的目的。有些微粒子内核为三氧化二铁材质，在磁场中具有磁性，这些微粒子被称为磁性颗粒，在反应中还可利用磁场进行分离。磁性颗粒的分离方法是目前全自动免疫测定中主流的非均相分离方法，具有分离方便、效果佳等特点。

二、放射免疫和免疫放射技术

放射免疫测定技术是以放射性核素作为示踪物，是以抗原抗体反应的高特异性与放射性核素信号的高灵敏度相结合而建立的一种超微量分析技术。根据放射性核素标记抗原或是抗体，分为放射免疫测定（radioimmunoassay, RIA）和免疫放射测定（immuno radiometric assay, IRMA）两种类型。

目前常用于标记的放射性核素有 β 和 γ 两类，其中 γ 放射性核素包括 ^{125}I、^{131}I、^{51}Cr

和 ^{60}Co，其中以 ^{125}I 最常用，用 γ 计数器测定；β 放射性核素包括 ^3H、^{14}C、^{32}P 和 ^{35}S，以 ^3H 最常用，用液体闪烁计数仪测定。

（一）放射免疫和免疫放射技术的测定原理

1. **放射免疫测定（RIA）** 是利用特异性抗体与标记抗原以及非标记抗原间的竞争结合反应，通过测定抗原抗体复合物中的放射性强度来计算样本中待测抗原量的一种超微量分析技术。该方法具有高度的灵敏度、特异性和精确性，特别适用于激素、多肽等含量微少物质的分析。

2. **免疫放射测定（IRMA）** 是以 RIA 为基础发展起来的非竞争性核素标记免疫分析方法，它采用固相免疫吸附剂将标记的免疫复合物与游离的标记抗体分离，方法的灵敏度和可测范围均优于 RIA，操作程序也较 RIA 简单。

IRMA 可分为两种反应类型：①单位点 IRMA：将过量标记抗体与待测抗原结合形成抗原抗体复合物，待反应平衡后，再用固相免疫吸附剂吸附游离的标记抗体，经离心去除沉淀，测定上清液中的放射性强度。此法可用于检测半抗原。②双位点 IRMA：将待测抗原与固相抗体结合，再加入过量的标记抗体，形成固相抗体 - 抗原 - 标记抗体复合物，洗涤去除游离的标记抗体，最后测定固相上的放射性强度。此法仅适用于检测多价抗原，至少含有两个抗原表位。

（二）放射免疫和免疫放射技术的特点

IRMA 与 RIA 同属放射标记免疫测定技术，但方法各异，分别代表了标记免疫技术中竞争和非竞争结合的方法学特点。

1. **标记物** RIA 是以放射性核素标记抗原。由于抗原种类不同，标记时需根据不同的化学结构和生物学特性，选用不同的放射性核素和标记方法；IRMA 则是用放射性核素标记抗体，由于抗体为大分子蛋白，性质较为稳定，所以不同抗体的标记方法基本相同。此外，标记抗体的比活度高，因此提高了分析灵敏度。

2. **反应速度** 一般与反应物浓度成正比。IRMA 中标记的抗体是过量的，且不存在复杂的竞争性结合反应，因此反应速度比 RIA 快。此外，RIA 中的抗体是微量的，必须用高亲合力的多克隆抗体，才能保证反应进行，而 IRMA 中应用亲合力较低的单克隆抗体也能得到满意结果。

3. **反应原理** RIA 为竞争抑制的原理，测得的放射性强度与待测抗原量成反比；而 IRMA 为非竞争性结合，结果与 RIA 相反，测得的放射性强度与待测抗原量成正比。

4. **特异性、灵敏度和检测范围** IRMA 采用的是针对不同抗原位点的双抗体结合抗原，因此交叉反应的干扰程度比仅使用单一抗体的 RIA 法为低，因而检测特异性较高。IRMA 反应中，抗原与抗体属非竞争性结合，微量抗原能与抗体充分结合；而 RIA 反应体系中标记抗原和待检抗原竞争与一定量抗体的结合反应并不充分，因此 IRMA 测定的灵敏度明显高于 RIA。此外，IRMA 中过量的抗体能结合更多的抗原，其标准曲线的工作范围较 RIA 宽 1~2 个数量级，在测定抗原含量较高的样本时，结果比 RIA 更好。

5. **分析误差** RIA 中加入的抗体和标记抗原都是定量的，这些组分的加样误差会严重影响测定结果。而 IRMA 反应体系中标记抗体和固相抗体均是过量的，只有待检样本的加样误差才会影响测定结果。因此，IRMA 的批内和批间变异均更小，说明它的重复性更好一些。

（三）放射免疫和免疫放射技术的优势和局限性

放射免疫技术是经典的免疫分析技术，灵敏度高，可检测到 μg/L、ng/L，甚至 pg/L 水平。

方法特异性强,交叉反应少,重复性好,精密度高,而且样本用量少,适合抗原和半抗原的测定。

但是,RIAI 和 RMA 在测定过程中会产生放射性废物,废物的处置会对环境造成一定程度的放射性污染和危害。另外,常用的放射性核素的半衰期和试剂的有效期短,也不宜快速、灵活地进行自动化分析,使 RIA 和 IRMA 的实际应用受到限制。

(四)放射免疫和免疫放射技术的临床应用

放射免疫测定技术主要用于分析和定量测定样本中各种微量蛋白质、激素、小分子药物以及肿瘤标志物等微量物质。近年来由于其他非放射标记免疫技术及其自动化分析的飞速发展和普及,放射免疫测定技术逐渐被其他高效的标记免疫分析方法所取代。目前只有为数不多的实验室仍然保留了放射免疫实验平台,用于一些特殊项目的检测,如反三碘甲状腺原氨酸、胃泌素、醛固酮、血管紧张素等分子量较小、抗原表位较少的某些激素。

三、酶联免疫吸附试验

酶联免疫吸附试验(enzyme linked immunosorbent assay, ELISA)是酶免疫测定中应用最广的技术。其基本方法是将已知的抗原或抗体吸附在固相载体(聚苯乙烯微量反应板)表面,使酶标记的抗原抗体反应在固相表面进行,用洗涤法将液相中的游离成分洗除。常用的 ELISA 法有双抗体夹心法和间接法,前者用于检测大分子抗原,后者用于测定特异抗体。

(一)酶联免疫吸附试验测定原理

酶联免疫吸附试验是一种固相酶免疫测定技术,其基本原理是在保持抗原或抗体免疫活性的前提下,将其结合到某种固相载体表面,测定时将待检样本、酶标抗原或抗体按一定顺序与固相载体上的抗体或抗原反应,形成的免疫复合物固定于固相载体表面,未结合的标记物则游离于液相。用洗涤的方法去除未结合的标记物及其他物质,加入底物后显色,根据酶对底物催化的显色强度,即可对样本中的抗原或抗体进行定性或定量测定。

(二)酶联免疫吸附试验测定的特点

ELISA 技术用于样本中抗体或抗原的检测,根据检测原理和目的的不同分为四种基本类型:夹心法、间接法、竞争法和捕获法,它们的方法学特点各异。

1. **双抗体夹心法**　先将特异性抗体包被于固相载体,再加入待测样本,若含有相应抗原,即可与包被于固相载体上的特异性抗体结合。经洗涤后加入酶标记的特异性抗体,在固相载体上即可形成固相抗体 - 抗原 - 酶标抗体夹心结构的免疫复合物。再次洗涤后,加底物显色,根据颜色深浅的不同程度对抗原定性或定量测定。双抗体夹心法反应原理如图 6-13 所示。

双抗体夹心法属非竞争结合测定。由于该方法中的待测抗原必须和两个抗体结合,所以只适用于检测至少含有两个抗原表位的抗原,而不能用于药物、激素等小分子半抗原的检测。

应用双抗体夹心法时必须注意反应体系中类风湿因子(RF)的干扰。RF 是抗变性 IgG 的自身抗体,多为 IgM 型,可与多种动物 IgG 的 Fc 段结合。若待测血清中含有 RF,便能充当抗原成分,同时与固相抗体和酶标抗体结合,产生假阳性反应。为消除 RF 的干扰,可采用抗体的 F(ab')或 Fab 片段(缺少 Fc 段)作为酶结合物的抗体来源。

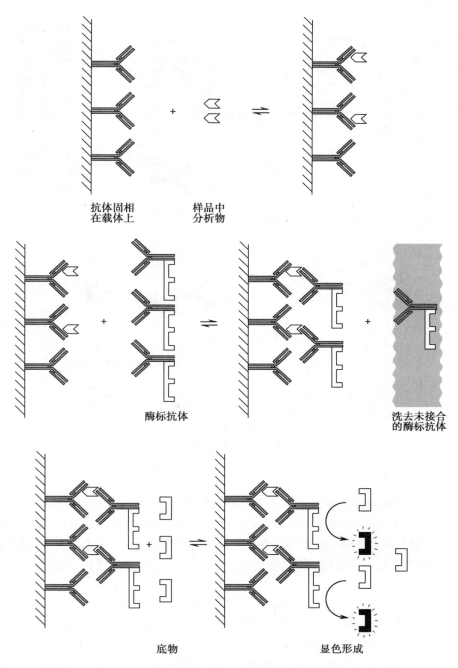

抗体固相　　　　样品中
在载体上　　　　分析物

酶标抗体

洗去未接合
的酶标抗体

底物　　　　　　　　显色形成

图 6-13　ELISA 双抗体夹心法反应示意图

　　2. **间接法**　间接法常用于检测抗体。先将抗原包被于固相载体上,再与样本中待测抗体结合形成包被抗原-待测抗体复合物,然后加入酶标记的抗抗体(针对待测抗体的二抗,如兔抗人 IgG 抗体)与固相免疫复合物中的抗体结合,最终形成固相抗原-待测抗体-酶标二抗的免疫复合物。洗涤后加入底物显色,根据颜色深浅程度确定待测抗体的含量。间接法反应原理如图 6-14 所示。

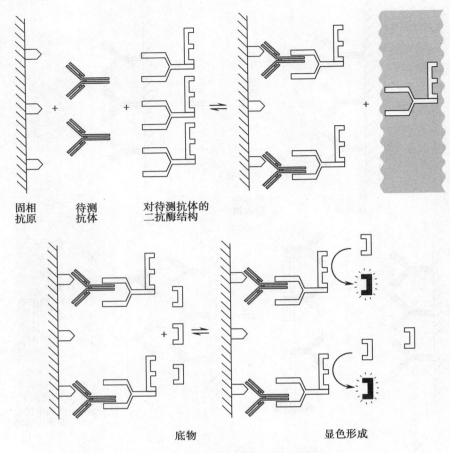

固相 待测 对待测抗体的
抗原 抗体 二抗酶结构

底物 显色形成

图 6-14 ELISA 间接法反应示意图

间接法采用的酶标抗抗体是针对一类免疫球蛋白分子的抗体,如抗人 IgG 抗体,所以只需变换包被抗原,即可用一种酶标二抗检测多种与抗原结合的抗体,具有广泛的通用性。

机体与外界长期接触时,由于环境刺激会产生非特异性 IgG 类抗体,后者可非特异性地吸附于固相而产生假阳性反应,所以使用间接法时最好先将样本进行一定的稀释,以避免非特异性 IgG 的干扰。

3. 竞争法 主要用于小分子抗原或半抗原(如小分子激素、药物等)的测定,也可测定抗体。以测定抗原为例,先将特异性抗体包被于固相载体,再同时加入待测样本和酶标抗原,如样本中含有待测抗原,它和酶标抗原竞争性地与固相抗体结合。样本中待测抗原越多,结合在固相上的酶标抗原就越少,也即固相抗体上结合的酶标抗原与待测抗原的量成反比。最后底物显色的深浅程度与待测抗原的量呈负相关。竞争法反应原理如图 6-15 所示。

用竞争法检测需要满足以下条件:①酶标抗原(抗体)和样本中的非标记抗原(抗体)与固相抗体(抗原)结合能力应相同;②反应体系中,固相抗体(抗原)和酶标抗原(抗体)的量是固定的,且前者的结合位点应少于酶标抗原(抗体)与非酶标记抗原(抗体)的分子数量总

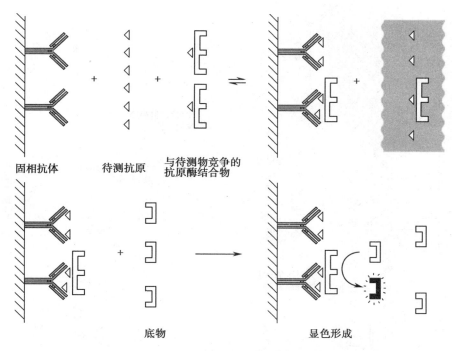

固相抗体　　　待测抗原　　与待测物竞争的
　　　　　　　　　　　　　　抗原酶结合物

底物　　　　　　　　　　　　显色形成

图 6-15　ELISA 竞争法反应示意图

和，以确保形成竞争性反应。

4. **捕获法**　是目前国际公认的测定 IgM 抗体的最好方法，常用于检测血清中 IgM 类抗病原体抗体，用于传染病的早期诊断。当抗原刺激机体一定时间后，机体会产生针对此抗原的特异性 IgM 和 IgG 类抗体。其中总抗体或 IgG 类抗体多采用间接 ELISA 法检测，若要单独检测特异性 IgM 抗体，则多采用捕获法先将其与特异性 IgG 抗体分离开来。

首先用抗人 IgM 抗体包被固相，以捕获血清样本中的 IgM（包括针对抗原的特异性 IgM 抗体和非特异性 IgM 抗体），洗涤后加入特异性抗原（仅与固相上的特异性 IgM 相结合），再加入针对特异性抗原的酶标抗体，形成固相抗人 IgM 抗体 - 特异性 IgM 抗体 - 抗原 - 特异性酶标抗体复合物。洗涤后加入底物，显色的反应强度与被捕获的特异性 IgM 抗体的量呈正相关（图 6-16）。

捕获法常用于病毒性感染的早期诊断，如检测甲型肝炎病毒 IgM 抗体（HAV-IgM）和乙型肝炎病毒核心抗原 IgM 抗体（HBc-IgM）等。使用时应注意排除非特异性 IgM 的干扰，因为后者和特异性 IgM 可竞争性地与固相抗体结合，从而影响检测结果。因此需要先对待测样本进行适当稀释后再进行检测，以降低非特异性 IgM 的干扰和减少假阳性反应。由于被检测者处于相应病原体感染的急性期，其血清中针对病原体的特异性抗体滴度较高，所以适当稀释并不会影响到检测的准确性，而非特异性抗体的滴度较低，稀释后对检测的干扰就会明显降低，使假阳性反应得到控制。

（三）酶联免疫吸附试验的优势和局限性

酶联免疫吸附试验具有操作简便、快速、敏感性高、特异性强、应用范围广、无放射性核素污染等优点，可对多种物质进行定性和定量分析，一度是国内外最为常规采用的免疫测定技术。但 ELISA 方法本身尚存在一定的局限，如干扰物质和影响因素较多、检测结果会

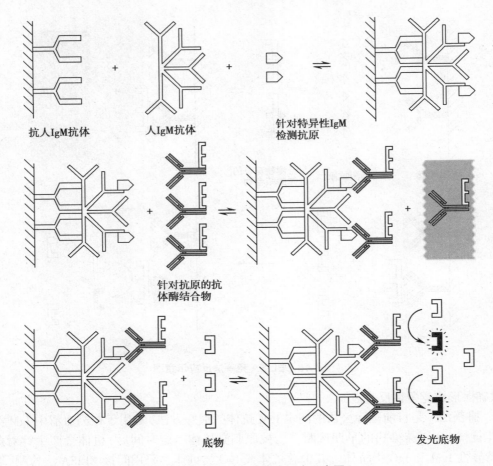

抗人IgM抗体   人IgM抗体   针对特异性IgM 检测抗原

针对抗原的抗 体酶结合物

底物   发光底物

图 6-16 ELISA 捕获法反应示意图

出现一定的假阴性和假阳性,以及手工操作的精密度相对较低等,这些缺陷对本技术的广泛应用带来一定的影响。

(四)酶联免疫吸附试验的临床应用

酶联免疫吸附试验在临床上主要用于定性检测,如病毒性肝炎血清标志物(甲型肝炎病毒抗体、乙型肝炎病毒病毒血清标志物、丙型肝炎病毒抗体、丁型肝炎病毒抗体及戊型肝炎病毒抗体)检测、TORCH(风疹病毒、巨细胞病毒、单纯疱疹病毒、弓形体)感染检测、梅毒螺旋体抗体的检测、HIV 感染筛查等;定量检测可用于肿瘤标志物和各类激素测定、FK506、地高辛等药物浓度的检测等。

四、荧光免疫测定

荧光免疫测定(fluorescence immunoassay, FIA)根据抗原抗体结合后是否需要分离结合和游离的荧光标记抗原(或抗体)而分为均相和非均相两种类型。非均相法需要把结合和游离的荧光标记物分离开来,再分别测定其中的标记物量,从而计算出样本中的抗原量。荧光免疫测定方法包括时间分辨荧光免疫测定(time-resolved fluorescence immunoassay, TR-FIA)和荧光酶免疫测定(fluorescence enzyme immunoassay, FEIA),尤以前者最具代表性。本段主要介绍最具代表性的、在临床应用较多的时间分辨荧光免疫测定技术。

荧光酶免疫测定使用固相捕获抗体和 HRP 标记的检测抗体，与待测物完成免疫反应后，通过分离去除未结合的待测物和 HRP 标记的检测抗体后，加入荧光底物 3-P- 羟基苯丙酸（HPPA）和过氧化氢溶液（提供碱性反应环境，pH=7.8）进行酶反应。反应一段时间后，以甘氨酸缓冲液终止反应。此时，荧光底物 HPPA 在碱性环境中被 HRP 催化形成荧光物质，此物质经 320nm 激发光照射后，在 405nm 处产生发射光，发射光强度与待测物浓度成正比。

荧光酶免疫测定兼具酶催化和荧光发光的两个放大特点，配合以捕获抗体和检测抗体的特异性（针对检测物的两个不同抗原位点），保证了检测的敏感性和特异性。荧光酶免疫测定的原理和特点与酶免疫测定类似，只是在底物上选用了具有荧光发光特点的底物。

（一）时间分辨荧光免疫测定原理

时间分辨荧光免疫测定采用镧系螯合物如铕（Eu^{3+}）作为示踪物，标记抗原或抗体分子形成荧光标记物，它将荧光信号检测的敏感性与抗原抗体反应的特异性相结合，并利用铕（Eu^{3+}）所独特的长寿命荧光（0.01~1 毫秒），激发后通过"延迟测量时间"实现对特异性荧光的测定。

镧系元素为三价稀土离子，其显著特征是具有较宽的 Stokes 位移，即激发波长 337nm，发射波长 615nm，两者相距 290nm，可有效消除因激发光散射引起的测量干扰，而且完全排除自然界的一般荧光干扰（一般荧光的 Stokes 移位为 28nm）。

（二）时间分辨荧光免疫测定的特点

时间分辨荧光免疫测定目前多采用 96 孔板作为固相载体，主要包括直接固相型、解离增强型以及酶促放大型等反应类型，均采用固相吸附分离技术。

1. **直接固相型**　以双抗体夹心法为例，用捕获抗体包被微孔板，用镧系元素直接标记检测抗体。此技术的特点是镧系元素不经解离 - 增强过程，直接测定固相表面的双抗体夹心复合物中镧系元素的荧光强度。此方法的分析灵敏度较低。

2. **解离增强型**　这是临床实验室常用的时间分辨荧光免疫分析方法。以双抗体夹心法为例，用捕获抗体包被微孔板，利用具有双功能基团的螯合剂制备标记抗体，其一端与镧系元素 Eu^{3+} 结合，另一端连接抗体。当待测抗原与捕获抗体反应后被固相化，再加入 Eu^{3+} 标记抗体，可形成固相抗体 - 待测抗原 -Eu^{3+} 标记抗体复合物。洗涤后加入酸性增强液，可使 Eu^{3+} 从荧光结合物中完全解离下来，受到激发光照射后，荧光强度呈百万倍增加，因此解离增强型方法的分析灵敏度显著增强。

3. **酶促放大型**　该方法的特点是将酶联免疫吸附试验与镧系元素时间分辨测定荧光信号融为一体。仍以双抗体夹心法为例，用捕获抗体包被微孔板，以碱性磷酸酶标记抗体，形成包含待检抗原的双抗体夹心复合物。再加入酶的底物 5- 氟水杨酸磷酸酯（5-FSAP），经水解后脱去磷酸形成 5-FSA，与反应体系中镧系元素（如 Tb^{3+}）以及 EDTA 形成镧系元素螯合物，经激发光照射产生长寿命荧光信号，最后经时间分辨方式测定其特异性荧光。

（三）时间分辨荧光免疫测定的优势和局限性

时间分辨荧光免疫测定是一种较新的免疫分析方法，其优势体现在特异性强，灵敏度可高达（0.2~1）ng/ml；标准曲线范围宽，跨越 4~5 个数量级；分析速度快；标记物制备简便、有效使用期长，无放射性污染，因此是很有发展前途的超微量物质免疫分析技术。其不足之处在于易受环境、试剂和容器中的镧系元素离子的污染，相应地提高了检测成本。而且该技术多采用手工加样，对操作的精度要求较高。

（四）时间分辨荧光免疫测定的临床应用

时间分辨荧光免疫测定主要用于测定各种激素（如肽类激素、甲状腺激素、类固醇激素等）、蛋白质、酶、药物、肿瘤标志物，还可用于检测 HBV、HCV、脑炎病毒、流感病毒、呼吸道合胞病毒、副黏病毒、风疹病毒、轮状病毒以及梅毒螺旋体的抗原抗体以及某些细菌和寄生虫抗体等。

五、化学发光免疫测定

化学发光免疫测定（CLIA）亦称化学发光标记免疫测定，是用化学发光剂直接标记抗原或抗体（化学发光剂标记物），与待测标本中相应抗体或抗原、磁颗粒性的抗原或抗体反应，通过磁场把结合状态（沉淀部分）和游离状态的化学发光剂标记物分离开来，然后加入发光促进剂进行发光反应，通过对发光强度的检测进行定量或定性检测。

（一）化学发光免疫测定原理

化学发光免疫测定（chemiluminescence immunoassay，CLIA）是指将化学发光物质直接（直接标记）或间接（以化学发光物质为底物）应用于免疫反应体系，利用化学发光物质在化学反应时吸收的化学能，使反应的产物分子或反应的中间态分子中的电子跃迁到激发态，当电子从激发态回复到基态时，以发射光子的形式释放出能量，并被检测系统检测，该反映能量大小的信号与待测物浓度呈比例关系。

（二）化学发光免疫测定的分类和特点

根据化学发光物质的类型和发光特点，可将 CLIA 作以下分类：

1. 直接化学发光免疫测定　直接化学发光免疫测定是用化学发光剂（如吖啶酯）直接标记抗体（抗原），与待测样本中相应的抗原（抗体）发生免疫反应后，形成固相包被抗体 - 待测抗原（抗体）- 吖啶酯标记抗体复合物。这时只需加入氧化剂（H_2O_2）和 pH 纠正液（NaOH）至碱性环境，吖啶酯在不需要催化剂的情况下分解、发光。化学反应简单、快速，夹心法用于检测大分子抗原（抗体），竞争法主要用于检测小分子抗原（抗体）。另外，背景干扰信号低，非特异性结合相对较少，光量不会因为分子大小而受影响，因此能增加灵敏度。最后由集光器和光电倍增管接收，记录单位时间内所产生的光子能，这部分光的积分与待测抗原的量成正比，可从标准曲线上计算出待测抗原的含量。

吖啶酯化学发光的特点有：①吖啶酯发光的氧化反应简单快速，不需要催化剂，只要在碱性环境中即可进行；②反应体系中加入 H_2O_2 和 NaOH 溶液后，发光迅速，背景噪音低，保证了测定的敏感性；③吖啶酯可直接标记抗原或抗体，结合稳定，不影响标记物的生物学活性和理化特性；④吖啶酯发光为瞬间发光，持续时间短，对信号检测仪的灵敏度要求比较高。

2. 化学发光酶免疫测定　化学发光酶免疫测定（chemiluminescence enzyme immunoassay，CLEIA）是用参与催化某一化学发光反应的酶如辣根过氧化物酶（HRP）或碱性磷酸酶（ALP）来标记抗体（或抗原），与待测样本中相应的抗原（抗体）发生免疫反应后，形成固相包被抗体 - 待测抗原 - 酶标记抗体复合物。经洗涤后，加入底物（发光剂），酶催化和分解底物发光。由光量子阅读系统接收光信号，光电倍增管将光信号转变为电信号并加以放大，再把它们传送至计算机数据处理系统，计算出测定物的浓度。

（1）辣根过氧化物酶标记的化学发光免疫测定：此检测系统采用辣根过氧化物酶（HRP）标记抗体（或抗原），与反应体系中的待测样本和固相载体发生免疫反应后，形成固相包被

抗体 - 待测抗原 - 酶标记抗体复合物。一般常用 3- 氨基邻苯二甲酰肼作为底物,也即是鲁米诺或其衍生物 4- 氨基邻苯二甲酰肼,该底物需要在碱性缓冲溶液中进行氧化反应,生成激发态中间体,这需要在过氧化物酶和活性氧存在的条件下进行。中间体回到基态时就可以发光,此时的波长一般在 425nm,加入鲁米诺发光剂、H_2O_2 和化学发光增强剂即可产生化学发光。

(2)碱性磷酸酶标记的化学发光免疫测定:此检测系统以碱性磷酸酶(ALP)标记抗体(或抗原),与反应体系中的待测样本和固相载体发生免疫反应后,形成固相包被抗体 - 待测抗原 - 酶标记抗体复合物。这时加入 3-(2- 螺旋金刚烷)-4- 甲氧基 -4-(3- 磷氧酰)- 苯基 -1,2- 二氧环乙烷二钠盐(简称 AMPPD)发光剂,碱性磷酸酶使 AMPPD 脱去磷酸根基团而发光。一般多用(金刚烷)-1,2- 二氧乙烷及其衍生物作为发光底物,其分子结构稳固,其中的芳香基作为发光基团与酶作用,在发光试剂的作用下发光。底物在碱性磷酸酶的作用下,磷酸酯基发生水解而脱去一个磷酸基,就会产生一个稳定的中间体,中间体随之发生裂解,产生金刚烷酮和激发态的物质。AMPPD 是常见底物,作为磷酸酯酶的直接化学发光底物,多用来检测碱性磷酸酯酶和一些配基的结合物。

化学发光酶免疫分析属酶免疫测定范畴,其特点是测定过程与 ELISA 相似,仅最后一步酶反应的底物为发光剂,测定的仪器为光信号检测仪;酶标记抗原或抗体结合稳定;酶催化鲁米诺、AMPPD 等发光剂发出的光稳定,持续时间长,便于记录和测定。

3. 电化学发光免疫测定 常规的化学发光技术中,反应中的能量变化大于 200kJ/mol 才会产生可测定范围内的光,加之对发光体化学结构的要求,使能够产生化学发光的反应相对较少。电化学发光反应中,一种或多种试剂是在电解过程中于电极原位上生成的,电解的过程中可产生较高的能量,尽管不稳定,但反应物质很难通过其他化学反应中获得,所以电解过程能满足化学发光反应对能量的需求。另外,由于较低的背景信号干扰,电化学发光与常规的化学发光相似,均具有较低的检测限。目前电化学发光技术较常规化学发光技术应用得更为普遍。

电化学发光检测系统的仪器构造一般由信号发生器、稳压器、电化学反应池、电极、样本进样装置、信号探测器、信号接收 / 转换系统等部件组成(图 6-17)。

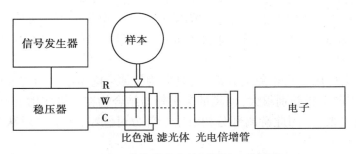

图 6-17 电化学发光检测系统工作原理
R:参比电极;W:光电倍增管;C:计数电极

(1)电化学发光免疫测定的原理:电化学发光免疫测定(electrochemiluminescence immunoassay,ECLIA)是化学发光免疫分析中的新一代标记免疫分析技术,与其他的标记发光分析的原理不同,ECLIA 是一种在电极表面由电化学引发的特异性化学发光反应。

ECLIA 工作原理是电化学发光剂三联吡啶钌标记抗体（抗原），与相应配体发生特异的结合反应后进入流动测量室，电发光过程被启动。化学发光主要是基于 $[Ru(bpy)_3]^{2+}$ 络合物和三丙胺（TPA）两种电化学活性底物在反应中引起的光子发射，含三丙胺（TPA）的缓冲液进入测量室，同时电极加电，化学发光剂 $[Ru(bpy)_3]^{2+}$ 和电子供体 TPA 在阳电极表面同时各失去一个电子发生氧化反应，二价的 $[Ru(bpy)_3]^{2+}$ 被氧化成 +3 价，TPA 被氧化成阳离子自由基 TPA^+，并迅速自发地脱去一个质子（H^+），形成自由基 TPA^*。由于 $[Ru(bpy)_3]^{3+}$ 是强氧化剂，自由基 TPA^* 是强还原剂，两个高反应基团在电极表面迅速反应，$[Ru(bpy)_3]^{3+}$ 被还原形成激发态的二价 $[Ru(bpy)_3]^{2+}$，TPA^* 自身被氧化成二丙胺和丙醛。接着激发态的 $[Ru(bpy)_3]^{2+}$ 衰减成基态的 $[Ru(bpy)_3]^{2+}$，同时发射一个波长 620nm 的光子。这一过程在电极表面周而复始地进行，产生许多光子，光电倍增管检测光强度，光强度与 $[Ru(bpy)_3]^{2+}$ 的浓度呈线性关系，可测出待测物质的含量。ECLIA 的反应原理如图 6-18 所示。

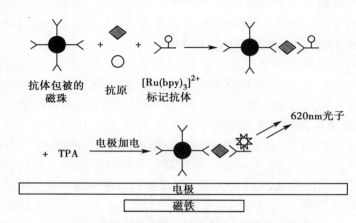

图 6-18　电化学发光免疫测定反应示意图

（2）电化学发光免疫测定的特点：电化学发光免疫测定有诸多特点，三联吡啶钌在电场中因不断得到三丙胺提供的电子，可周而复始地发光，持续时间长，信号强度高，容易测定、容易控制；三联吡啶钌直接标记抗原或抗体，结合稳定，不影响标记物的理化特性；试剂灵敏度高，稳定性好；光信号线性好，动力学范围宽（大于 6 个数量级）；反应快速，完成一个样品的分析通常只需 20 分钟左右；重现性好，可重复测量。另外，ECLIA 还能实现多元检测和全自动化分析。

电化学发光也可用于均相免疫分析，这是因为抗原 - 抗体结合物与游离的非结合物的立体结构不同，扩散系数差别很大，游离的标记物与结合物在电极作用下，两者形成电子激发态的概率差别也很大，因此游离部分相对结合部分可忽略，不需要对结合部分与非结部分进行分离。

ECLIA 也有一些不足，表现为：①测量方式较为复杂、仪器成本及维护费用较高；②环境及样品中同类元素也存在较弱的本底干扰；③反复使用的流动池可能导致交叉污染；④冲洗或进样中产生的气泡会干扰测定，而且繁琐冗长的冲洗过程也会成为提高检测效率的瓶颈；⑤使用磁性或非磁性微粒时，强烈的散射吸收作用也会降低灵敏度。

（三）化学发光免疫测定的优势和局限性

化学发光免疫测定无放射性污染，能达到放射免疫测定的灵敏度，且具有快速、准确、特异、可自动化等特点。其优势主要体现在以下几个方面：

灵敏度高、特异性强：化学发光免疫测定技术的灵敏度高，可对 ng 甚至 pg 级微量待检物质进行定量检测。超高的灵敏度保证了各种激素、病毒抗原抗体等微量物质的准确定量测定，弥补了 ELISA、TIFA 等其他标记免疫方法灵敏度的不足。单克隆抗体技术的不断完善也为化学发光免疫测定技术检测的特异性提供了良好保证。

线性范围宽：化学发光免疫测定的线性范围宽，能满足 $10^3 \sim 10^6$ 数量级浓度范围内定量检测的需要。较之于 RIA、ELISA、TIFA 等其他标记免疫方法，较宽的线性范围保证了实验室操作时的简便性，避免了实验中的稀释误差。

标记物稳定、试剂效期长：商品化的化学发光免疫测定试剂中的标记物稳定，试剂有效期一般可达到 1 年以上，方便了临床应用的实际需要。

自动化程度高：计算机技术（包括硬件设备和软件系统）的发展推动了化学发光免疫技术实现自动化。目前各种自动化的检测系统方便了临床使用，也大大提高了检测的稳定性。

虽然化学发光免疫测定具有上述种种优点，目前在临床实验室中得以广泛应用，但是仍有局限性。由于此类检测都需要特定的仪器设备来完成，因此对临床实验室的工作环境和工作流程、人员培训管理、样本的处理、试剂的储存、仪器设备的保养维护、质量控制规则的建立和实施等方面都有更高的要求。综上所述，化学发光免疫测定的直接成本和间接成本相对地比其他免疫测定方法更高。

（四）化学发光免疫测定的临床应用

化学发光免疫测定具有的特点与优势使得它已基本取代了放射免疫、酶免疫分析等技术，被广泛应用于临床实验诊断和医学研究中。目前，基于化学发光免疫测定所能提供的检测菜单已经比较齐全，在临床疾病的检测方面，涵盖了但不限于甲状腺、性腺、垂体和肾上腺系统的各种激素、肿瘤标志物、病原体抗原与抗体、心脏标志物以及治疗性药物等的各种抗原、半抗原和抗体。

六、固相膜免疫测定

固相膜免疫测定是以微孔膜作为固相。固相膜的特点在于其多孔性、非共价键高度吸附抗体或抗原和易于漂洗等，固相膜像滤纸一样，可被液体穿过流出，液体也可以通过毛细管作用在膜上面向前移动。固相膜免疫测定中常用的膜为玻璃纤维素（fiberglass）膜、尼龙（nylon）膜、锯偏氟乙烯（PVDF）膜和硝酸纤维素（NC）膜等。其中最常用的为 NC 膜。标志物可用酶或各种有色微粒子。利用这些特点建立了多种类型的快速检验方法。

（一）固相膜免疫测定原理

固相膜免疫测定（solid phase membrane-based immunoassay）是以微孔膜作为固相载体。由于微孔膜有较强的蛋白吸附性能，可将抗原或抗体点于其上。固相膜上的抗原或抗体可通过抗原抗体反应，捕获待测样本中的分析物形成抗原抗体结合物，随后添加标记的抗原或抗体使之显色。固相膜还有多孔性和易于漂洗等特点，液体可穿过微孔流出，也可通过毛细作用在膜上向前移行，据此可将固相膜免疫测定分为斑点渗滤试验和层析试验。固相膜免疫测定中的标志物可以是酶、荧光物质或各种有色微粒子，如彩色乳胶、胶体金或胶体硒等。

（二）固相膜免疫测定的分类和特点

固相膜免疫测定中根据液体在固相膜上的流动形式，主要分为免疫渗滤试验（液体穿过固相膜，垂直流动）和免疫层析试验（液体在固相膜上水平流动）。另外，以此类技术为基础，结合其他技术形成的各种相应的试验，均归于固相膜免疫测定。

1. **免疫渗滤试验（immunofiltration assay，IFA）**　免疫渗滤试验最早在 1985 年即开始应用，最初是以酶作为标志物。1989 年，Du Pont 公司推出了用于检测抗 HIV 抗体的金免疫渗滤试验（gold immunofiltration assay，GIFA），此试验只需试剂，无需其他特殊仪器进行检测。由于操作简便、检测报告快速、无需特殊仪器、成本低廉等，基于此原理的试剂广泛得到研究和开发。

斑点金免疫渗滤试验（dot immunogold filtration assay，DIGFA）是以胶体金颗粒作为标记物，主要由两部分组成：免疫胶体金试剂和反应板。反应板由塑料小盒、吸水材料和点加了抗原或抗体的 NC 膜组成。

检测时，依次在反应板的加样区上滴加样本、免疫胶体金和洗涤液等试剂，样本中的待测物质与 NC 膜上的相应抗体或抗原发生反应，过量试剂由吸水材料吸收。抗原抗体反应后，形成大分子胶体金复合物，阳性结果在膜上呈现红色斑点。液体通过微孔滤膜时，渗滤液中的抗原或抗体与膜上的抗体或抗原接触，起到亲和层析的浓缩作用，达到快速检测的目的，同时洗涤液的渗入在短时间内即可达到彻底洗涤的目的，简化了操作步骤。此类试验是 POCT 项目中应用最多的方法之一。

最初，DIGFA 是定性或半定量试验，通过肉眼观察所形成斑点的有无或深浅对阴阳性或半定量结果进行判定。然而，肉眼判断结果具有较强的主观性，且当样本中待测物的浓度处于低水平处时，所形成斑点的判读易引起争议。目前，已有试剂厂商对此类试验进行了改进，通过检测不同浓度的标准品绘制标准曲线，再通过特殊的仪器检测待测物即可作为定量测定。另外，某些厂商的试剂盒中，反应板的 NC 膜上点加了内部质控物质，以监测试验过程的质量。

免疫渗滤试验主要有双抗体夹心法检测特异性抗原和间接法检测特异性抗体两种类型，其中双抗体夹心法应用最多，间接法由于易受样本中非目的 IgG 的干扰而导致假阳性结果，故目前应用的较少。免疫渗滤试验在临床实验室实际应用中，适用于多种类型样本的检测，如血液（血清、血浆或全血）、尿液、脑脊液、唾液等。用 DIGFA 检测的项目也越来越多，如尿 HCG、C 反应蛋白（C reaction protein，CRP）、D 二聚体、纤维蛋白原、FDP、血清淀粉样蛋白 A（serum amyloid A，SAA）等。

2. **免疫层析试验（immunochromatography assay，ICA）**　与 IFA 类似，试剂盒内的组成也相同，唯一不同在于 IFA 中液体在 NC 膜上是通过垂直的穿流（flow through），而 ICA 中液体在 NC 膜上是由毛细作用引起的横流（lateral flow）。

试验时把待测样本加至反应板末端的样本垫上（sample pad），待测样本在加样区经过处理后（过滤去除可能存在的血细胞等），通过毛细管作用，样本流动至标记物结合垫（conjugate pad），微粒（一般为胶体金或有色的、荧光标记的或顺磁性单分散胶乳颗粒等）结合物被固化于标记物结合垫上。依据试验类型，微粒上标记特异性的抗体或抗原。样本流经此区后，将干燥的结合物溶解，待测物质与已标记的抗原或抗体先结合形成复合物，再迁移至反应区。反应区是由多孔膜（NC 膜）组成，已预先固化有另一种特异性的抗原或抗体，待测物质与特异性抗体或抗原反应后形成抗原-抗体结合物,流经反应区时被固化于其上的抗原或抗体捕获。多余的试剂则流过反应区,被反应板末端的吸水材料吸收。检测结果在反应区中显示,通过肉眼观察有无反应条带的产生或通过特殊的仪器读取反应信号。免疫层析试验的反应原理如图 6-19(彩图见文末彩插)所示。

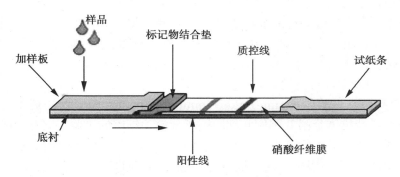

图 6-19　免疫层析试验的基本反应原理

此类试验的反应类型一般分为双抗体夹心法和竞争法两类,可以对待测物作定性检测、半定量检测,对某些待测物还可作完全定量的分析。用于大分子物质的检测时,直接法是最为广泛应用的试验类型,如 HCG、登革热抗体或抗原、HIV 抗体等。这类试验在反应区中出现反应条带即为阳性结果。对于小分子物质的检测,竞争法是首选,相反地,阳性结果的表示形式是在反应区不产生反应条带。免疫层析试验在反应条带的后部均置有质控线,质控线是物种特异性的抗球蛋白抗体,此类抗体特异性地捕获标记物结合垫中微粒上所标记的抗体,以监测实验的质量。

3. **免疫印迹法**(immunoblot test,IBT)　亦称酶联免疫电转移印迹法(enzyme linked immunoelectrotransfer blot,EITB),因与 Southern 早先建立的检测核酸的印迹方法 Southern-blot 相呼应,通常又被称为 Western blot(WB)。IBT 是在蛋白质电泳分离和抗原抗体结合的基础上发展起来、兼具 SDS 聚丙烯酰胺凝胶电泳的高分辨率与抗原抗体反应的高特异性特点的一项蛋白质检测技术。

几乎任何蛋白质都可用免疫印迹法进行分析,免疫印迹的优势是能分析不能用其他免疫化学技术进行研究的蛋白质样本。例如:不能标记的蛋白质或不溶于温和抽提缓冲液的蛋白质等。免疫印迹还可分析各种组织、器官或微生物等来源的粗制样本。用于免疫印迹的样本种类繁多,处理的方法也有所不同,为了选择理想的处理方法,应当考虑细胞的类型和待测抗原的特性。

免疫印迹的第一阶段为 SDS-聚丙烯酰胺凝胶电泳(SDS-PAGE),抗原等蛋白质样本经 SDS 处理后带阴性电荷,在聚丙烯酰胺凝胶中从阴极向阳极泳动,分子量越小,泳动速度越快。此阶段分离效果肉眼不可见(只有在染色后才显出电泳区带)。

第二阶段为电转移,选用低电压(100V)和大电流(1~2A),把在凝胶中已经分离的条带转移至 NC 膜上,45 分钟即可完成转移。此阶段分离的蛋白质条带肉眼仍不可见。

第三阶段为酶免疫显色,将转移有蛋白质条带的 NC 膜依次与特异性抗体和酶标二抗反应后,加入能形成不溶性显色物的酶反应底物,使条带显色。常用的 HRP 底物为 3,3,-二氨基联苯胺（棕色）和 4- 氯 -1- 萘酚（蓝紫色）。阳性反应的条带清晰可见，根据电泳上样时加入的分子量标准物，确定蛋白质各组分的分子量。

免疫印迹技术的操作比较繁琐，是一项较为费时的实验技术。

4. 斑点酶免疫吸附试验（dot enzyme linked immunosorbent assay，Dot-ELISA）　试验原理与常规的 ELISA 相同，不同之处在于斑点 -ELISA 所用载体为具有极强吸附力的 NC 膜，此外酶作用底物后形成有色的沉淀物，使 NC 染色。操作时将少量（1~2μl）抗原点于 NC 膜上，由于 NC 膜吸附能力强，故需在干燥后对其进行封闭；然后滴加待测样本，其中的待测抗体即与 NC 膜上抗原结合。洗涤后滴加酶标二抗，最后再滴加能形成不溶有色物的底物溶液。在膜上呈现肉眼可见的染色斑点即为阳性结果。

5. 酶联免疫斑点试验（enzyme linked immunospot，ELISPOT）　是在 ELISA 的基础上，用于检测特异性抗体分泌 B 细胞和细胞因子分泌 T 细胞的试验。ELISPOT 的试验原理为：细胞受刺激后局部产生细胞因子，此细胞因子被特异性单克隆抗体捕获。细胞分解后，被捕获的细胞因子与生物素标记的二抗结合，其后再与碱性磷酸酶标记的亲合素结合。添加 BCIP/NBT 底物孵育后，PVDF 膜出现"紫色"的斑点表明细胞产生了相应的细胞因子，通过 ELISPOT 酶联斑点分析系统对斑点进行分析后可得出结果。

（三）固相膜免疫测定的优势和局限性

固相膜免疫测定中的免疫斑点渗滤试验和免疫层析试验因其具有操作简便、反应快速、检测结果易于判读等优点，目前在 POCT 领域得到广泛应用。免疫印迹试验几乎可以用于任何蛋白质的检测，其优势是能分析不能用其他的免疫化学技术进行研究的蛋白质样本。Dot-ELISA 在临床应用中的优势有：NC 膜吸附蛋白能力强，微量抗原吸附完全，故检测灵敏度可较普通 ELISA 高 6~8 倍；试剂用量较 ELISA 节省约 10 倍；操作简单，实验及结果判定无需特殊的仪器设备；吸附了抗原（或抗体）或已有结果的 NC 膜可长期保存（-20℃下保存可长达 6 个月），不影响其活性。

免疫斑点渗滤试验和免疫层析试验一般为定性试验或半定量试验，虽然有些检测项目能够实现定量检测，但由于其稳定性、结果判读的主观性，以及 POCT 检测的成本相对较高等问题是这类测定方法的局限性。

（四）固相膜免疫测定在临床的应用

免疫斑点渗滤试验和免疫层析试验在临床中的应用最多见于：尿液 HCG、全血 / 血浆 / 血清 CRP、D 二聚体、纤维蛋白原、心肌蛋白（肌钙蛋白、肌红蛋白、CK-MB）、血浆 BNP 等。免疫印迹目前主要用于 HIV 抗体的确认试验、自身抗体（抗 ENA 抗体谱）的检测。ELISPOT 技术应用领域非常广泛，如移植中排斥反应的预测、疫苗研发、Th1/Th2 分析、自身免疫病研究、肿瘤研究、过敏性疾病研究、感染性疾病研究、抗原决定簇图谱分析、化合物和药物免疫学反应的筛选等。

第四节　免疫测定的自动化

免疫测定自动化（automation of immunoassay）是将免疫测定过程中的样本处理、试剂添加、混合、孵育、分离（异相免疫测定）、信号检测、数据处理、报告审核发送及检测后仪器的清洗等步骤有机地结合，由计算机控制，实现仪器自动化检测。在 20 世纪 50 年代至

70年代，免疫测定主要依靠手工操作来完成，通过观察抗原抗体反应后所形成的沉淀、凝集、溶血等现象来检测被分析物，如红细胞凝集试验、免疫扩散试验、补体结合试验等。随着单克隆抗体技术、免疫标记技术、基因工程技术、计算机技术的出现和物理、化学、分子生物学、仪器学等学科的快速发展，在20世纪70年代末期，免疫测定自动化在放射免疫测定（radioimmunoassay，RIA）的基础上发展起来，大量检测系统如Centria（Union Carbide）、Concept 4（Micrornedic）、ARIA Ⅱ（Becton-Dickinson）和Gammaflow（Squibb）等开始应用于临床。虽然这些检测系统在一定程度上实现了免疫测定的自动化，但由于受检测通量低和检测项目较少等因素的制约，在可靠性和性价比方面还远远不能满足临床实验室的需求。直到非放射性核素标记检测系统的出现，免疫测定的自动化才取得了实质性的发展。

免疫测定自动化过程可人为地分为分析前、分析中和分析后三个过程的自动化。每个过程准确无误的操作是确保检测结果有效和可靠的保证。分析前自动化包含检测项目申请、样本采集、标识码（条形码）、实验室样本接收、样本的追踪和样本的处理等；分析中自动化包括进样、试剂添加、反应、仪器与实验室信息系统（LIS）之间的信息传递、质量控制（QC）、检测结果的传输及确认等；分析后自动化主要在于检测报告的审核发放、样本的回收储存、检测仪器的保养、以及相关信息与其他信息系统的联网传输等。

由于本章主要介绍的是"常用的免疫测定技术"，因此本节对于免疫测定自动化的介绍主要聚焦于测定过程的自动化，对进样、反应、结果读取等环节的自动化功能以及因之而产生的相关问题作一些介绍。

一、进样自动化

分析前阶段由智能化采血管理系统和样本前处理自动化系统控制与处理，涵盖了从样本采集、转运、处理到样本进入分析仪进行检测前的全过程。

在临床实验室中，每份病人样本都被视为具有潜在的生物安全风险，因为样本中可能存在着如病毒性肝炎、获得性免疫缺陷综合征（AIDS）等各种病原生物致病因子，会增加操作者受感染的风险。智能化的采血管理系统和样本前处理自动化系统的使用能最大限度地避免或降低操作人员暴露于危险因子的概率或持续时间。

样本进入分析仪后，自动化分析仪根据检测项目进行吸样。吸样过程涉及携带污染和加样针液面自动感应两个问题。

（一）携带污染

携带污染（carry over effect）指由测量系统将一个检测样品的分析物携带到另一个检测样品反应中的不连续的量，由此错误地影响了另一个检测样品的表现量的情况。携带污染现象是吸样过程中不能忽视的一个问题，这对于传染性疾病的标志物项目、激素类项目和肿瘤标志物类检测项目尤为重要。目前，大多数分析仪仅配备一根金属吸样针，在两次吸样之间分析仪会增加一次吸样针的清洗步骤，吸样针经过清洗就大大降低了携带污染的概率。不同分析仪使用不同的清洗方式和步骤，如用清洁液直接冲洗、用超声波洗涤等，一般都能很好地解决携带污染现象。实际工作中如果观察到在强阳性的数据结果后出现数个连续呈递减形式的弱阳性数据结果，此时要考虑出现了携带污染的可能，应及时采取措施予以纠正。现有些分析仪采用一次性使用的吸样头，这从根本上解决了携带污染问题，但也相对地提高了检测成本。

（二）加样针液面自动感应

早期的分析仪在吸取样品时要求有固定的容器和一定的样品量,吸样针(或吸样头)在容器中央垂直下降一定的高度后,根据程序确定的吸样量进行吸样。当样品量不够或样品容器不规范时,通常会使吸样针进入液面的高度不足而导致吸样量不准确,由此会使检测结果发生偏差。

为避免吸样不准确的问题,目前使用的仪器已经普遍带有了加样针液面自动感应(auto induction for liquid surface)功能。液面探测一般采用电导探测或超声探测的方法,电导探测法利用样品能导电的原理来感知液面,当吸样针接触到样品液面时,电导探测器由接触空气时电阻的无限大而突然变小,这样就明确了液面的位置。在此基础上,吸样针再垂直下降 2~3mm,便能充足且准确地吸取所需的样品量。电导探测液面的方法要求吸样针必须是可以导电的,故一般采用金属探针。有些仪器为避免携带污染而自带一次性使用的移液头,这种移液头的材料中含有稀土元素,它也具有导电性,因此也能利用电导原理探测液面。超声探测法则不要求吸样针或移液头具有导电性,也即不受必须是金属探针的限制。中空的吸样针在垂直下降探测液面的过程中,不停地发射出超声波并通过吸样针旁的超声探测器获得液面反射。当吸样针进入液面后,由于超声进入液体便形不成反射,此时也就明确了液面的位置。在此基础上,吸样针再垂直下降 2~3mm,即可准确吸取所需的样品量。上述两种液面探测原理应用于不同系统,均能较好地感应液面,准确吸样。

二、反应自动化

按照预先设定的程序,自动化免疫分析仪自动地完成加样后的免疫反应过程。反应的自动化包括自动添加试剂、自动孵育、自动进行非均相分离等相应步骤。

（一）添加试剂

这个步骤是指将免疫反应所需的各种组分(试剂),包括抗体、缓冲液、标记物等按检测程序一次性或分次加入反应体系中以完成免疫测定。在均相免疫测定中,由于所用试剂均为不易产生沉淀的溶液性试剂,因此在加入试剂时并不要求系统能够对溶液先进行混匀。但如用 EMIT、CDMIA 等方法测定的酶结合物需要在测定前先手工混匀,以保证酶结合物在溶液中的均一性。在非均相免疫测定中,如果固相化抗体的载体是微粒子(包括磁性颗粒),则系统需要对该载体悬浊液进行混匀,以保证测定中微粒子浓度相对均一。不同的分析系统采用了不同的混匀方法,如震荡、搅拌、超声波混匀等。

（二）孵育

孵育是指抗原抗体充分反应并形成稳定可逆的抗原 - 抗体复合物的过程。不同系统采用不同的孵育方式,主要包括孵育舱、履带式孵育带、孵育板等。对于板式的免疫测定系统(如全自动板式酶免疫分析仪),通常是使用孵育舱进行孵育,添加并混匀了反应所需的相应试剂后,通过机械装置把反应板移入孵育舱,此时舱内温度已达预设要求并保持恒定。为保证反应高效,孵育舱还具有震荡功能,以提高固 - 液相间的结合。

对于单管式的免疫测定(如全自动化学发光系统),通常使用履带式的孵育带进行孵育。在添加并混匀相应试剂后,单个反应管被卡入到孵育带上,随孵育带的快速移动,并在混匀模块部位通过超声混匀器进行混匀。孵育带由加样部位(通常是 5~10 管距离)和非加样部位组成,非加样部位区域的温度保持相对恒定,利于免疫反应的进行。有些系统则采用孵育板的恒温孵育方式,孵育板孔通过热传导保证反应杯的温度保持在恒定范围内。添加并混匀各种反应试剂后,通过机械手臂将反应管放入恒温的孵育板孔内进行孵育,利用加样针反复抽吸以进行混匀。上述的各种孵育方式的核心都是提供一个相对恒温环境,利于抗原抗体反应的进行。

(三)反应的非均相分离

非均相免疫测定需要将游离的标记物与结合的标记物分离开来,这个分离的过程称为非均相分离。非均相分离步骤是保证反应特异性的重要环节,各种分离方法一般均能满足免疫反应特异性的要求。非均相分离方法根据固相物的不同而采取不同方式(如洗涤、过滤、磁性分离等),同时也取决于不同的测试要求。板式反应的分离主要用洗涤的方法,是通过整合在系统中的洗板机按照设置的程序对板孔进行多次洗涤,以去除未结合的游离标记物。目前,相对常见的非均相分离均采用磁性分离技术,即利用磁场使连接在磁性颗粒上的标记的免疫复合物保留下来,未结合的物质则被洗涤针或液流去除。

三、结果读取自动化

当免疫反应达到动态平衡后,根据不同检测原理,系统会自动读取反应后的信号,该信号与样品中的待测物呈比例关系,测定结果可通过该检测方法的标准曲线进行计算。自动化免疫测定仪信号检测系统的类型是由反应试剂标记的类型所决定的,一个好的信号检测系统应具有较高的灵敏度和精密度,同时还应具备使用方便、性价比高、出现故障后易于排除等优点。目前,自动化免疫测定系统中以比浊法、发光法、荧光分析法等信号检测系统的应用较为广泛。

(一)浊度信号的读取

比浊法可分为透射比浊法和散射比浊法。透射比浊法原理是可溶性抗原抗体反应后形成的免疫复合物,可使反应介质的浊度发生改变,光线通过反应后的溶液时,被其中的免疫复合物微粒吸收,在抗体过量的情况下,吸光度的变化与免疫复合物的量呈正相关。根据已知浓度的标准品绘制标准曲线,即可定量测定样本中抗原的含量。由于免疫复合物颗粒大小为35~100nm,所以选择290~410nm波长进行测定,目前应用最多的为340nm。散射比浊法原理是溶液中的微粒受到光线照射后,可对光线产生反射和折射而形成散射光。悬浮微粒对光散射形成的散射强度与微粒的大小、数量、入射光的波长和强度、测量角度等因素密切相关。散射法应用于免疫测定时还有定时免疫散射比浊法和速率散射比浊法等的不同。按照检测程序设计,在反应进入信号读取阶段时,检测部件会自动记录信号的改变,根据设置不同,通常会多次读取测定结果,计算其均值后与仪器识别的样本唯一编号对应而记录此均值,而后通过标准曲线计算相应的待测物的量。

(二)发光信号的读取

发光法是对反应过程中所发出的光子进行测量,由光量子阅读系统接受反应中发出的光子,通过光电倍增管将光信号转变为电信号并加以放大,之后再传输至计算机数据处理系统,根据定标曲线确定待测物质的含量。发光法可分为化学发光法、酶联发光法、电化学发光法等。化学发光法中应用最为广泛的标记物是吖啶酯,吖啶酯发光迅速、强度大、时间短,加入氧化剂和pH纠正剂后,仪器的光度检测计在整个发光前、中、后过程中进行500次连续读数,以保证发光积分值记录的准确性。由集光管和光电倍增管接收并记录1秒内所产生的光子量,光子量与待测物质的含量成正比,从标准曲线上计算出待测物质的含量。

酶联发光法是用参与某一化学发光或荧光反应的酶来标记抗原或抗体。在抗原抗体反应后,加入底物(发光剂),由酶催化和分解底物发光,通过光信号的强弱来定量待测物质。常用的酶有辣根过氧化物酶(HRP)和碱性磷酸酶(ALP),常用的发光底物是鲁米诺、AMPPD 和 4-MUP。

电化学发光法是一种在电极表面由电化学引发的特异性化学发光反应,包含电化学和化学发光两个过程。常用三联吡啶钌标记抗原或抗体,以三丙胺(TPA)为电子供体。按照检测程序的设计,在反应进入信号读取阶段时,检测部件会自动记录信号的改变,根据设置不同,通常会多次读取,并计算其均值后与仪器识别的样本唯一编号相对应而记录此均值,而后通过标准曲线计算相应的待测物的量。

(三)荧光信号的读取

自动化荧光免疫分析仪主要有时间分辨荧光免疫测定(异相)和荧光偏振免疫测定(均相)。

时间分辨荧光免疫测定是以镧系元素标记抗原或抗体作为示踪物,以 Eu^{3+} 最为常用。其激发光谱带较宽(波长 300~350nm),发射光谱带窄(多为 613 ± 10nm),激发光谱和发射光谱之间的 stokes 位移大,约为 270nm,能有效地把激发光和发射的荧光区分开来。分析仪以脉冲氙灯为激发光源,其工作频率约为 1000 次/秒,由光导纤维、光二极管、积分器 P1 和闪光管触发器组成脉冲光源控制系统。光源照射样本后即短暂熄灭,以电子设备控制延缓测定时间,待非特异性本底荧光衰退后,再测定由样本发出的长寿命镧系荧光,即在 1 秒内脉冲光源发射激发光(340nm)1000 次,1 次循环为 1 毫秒,其中 3 微秒用于发射脉冲激发光,再延迟 397 微秒让非特异性本底荧光衰退后,记录 401~800 微秒内 Eu^{3+} 发出的荧光(613nm),再停留 200 微秒,待荧光基本熄灭后再进行下一个循环。系统记录 1000 次 Eu^{3+} 发出的荧光,取此 1000 次数据的平均荧光强度进行计算。

荧光偏振免疫测定利用荧光物质在溶液中被单一平面的偏振光(波长 485nm)照射后,可吸收光能而产生另一单一平面的偏振发射荧光(波长 525nm)的特性,该荧光强度与荧光标记物质在溶液中旋转的速度与分子大小成反比。分析仪自动测量偏振荧光的强度,由计算机数据处理系统分析数据,根据标准曲线即测得待测物质的含量。

(四)各类信号与待测物量间的关系

上述各种反应获得信号后,都需要通过对照标准曲线来计算获得样品中待检物的含量。根据反应模式,分正比例相关和负比例相关两种模式:非竞争反应模式中,测得的信号与待检物含量成正比;竞争反应模式中,测得的信号与待检物含量成反比。

标准曲线是标准物质的物理/化学属性跟仪器响应(信号)之间的函数关系,建立标准曲线的目的是推导待测物质的理化属性。标准曲线的横坐标(X)表示可以精确测量的变量(如标准溶液的浓度),称为普通变量,纵坐标(Y)表示仪器的响应值(也称测量值,如吸光度、电极电位等),称为随机变量。当 X 取值为 X1、X2……Xn 时,仪器测得的 Y 值分别为 Y1、Y2……Yn。将这些测量点 Xi、Yi 描绘在坐标系中,用直尺绘出一条表示 X 与 Y 之间的直线线性关系,这就是常用的标准曲线法。

用作绘制标准曲线的标准物质,它的含量范围应包括样品中被测物质的含量,标准曲线不能任意延长,绘制标准曲线的绘图纸的横坐标和纵坐标的标度以及实验点的大小应能近似地反映测量的精度。由于免疫反应具有可逆性,因此反应终末会进入平台期,使得标准曲线的拟合需要使用到多种拟合计算方式。一般选择反应中段相对呈直线形式的阶段（即忽略反应起始阶段和反应终末阶段）作为标准曲线。使用这种直线反应曲线时，线性范围较窄，需要始终保持反应体系中的抗体过量，但在极端情况下，也容易出现抗原过量情况。

此外，根据反应要求不同，借助于数学公式，还有如多参数（三参数、四参数、五参数等）正弦或负弦曲线的拟合方式，多参数曲线可模拟从反应初始直到反应终止阶段的全过程，使得检测范围大大扩大，线性范围较宽。除此之外，标准曲线拟合还可分为固定时间的终点法拟合和反应过程中的速率法拟合。一般而言，速率法所需检测时间更短、受本底影响小等特点而较为多用。

综上所述，自动化免疫分析仪根据系统设置的程序，自动记录反应后的信号改变，并根据信号改变值与标准曲线中对应的待测物浓度关系自动进行转换，实现系统对样本中待测物的定量或定性检测。

四、基于规则的自动追加检测

目前自动化分析系统一般都能提供"reflex testing"功能，它在医学上最初指的是神经反射功能的测定。应用到临床检验实验室，根据其功能的含义，将 reflex testing 理解为"基于规则的追加检测"可能更为合适。

美国临床实验室的这种"reflex testing"是医生与实验室经过协商后制定的一个工作流程，是指当某项检测结果满足某个预置的条件时，系统自动地增加其他相关的检测项目而无需等待医生的申请医嘱，检测结果直接录入医疗记录并收取费用。我国近年来实验室自动化分析系统也具备了这种功能。当根据临床医嘱进行的检验项目的检测结果（初始检测）符合启动智能的"追加检测"条件时，系统将自动根据设置，启动另一个预定项目的测定，并将此检测结果与初始检测结果一并提供给临床，同时系统自动地生成此检测的收费信息。

追加检测的开展需要满足几个前提条件：一是追加检测的程序符合所在地国家的相关法律法规；二是追加检测的程序符合疾病诊断需要，且设置时须获得临床同意；三是追加检测的项目一定是诊断疾病时必不可少的参考依据。例如：当病人总 PSA（tPSA）检测结果处于 2.5~10.0mg/ml 时，游离 PSA（fPSA）会作为追加检测项目而进行检测，并自动生成 f/tPSA 比值，供临床诊断用；当男性肌酸激酶＞308U/L 或女性的肌酸激酶＞192U/L 时，就会自动进行肌钙蛋白的追加检测；当血清蛋白电泳结果在 γ，β，α-2 区出现典型寡克隆条带时，就会进行免疫固定电泳的追加检测。追加检测不仅适用于免疫专业，也适用于临床检验的其他专业，甚至是专业之间。如当尿液镜检显示白细胞＞5 个/HP，同时镜检出现细菌时，尿液培养就会作为追加检测；如果胆固醇＞200mg/dl，脂蛋白就会作为追加检测；当血红蛋白结果低于预先设定的检测值，系统自动追加叶酸和维生素 B_{12} 的检测。

因此，"reflex testing"是实验室为更及时地向服务对象提供必要的检验结果、更合理地利用和节约有限的医疗资源，经与临床商议后而设立的一种工作流程。目前国内尚未对追加检测做出相应规定，实际工作中更通行的做法是以组合检测的形式对相关项目同时进行检测。如果具有完善的实验室信息系统（LIS）和医院信息系统（HIS），实施"基于规则的追加检测"在技术层面并不是一件很困难的事情，但需要实验室、临床、医院信息管理部门乃至医院决策者的共同努力。

第五节　免疫测定技术的相关问题

近年来,相关科技不断发展,同时推动了免疫测定技术的进步,新方法层出不穷,可检测项目种类也有快速拓展,为推进临床诊断效能,发挥了越来越大的作用。但究其根本,免疫就是抗原和抗体在适合的条件下的反应;免疫测定技术就是通过合适的方法(非标记和标记等)找到抗原抗体间是否发生了反应的证据,并说明发生反应的程度(定量)。在免疫测定技术中,有些问题并未得到应有的重视,现梳理如下。

一、钩状效应

钩状效应(hook effect)是指免疫测定中由于抗原、抗体浓度比例不合适而导致检测结果呈假阴性的现象。其中抗体过量叫做前带效应;抗原过量叫做后带效应。

(一)钩状效应产生的原因和危害

1929 年 Heidelberger 首次发现,用定量抗体检测浓度递增的抗原,当抗原浓度较低而抗体浓度相对较高时,沉淀反应并不明显;当抗原浓度增加到与抗体浓度比例合适时,呈现出明显的沉淀反应;继续增加抗原浓度,沉淀反应反而减弱。根据所形成沉淀物的量和抗原抗体的比例关系可绘制出反应曲线,即为经典的海德堡(Heidelberger)曲线,如图6-20。曲线的高峰区域抗体、抗原浓度呈最适比例,此时沉淀反应明显,称等价带(zone of

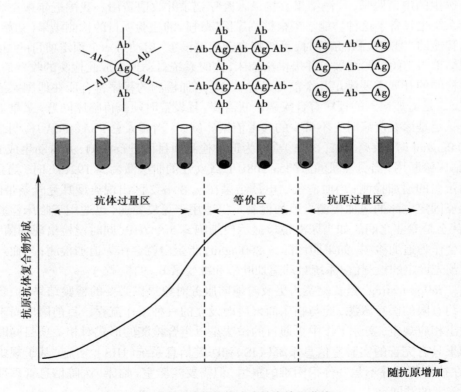

图 6-20　抗原抗体反应的海德堡曲线

equivalence）。高峰区域左侧由于抗体浓度过高,沉淀反应不明显,称为前带（prezone）;高峰区域右侧,由于抗原浓度过高,沉淀反应也不明显,称为后带（post zone）。相应地,抗体浓度过高所致结果称前带现象,抗原浓度过高所致结果称后带现象,两者统称为带现象。1977年 Greenl 把此现象称为钩状效应,包括了前后带两种现象。

一步法免疫测定（包括均相和非均相检测方法）,会出现钩状效应问题,特别是在临床病理状态下会异常增高的项目,如传染性疾病病原体的抗原或抗体、血浆蛋白等。因此,检测过程中要严格参照操作程序,避免某些因素的存在而导致出现钩状效应。

（二）钩状效应的特点和分类

1. 低剂量钩状效应（low-dose hook effect） 低剂量钩状效应偶尔会在竞争性免疫测定方法中出现,尤其是在标记的抗原有较高特异性活性的放射免疫测定中更为常见。待测物在低浓度水平时,标记物的结合量明显高于浓度为"0"时的结合量,导致出现假阳性,此现象是由于抗体与抗原的协同结合导致的（图 6-21）。

2. 高剂量钩状效应（high dose hook effect） 高剂量钩状效应一般见于一步法免疫测定（双抗体夹心法）中,样本中待测物浓度较高但却产生较低的反应信号,导致出现假阴性,此现象最为常见（图 6-22）。

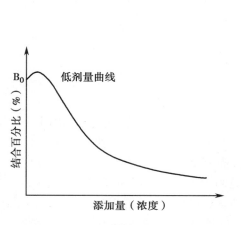

图 6-21 低剂量钩状效应示意图

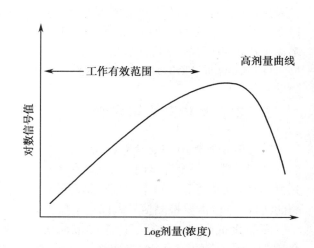

图 6-22 高剂量钩状效应示意图

这是由于样本中高浓度的待测抗原同时与捕获抗体和检测抗体结合,短时间内消耗完所有的捕获抗体和检测抗体,从而导致无法形成充分结合的"捕获抗体-待测物质-检测抗体"复合物。此现象主要影响固相免疫测定,因为固相免疫测定中捕获抗体的浓度是一定的。另外,高剂量钩状效应对于线性范围较宽的检测系统也会有一定影响,为了避免此现象影响检测结果,在试验设计时即应综合考虑捕获抗体和检测抗体的浓度,使它们能够完全覆盖待测物质的病理浓度范围。对于可能出现高剂量钩状效应的样本应该预先对其进行稀释,以保证检测结果的准确。

二、单克隆抗体与多克隆抗体的应用

免疫测定中抗体是最为重要的试剂组分,抗体的亲合力和特异性决定了检测系统的灵敏性和特异性。免疫测定中抗体的亲合力常数通常＞10^9mol/L时才可使用。

　　由于单克隆抗体和多克隆抗体在特性和制备工艺上的差异,应用于免疫测定时应综合考虑两者的各个因素,做出最佳的选择。单克隆抗体的特异性高,一旦制备成功就可以持续地生产出性能完全一致的单克隆抗体,因此可以对它的特异性进行全面、系统的验证。但如果由于某些因素使所识别的抗原表位被破坏,检测的结果也将会受到很大的影响,这也是单克隆抗体的缺点之一。多克隆抗体的特异性较差,即使是用相同的抗原制备抗体,不同批次间的抗体质量也会存在差异,因而在特异性、一致性方面有很大的局限。所以多克隆抗体用于免疫测定时,由于存在非特异性反应的可能,更易出现背景信号增高或干扰的情况。由于多克隆抗体可识别多个抗原表位,即使是有少数几个抗原表位被破坏或构象改变,对于检测结果的影响也相对较小。因此,在相同条件下,用多克隆抗体可以提高检测的灵敏度,也更容易检出低丰度的蛋白质。

　　在大多数免疫测定中,相较于多克隆抗体,单克隆抗体往往作为首选的检测抗体,其实多克隆抗体在多数检测系统中也能提供较好的检测结果。单克隆抗体和多克隆抗体的选择是由多方面因素决定的:如果对抗体的特异性要求高、用量较大或需要长期使用的单一抗体、或是抗体使用量较多的实验(如免疫印迹、免疫共沉淀、免疫荧光测定等),可以选择单克隆抗体;若对抗体的特异性要求不是很高,如沉淀反应和凝集反应等定性实验,则可以选择多克隆抗体。另外,目前有较多的试剂生产厂商选用单克隆抗体和多克隆抗体配对应用:多克隆抗体用于捕获待测抗原,经标记的单克隆抗体与捕获的待测抗原结合,产生反应信号。这样既增加了检测灵敏度,又提高了检测特异性。

三、多点定标与专家定标

　　定标就是要找出一个参考点,就是一个校正因子(K)。它是由仪器与试剂状态确定下来的。当我们测定一个标本时,无论是用什么方法,测出来的值只是一个检测信号(OD值、荧光值、化学发光值等),这个信号对我们没有什么意义,需要把这个信号转化成一个浓度或是酶的活性,这就需要检测信号乘以一个校正因子。而这个校正因子可以通过定标曲线获得。

　　商品化试剂盒中包括了用于标准曲线拟合的定标品。该定标品的成分性质接近样品介质,具有一定的赋值,被当作样品在检测系统中进行测定,获得的信号值作为标准曲线中相应浓度点信号大小的依据。定标可分为全点定标(full calibration)和专家定标(master calibration)两种模式。

　　全点定标包括多个浓度点(一般6个或更多浓度点;也有只提供一个高值定标品,要求操作者作梯度稀释),根据各浓度信号值与浓度值间的函数关系(有些检测系统要求每个浓度点重复测定,取两次测定信号的均值),绘制得到标准曲线。在这个浓度范围内,根据样品中待测物的检测信号,在标准曲线中即可查得对应的浓度值,系统自动转换为检测结果。如果样品中待测物检测信号超过定标品最高值,系统会自动给出一个超过最高浓度值的信息(以报“＞”号表示),提醒实验室应将样品进行适度稀释(注意:此时需要使用专用稀释剂以避免基质效应)后重新进行测定,以获得准确的检测结果。

　　专家定标是厂家通过自有实验室或比对实验室进行了上百次全点定标后建立的各批次定标曲线,每个浓度点信号经过多次剔除离群值后,确定了全点定标曲线和每个单点定标品信号值允许的离散范围,并将这些数据以二维码(包含有定标曲线的所有信息)的方式随专家定标品发送到各用户实验室,在定标开始前通过扫码等方式读取定标卡上信息并自动记录入检测仪器的内存中。专家定标品通常只有两个浓度点(一个在医学决定值附近,另一个在线性高值附近),每个浓度点至少测定两次后取信号均值,系统自动地根据该用户实验室获得的信号,到定标卡中查找最接近的全点定标曲线,并在后续测定样品时使用。如果实验室获得的专家定标品测定信号超过该点定标品信号值所允许的离散范围,系统会自动报错并要求重新定标。

一般来说,全点定标和专家定标均能满足临床需要,并无优劣之分。全点定标更能反映实验室检测系统的实际情况,专家定标能通过减少定标测定次数而相对节约实验室检测成本,但也更容易受到实验室仪器状态的影响。

四、透射免疫比浊与散射免疫比浊的应用

免疫浊度分析属于液相沉淀试验,其基本原理是抗原、抗体在特定的电解质溶液中反应,形成小分子免疫复合物($< 19S$),在增浊剂(如 PEG、NaF 等)的作用下,迅速形成免疫复合物微粒($> 19S$),使反应液出现浊度。在抗体稍微过量且固定的情况下,形成的免疫复合物量随着抗原量的增加而增加,反应液的浊度亦随之增大,即待测抗原量与反应溶液的浊度呈正相关。

根据信号检测器的检测位置和其所检测的光信号性质的不同,免疫浊度分析可分为免疫透射比浊法和免疫散射比浊法,两种方法各有其优缺点,应用范围也有所差异。相较于免疫散射比浊法,免疫透射比浊法存在抗体用量更大、灵敏度较散射比浊法低,且反应耗时长等不足。免疫散射比浊法自动化程度高,具有快速、灵敏、准确、精密等优点,采用抗原过量检测方法,保证了结果的准确性。但其仪器和试剂价格相对较高,并且对抗体的质量要求也更高。

在实际应用中,有许多因素可对免疫浊度分析产生影响,如抗原抗体的比例、抗体的质量、增浊剂的使用以及伪浊度等。因此,在临床应用时应充分了解免疫浊度分析的影响因素,最大限度地避免这些因素对检测结果的影响。目前,在临床应用中,免疫浊度分析主要用于检测血清或血浆及其他体液,如尿液、脑脊液等中的特定蛋白系列。所谓特定蛋白,通常指非血浆固有蛋白,是在病理状态下出现和升高且有一定的特异性的标志物。特定蛋白的特性是在样本中含量相对较高,对检测方法灵敏度要求相应较低;分子量较大易通过免疫动物获得特异性的多克隆抗体;又由于免疫浊度分析检测成本相对低廉等原因,因此免疫浊度分析检测被广泛应用于如免疫球蛋白 IgG、IgA、IgM、IgE、游离的 κ 链和 λ 链、免疫球蛋白亚类(IgG4);补体 C3、C4;α 微球蛋白、β 微球蛋白、转铁蛋白、C-反应蛋白、类风湿因子等的检测。

针对同一个检查项目,目前同时存在着基于透射比浊和散射比浊两种不同检测原理的方法。选择哪一种方法取决于该方法的检测性能是否能满足待检物质的特性以及符合实验室质量目标要求,而不涉及方法原理本身。一般来说,可通过不同大小免疫复合物在光路中形成的散射图来了解更合适待测物的检测方法。根据检测波长的 1/20 与抗原-抗体复合物直径的大小进行比较而分为三类情况,第一类是抗原-抗体复合物直径约等于检测波长的 1/20,此时形成的免疫复合物属于中等大小,其散射图符合德拜散射(Debye dispersion);第二类是抗原-抗体复合物直径明显大于检测波长的 1/20,此时形成的免疫复合物属于

大分子,其散射图符合 MIE 散射(MIE dispersion);第三类是抗原 - 抗体复合物直径明显小于检测波长的 1/20,此时形成的免疫复合物属于小分子,其散射图符合雷恩散射(Rayleigh dispersion)。

根据图 6-23 可知,第一类和第二类情况时,反应形成的中等大小和大分子免疫复合物在光路中形成的散射谱绝大多数存在于 Y 轴右侧,此时使用透射比浊方法即可很好地达到检测目的;第三类情况时,反应形成的小分子免疫复合物在光路中形成的散射谱均匀分散于 Y 轴两侧,由于散射光更强,此时使用散射光路检测更佳。因此,目前已出现在同一系统中既有透射浊度检测光路又有散射浊度光路的检测系统,系统会根据检测不同项目(也即不同待检物质)而选择合适的检测方法,以保证检测效果的最优化。

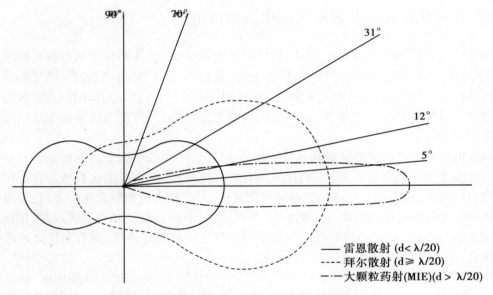

图 6-23 不同大小免疫复合物的散射谱曲线图

需要指出的是,在免疫浊度测定过程中较易出现"钩状效应",即抗原过剩的情况。此时检测结果是无效的,需要对样品进行一定比例的稀释后重新检测。由于事先一般并不了解样品中待测物是否过量,因此某些自动化设备通常会带有抗原过剩的自检程序(图 6-24)。

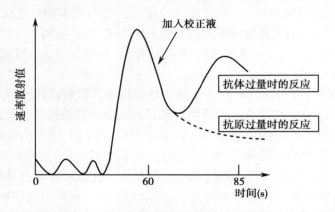

图 6-24 基于反应后加入待检物(校正液)的钩状效应自动检测示意图

根据不同的设计,有的在检测开始时先利用 1/10 反应体积进行检测,通过计算速率来判断是否存在抗原过剩以达到节约试剂的目的;也有的是在检测接近完成时再加入抗原或抗体观察浊度的改变。前者通常用于速率法检测,后者用于终点法检测。

(顾志冬　顾文莉　吴蓓颖)

第七章

免疫测定的质量保证

随着实验室质量控制观念愈渐深入人心,我国临床实验室的检测质量有了很大改进与提高。虽然本行业相关组织和监管部门为临床检验(包括免疫测定)的质量控制制定了许多规范和指南,已经形成了较为完整的理论体系,但是检验人员对于质量控制理论的理解从总体来看还不够到位,在实际工作中遇到一些问题时依然还会有困惑。本章对与免疫测定相关的质量控制的基本理论、技术和方法作一梳理和介绍,力求浅显、准确、实用,而不求面面俱到。

为保证临床检验质量,相关规范和指南规定临床实验室在引入新的检测系统(如仪器、试剂、操作程序等)时,应先为其建立质量规范,再根据规范的要求进行性能验证,并建立相应的室内质量控制体系、参加室间质量评价计划或能力验证计划,以提供可靠的检测结果与合理解释,最终辅助临床做出正确的临床决策。

通常,免疫测定质量控制体系至少应包括几个关键要素,如检测系统的选择、质量规范的建立、检测系统的性能验证、检验前质量控制、检验中质量控制、检验后质量控制等。当然,检测人员的能力培养和确认、实验室环境建设、工作流程改进等,也都是构成临床实验室质量体系的要素。

第一节 检测系统的选择

一、确定临床需求

一般来说,满足临床需求是选择检测系统的首要要求。这些需求包括:①临床医生根据诊疗需要并结合专业发展建议增加新的检验项目;②检验医学专业发展产生了新的检测系统,比原有检测系统的性能更好(如准确度、可报告范围、灵敏度等);③随着实验室检测业务的发展,要求检测系统具有更好的实用性(如检测时间、成本、通量等)。

二、选择检测系统

(一)实用性
检测系统的实用性特征包括:检验项目清单、样本类型、样本基质、样本量、样本处理及周转时间、检测时间及通量、试剂包装大小、校准物的赋值及其稳定性、校准频率、质控物的规格与数量、质控规则、试剂成本、人员技能要求、环境空间条件、废弃物处理以及化学危害与安全性等。

（二）可靠性

检测系统的可靠性特征（即性能参数）主要包括正确度、精密度、灵敏度、特异性、测量范围、稳定性、抗干扰性、参考范围、阴性预期值、阳性预期值等。这些参数大多可从试剂生产厂家提供的试剂使用说明书获得。

（三）其他标准

如可靠的检测原理（包括原始参考文献）、详细操作步骤、试剂和参考物质的成分、开封前后的储存条件及稳定性、样本要求（包括采集、抗凝剂的使用、储存条件等）、仪器设备参数、预期的分析性能、不同人群的参考区间以及技术支持与服务等。

第二节　质量规范的建立

质量规范的建立包括文件建立和系统评价。通常应先设立质量规范文件，确定检验项目所用检测体系的实用性和可靠性要求，然后根据文件的要求对当前可获得的检测系统进行评估，即把实验室设定的质量规范与当前可获得的技术和方法进行比较。因此，实验室在检测系统的质量规范文件中应尽可能包含较全面的性能参数，再将供应商提供的相关参数，与拟定的质量规范比较，以评估其性能的符合性。1999 年，斯德哥尔摩国际会议通过了临床实验室如何确定质量规范的指导原则。2014 年，欧洲检验医学联合会（EFLM）对其进行了修订，把原来 5 个等级缩减为 3 个等级，确定了设立质量规范的方法。

一、依据质量目标对临床后果的影响建立质量规范

理想的质量规范应能反映检验的性能特征对特定临床分类、临床决策、临床后果的影响，并以数字的形式表示出来，即将每一个检验项目与相应的临床情况相匹配，保证制定的质量规范与临床结果直接相关。遗憾的是，只有当检验项目的质量目标与临床决策和后果紧密或直接关联时才能发挥作用，且易受实际使用的检测方法、研究人群和卫生保健设施等的影响。目前此模式仅在少数临床情况下可用。

二、依据被测量生物学变异建立质量规范

生物变异是指环绕体液组分自我平衡设定点的波动，包括个体内变异和个体间变异。由于个体内生物学变异在不同时期和不同地区相对固定，而且平均个体内生物学变异的数据容易获得，因此，根据生物学变异建立的质量规范已被广泛应用于定量免疫检测项目。其主要缺点是需要仔细评价生物学变异的关联和有效性。根据生物学变异建立的质量规范又可分为三个层次：

1. **适当性能**　它是较广泛使用的基于生物学变异建立的质量规范，标准是：分析精密度 < 1/2 个体内生物学变异。

2. 最低性能　即不太严格的质量规范,适用于当前技术和方法学不易达到"适当性能标准"的分析项目,标准是:分析精密度＜3/4个体内生物学变异。

3. 最佳性能　最严格的质量规范,适用于当前技术和方法学比较容易达到"适当性能标准"的分析项目,标准是:分析精密度＜1/4个体内生物学变异。

三、依据当前技术水平建立质量规范

从参加的能力验证和室间质量评价计划中实验室便可以了解实验室所达到的技术水平的数据,故可以使用这些数据来建立基于当前技术水平的质量规范。但是如果当上述的2种途径不适用,或没有现成的质量规范时,实验室也可依据当前的技术水平建立质量规范。这是因为:能力验证和室间质量评价计划分发的评价样本存在基质效应,与病人样本不完全一样,这种不一致可能影响检测数据;同时实验室在检测时可能会特殊地处理这些样本,尽可能地在最佳条件下检测评价样本,以期获得"最佳"结果,因而并不能反映实验室实际的日常水平。另外,能力验证和实验室质量评价计划的数据是随时间变化的,不能保证其数据完全一致,所以依据当前技术水平制定的质量规范可能与实际的医学需求没有关联,因此这种制定质量规范的方法处于较低的位置。

由于不同检验项目对应不同的临床要求,因此,在制定质量规范时应选择相应的设定模式。一般可参考相关的政府文件和规定,并结合专著和文献报道,同时研究厂家提供的相关资料或咨询其他实验室,最终建立本实验室自己的质量规范文件。

第三节　检测系统的性能验证

检测系统是指完成某一检验项目的测定所需的仪器、试剂、校准物、操作程序等的组合。检测系统的性能评价包括两种情况:一种是对于未经监管部门批准(俗称注册)的检测系统,或改动了已注册检测系统的某些组分,此种情况下需要建立较为全面的性能特征,称为确认或建立;另一种是对于经过监管部门批准且未作任何改动的检测系统,只需验证生产商提供的性能特征能否在实验室实现即可。

美国食品和药品监督管理局(FDA)在对申报的产品进行验证时,一般不单独验证仪器或试剂,而是对整个检测系统进行验证。美国CLIA′88规定,实验室用于测定病人样本的检测系统必须通过FDA批准,同时使用配套的试剂和校准物,并严格按照操作程序进行检测。如果实验室对FDA批准的检测系统进行了修改,如标本类型、试剂、仪器、操作程序、校准物或其他组分;或者引进了未经FDA批准的检测系统,包括实验室自主建立的方法以及根据教科书建立的标准化方法等,都必须进行全面的性能确认。定量检验的性能验证包括正确度、精密度、分析灵敏度、分析特异性、结果可报告范围、参考区间等评价指标。定性检验的性能验证包括重复性、灵敏度、特异性等评价指标。

我国国家卫生健康委员会(原卫生和计划生育委员会)颁布的卫生行业标准《临床实验室对商品定量试剂盒分析性能的验证》(WS/T 420—2013)也规定生产厂家在推出新的定量试剂盒之前,应对其进行系统评估,并向使用者提供相关性能指标,至少应包括精密度、正确度、测量范围、特异性、最低检出限等。《医疗机构临床实验室管理办法》(2006年73号文

件）也明确提出临床实验室应当保证检测系统的完整性和有效性，同时规定临床实验室如果对国家食品药品监督管理局（CFDA）批准的检验方法或试剂盒进行了重大修改，如仪器、方法、操作步骤、用量、计算等，或临床实验室自建的新检验方法和试剂盒，则必须对其性能进行系统性确认。

一、性能验证的基本要求

免疫项目可选择的检测系统种类众多，但质量不一。临床实验室应根据自身的实际需要（如筛查、诊断、确认等）确定选择检测系统的依据和标准，既能满足临床诊断、治疗及预后监测的需求，又不增加病人的就医成本。《医疗机构临床实验室管理办法》规定，临床实验室应需对所选用的检测系统进行评价和验证，以检测系统可达到临床实验室要求。临床实验室经 CFDA 批准的检测系统时，需要对其性能进行验证。CNAS CL38《医学实验室质量和能力认可准则在临床化学检验领域的应用说明》要求，对于定量检测系统需进行三个主要性能进行验证，即正确度、精密度和测量范围。同时要求实验室应保留性能验证相关的全部文件和记录，作为选用检测系统的依据。

美国 CLIA′88 将临床检测试验分为豁免试验与非豁免试验。豁免试验执行最低要求，即不需要进行方法学验证，仅需按照生产厂家的说明书操作即可，它主要包括大部分免疫学纯定性试验，如免疫沉淀试验、胶体金标记免疫渗滤试验和免疫印迹试验等。对于非豁免试验（中度和高度复杂性试验），实验室在引进该类经 FDA 批准且未经改动的检测系统后，必须证明主要性能特征与厂家声明的参数一致，包括准确度、精密度、结果可报告范围以及参考范围，以判断该检测系统的性能是否符合厂家声明。如果检测结果符合厂家声明，则该检测系统可用于病人样本的检测，否则必须查找原因和进行整改。

二、定量检测系统的性能验证

从国内外的法规要求可以看出检测系统的性能验证是质量保证的重要一环。对于定量检测系统而言，性能验证的基本内容至少应包括：正确度、精密度、测量范围和参考范围，对于某些检测系统还包括灵敏度和分析特异性等。

为了得到正确的性能验证结果，实验室负责人应选用熟悉检验方法和仪器操作，且富有责任心的技术人员进行实验，并制定切实可行的验证方案，至少应包括操作人员、使用的设备、环境条件、设备校准等内容，并且在每一个性能指标验证之前，必须进行设备的校准。

（一）正确度验证

正确度（trueness）即检测真实度（trueness of measurement），是指大批检测结果的均值与可接受参考值（真值）之间的一致程度。正确度是对系统误差大小的度量，一般用偏移表示。偏移越大，则正确度越差。正确度可以用如下方法验证：

1. 与参考物质（reference material，RM）比较 采用新引进的检测系统对标准品或 RM 进行分析，然后将检测结果与预期参考范围进行比较。RM 可以是二级参考品、大型能力验证或室间质评样本、厂家提供的参考品、提供对等组（peer group）比对计划的室内质控物等。RM 浓度应覆盖整个测量区间，至少包含两个浓度，其中一个应为医学决定水平。通常每批每个样本检测 2 次，共 5 批（至少 3 批），每批检测前均需校准，并在检测前后分别检测室内质控物,如结果失控,则舍弃此批结果,并另外增加检测一个批次。

2. **与参比方法比较**　选取 20 份病人样本,分别用新检测系统和参比方法检测,然后对两者结果进行比较。参比方法的选择:如果仅仅验证试剂厂家说明书声明的参数,最好选择厂家推荐的参比方法和试剂盒;如果仅是试剂盒更新,则应与实验室在用的试剂盒进行比较。根据厂家的要求,采集并处理 20 份病人样本,避免干扰因素(如溶血、脂血、黄疸),浓度均匀分布于验证方法的测量区间。检测前,首先进行设备校准,并在检测前后分别检测室内质控物,若结果失控,则舍弃此批结果,并另外增加检测一个批次。每个样本分别用两种方法各检测一次,避免重复多次检测。所有检测应尽量在采样当天完成,若无法实现,也可在 3~5 天内完成。根据检测结果计算偏移,如偏移符合厂家声明,说明新检测方法的正确度可靠,否则表明厂家声称的正确度未通过实验室验证,应联系厂家寻求帮助。

实验设计可参考 CLSI EP15-A3 文件(User Verification of Precision and Estimation of Bias; Approved Guideline—Third Edition)和我国国家卫生健康委员会发布的 WS/T 420-2013《临床实验室对商品定量试剂盒分析性能的验证》等文件。

(二)精密度验证

精密度(precision)是指在规定条件下,相互独立的检测结果之间的一致程度。精密度反映的是随机误差的大小,一般用不精密度表示,如标准差和变异系数。标准差或变异系数越大,则精密度越差。精密度和正确度一起反映了总误差的大小,即准确度。检测样本一般选择厂家提供的质控物或校准物,也可采用具有良好稳定性和均一性的自制样本。样本浓度应尽量与厂家评估精密度时所用的浓度相一致,至少包含 2 个浓度水平,其中一个应在医学决定水平附近。每天检测一个批次,每批对每个样本重复检测 3 次,5 天内完成。检测结果首先剔除离群值(超出均值 ± 4SD),且剔除数<总测量数的 5%。如果标准差符合厂家说明,则表示新方法的精密度可靠,否则表明厂家声称的精密度未通过实验室验证,应向厂家寻求帮助。

精密度验证实验应注意:①待测样本的基质尽量与病人标本一致;②样本足够稳定,分装保存,避免反复冻融;③最好选择 2 个水平的样本,其中一个浓度在医学决定水平附近,可同时进行正确度实验;④严格按照厂家的操作规程进行校准和质控,然后再做精密度验证。实验设计可参考 CLSI 的 EP15-A3 文件(User Verification of Precision and Estimation of Bias; Approved Guideline—Third Edition)和我国国家卫生健康委员会发布的 WS/T 420—2013 文件。

(三)分析测量范围验证

分析测量范围(analytical measurement range, AMR)是检测系统直接检测不经过稀释、浓缩或其他预处理的标本,测量结果总误差符合质量要求的分析物值的范围。而检测结果的可报告范围是指检测系统通过样本稀释、浓缩或其他样本预处理的方法拓展后的可检测分析物值的范围。因此,AMR 小于试验结果可报告范围。试验样本的来源:①混合病人样本:选择高浓度和低浓度病人样本各 1 个,分别吸取部分样本按不同比例混匀,得到 5~7 个一系列不同浓度的样本;②如果高浓度样本不易获得,可以考虑在低浓度样本中加入高浓度待测物质;③如果低浓度样本不易获得,可以考虑对高浓度样本进行稀释,稀释液可由厂家提供或者用经过特殊处理(如透析、热处理及层析等)的低浓度样本;④商品化的质控物、校准物或线性物质。

一般使用 5~7 个浓度水平的样本,尽量覆盖厂家声明的线性范围,且使得各浓度呈等距分布,并尽可能在一个批次内完成全部测试,每个浓度的样本应重复检测 3~5 次(至少

2 次）。测试前先校准，并在测试前后检测室内质控物，如结果失控，则舍弃该批数据，重新测定。分析数据之前，先剔除离群值（超出均值 ±4*SD*），且剔除数＜总测量数的 5%。根据有效数据求出线性回归方程，如果相关系数 $r^2 > 0.995$，则可初步判断厂家提供的线性范围符合要求。然后观察不同浓度处的差异值是否在厂家声明的偏移范围内，若是，则说明厂家提供的线性范围是可接受的。当线性验证不符合上述标准时，应重复试验或增加样本数到 7~11 个，或增加每个浓度样本的重复检测次数，若仍不符合要求，则联系厂家寻求帮助。CLSI 的 EP6-A 文件（Evaluation of linearity of quantitative measurement procedures：A statistical approach；Approved Guideline）和我国国家卫生健康委员会（原卫生和计划生育委员会）发布的 WS/T 420-2013 文件，提供了更严谨、详细的线性验证实验设计和数据统计方法考。

（四）参考区间验证

CNAS CL02《医学实验室质量和能力认可准则》要求实验室应规定自己的参考区间（reference interval），并定期评审。实验室获得参考区间的方法包括建立、引用和转移。要求每个实验室为每个检测系统和检测项目都自行建立参考区间，实施极为庞大和昂贵，不具可操作性。在实际工作中，以实验室引用检测系统生产厂家提供的参考区间最为常见，前提是本实验室采用的分析程序、参考区间的评估方法、参考人群的地理分布和人口统计学资料与厂家一致。如果厂家没有提供，还可借用采用相同检测方法或可比性方法的其他实验室的参考区间，即参考区间转移。

如果实验室引用了参考区间就需要进行验证，以确保其适用性。验证方案要求：按照检测系统的说明书和查阅文献所获资料，确定参考个体的排除和分组标准，从参考人群中筛选 20 个个体，这些表观健康个体要具有代表性，采用与常规检测相同的方法检测参考个体样本；收集数据，剔除离群值，并选择新的个体予以替换，90% 的检测结果落在参考区间之内，即表明参考区间适用，否则应重新筛选 20 人，再次进行验证。如果仍然不适用，实验室应重新检查分析过程，考虑可能存在的生物学特性差异，可按照 CLSI 的 EP28-A3C 文件（Defining, Establishing, and Verifying Reference Intervals in the Clinical Laboratory；Approved Guideline—Third Edition）和国家卫生健康委员会（原卫生和计划生育委员会）发布的 WS/T 402-2012《临床实验室检验项目参考区间的制定》的方案来制订自己的参考区间。对于某些重要项目参考区间的验证，可以加大样本量到 60 个。参考区间要定期评审，至少 12 个月 1 次，并邀请临床医生根据使用情况提供反馈信息，确保参考区间适用于本实验室服务人群。

（五）分析灵敏度验证

分析灵敏度是反映检测系统对被检物检出能力的重要指标，是包括针对检测限低值附近的检测准确性评估的一组性能参数，有空白限（limit of blank，LoB）、检出限（limit of detection，LoD）和定量限（limit of quantitation，LoQ）。LoB 是指测量空白样本时可能观察到的最高测量结果。LoB 是区别空白标本的临界值，即低于 LoB 时可以认为是空白样本。LoD 是指由给定测量程序获得的测得值，其声称的物质成分不存在的误判概率为 β，声称的物质成分存在的概率为 α，α 和 β 默认值为 0.05。即测得值大于 LoB 时，存在被测物的可能性为 95%，但仅能判断出有被测物，不能可靠定量。LoD 又称作检测低限、最小可检测浓度。LoQ 是指满足声明的精密度和正确度，在声明的实验条件下能够可靠定量的分析物的最低浓度，又称定量检出限。临床上常用的功能灵敏度（functional sensitivity，FS）的概念，就是一种规定条件的 LoQ，其声明的批间精密度 CV ≤ 20%。常用于甲状腺激素（TSH）等少数项目的灵敏度表示，主要是因为：①正常情况下此分析物在体内的浓度非常低；②此分析物在某一个体内的浓度与群体的生物变异非常大。基于这两个前提,目前实验室绝大多数常用的检测项目一般无需评估其功能灵敏度。由于灵敏度有不同的参数,故验证检测系统的灵敏度首先要明确厂商所声明的灵敏度参数,应采用与声明灵敏度相一致的验证方案进行验证。

(六)分析特异性验证

特异性分为分析特异性(analytical specificity)和临床特异性(clinical specificity)。分析特异性是指分析方法只对分析物反应,而对其他类似物质不反应的能力;临床特异性是指把实际无病者检测为阴性或在正常值范围内的百分率。

分析特异性的验证可采用干扰试验和回收试验来进行。干扰试验是将阳性干扰物质(如胆红素、血红蛋白及脂肪乳等)添加到待测样本中,并以不添加干扰物质的样本作对照,计算偏移大小,即"配对差异试验"。如果存在干扰,应进一步分析干扰物质的浓度与干扰程度间的关系,即"剂量效应试验"。回收试验一般也采用"配对差异试验",与干扰试验的主要差别在于待测样本中加入的物质是被分析的物质,而不是干扰物质。回收试验是分析特异性验证的经典方法,但是由于存在试验性能欠佳、数据计算不恰当、结果解释不合理等缺点,一般仅在没有合适干扰试验可选的情况使用。实验设计可以参考 EP7-A2 文件(Interference Testing in Clinical Chemistry; Approved Guideline-Second Edition)。

(七)其他

临床实验室应根据本实验室的实际情况,按照相关指南的要求为每个检测系统设计并进行性能验证实验,确保本实验室所应用的检测系统具有较小的误差范围,能够满足临床应用的要求。另外,为保证检测结果的可比性,对于建立了国际标准的检测项目,要求厂家提供溯源性文件,以证明该检测系统的检测结果通过校准物可逐级溯源到国际参考方法或物质。

三、定性检测系统的性能验证

尽管大部分免疫学检验项目已经实现了定量分析,但仍有少数项目还在使用定性检测方法。顾名思义,定性检测一般仅对待测物质进行有或无的判断,而不进行量化分析。2008 年 CLSI 颁布了 EP12-A2 文件(User Protocol for Evaluation of Qualitative Test Performance; Approved Guideline-Second Edition),根据实验目的和临床应用把定性检测分为筛查试验、诊断试验和确认试验。免疫学定性检测的验证指标主要包括重复性(repeatability)、灵敏度(sensitivity)和特异性(specificity)等。

(一)重复性验证

免疫学定性检测的重复性验证包括临界值(cut-off value)、批内变异(inter coefficient variations)和批间变异(intra coefficient variations)的重复性验证。

1. **临界值** 临界值是指分析物的特定浓度水平,含有该水平的样本在多次(≥ 20)重复检测后,获得阳性或阴性结果的概率均为 50%。临界值一般通过下列两种方法获得:检测试剂说明书中直接提供的临界值;如果说明书中未予提供,则将阳性样本系列稀释,分别进行重复检测,以获得 50% 阳性和 50% 阴性结果的稀释度,此时分析物的浓度就是其临界值。获得临界值后,还需对其重复性进行验证,此时所选择分析物的浓度应尽量接近试剂说明书提供的临界值,不宜用阴性或强阳性样本。

临界值重复性验证的具体方法如下：制备 3 份样本，其分析物含量分别为临界值、高于临界值 20% 以及低于临界值 20%。每份样本重复测 40 次，得到每份样本检测结果为阳性和阴性的概率。若实验结果满足临界值 +20% 浓度的样本产生阳性结果数 ≥ 95%，而且临界值 –20% 浓度的样本产生阴性结果数 ≥ 95%，说明临界值 ±20% 的浓度范围满足 95% 的可信区间；即对于分析物浓度在临界值 ±20% 浓度范围以外的样本，检测系统将给出可靠结果。如阳性或阴性结果数 < 95%，应另外准备不同浓度的实验样本，重新进行验证。

2. 批内变异　批内变异的重复性验证应选择高、中、低三个浓度的样本，在说明书要求的条件下，在一个测试批内至少重复 20 次检测，计算 S/CO 的均值、SD 和 CV。实测 CV 不应超过试剂盒说明书提供的批内 CV。

3. 批间变异　批间变异的重复性验证是指在同一实验室使用同一批次的试剂，对高、中、低三个浓度的样本，在 10 天以上的时间内单次重复进行至少 20 批次检测，计算 S/CO 的均值、SD 和 CV。实测 CV 不应超过试剂盒说明书提供的批间 CV。

（二）灵敏度和特异性验证

免疫检测的定性试验根据其临床诊断价值，可分为"能明确诊断的定性试验"和"不能明确诊断的定性试验"两类。在进行灵敏度和特异性验证时，所采取的方案也是不同的。

1. 能明确诊断的定性试验　当检测对象的诊断明确时，计算灵敏度和特异性比较容易，即直接把待验证方法与"金标准"方法的检测结果进行比较（表 7-1）。此时灵敏度 =A/（A+C）× 100%，特异性 =D/（B+D）× 100%，阳性预测值 =A/（A+B）× 100%，阴性预测值 =D/（C+D）× 100%，检验效能 =（A+D）/N × 100%。

表7-1　待验证方法与"金标准"方法的比较

待验证方法	"金标准"方法		总　数
	阳　性	阴　性	
阳　性	A	B	A+B
阴　性	C	D	C+D
总　数	A+C	B+D	N

检验效能是评估被验证方法的检测结果与"金标准"方法一致程度的指标，即全部检测结果中真阳性结果和真阴性结果所占的百分比。但某些情况下，由于选择的样本不具代表性，计算灵敏度和特异性就不太现实。此时计算灵敏度和特异性的可信区间将更有意义。下面简单介绍由 Wilson 提出的计算方法。

正态分布条件下，灵敏度和特异性 95% 可信区间的计算方法如下：

下限（Q1–Q2）/Q3 × 100%　　　　　　　　　　　　　　　　　　　　　　式 7-1

上限（Q1+Q2）/Q3 × 100%　　　　　　　　　　　　　　　　　　　　　　式 7-2

对于灵敏度：$Q1=2A+1.96^2$；$Q2=1.96 \times \sqrt{1.96 \times 1.96+4AC/(A+C)}$；$Q3=2 \times (A+C+1.96^2)$

对于特异性：$Q1=2D+1.96^2$；$Q2=1.96 \times \sqrt{1.96 \times 1.96+4BD/(B+D)}$；$Q3=2 \times (B+D+1.96^2)$

如果两种检测方法的灵敏度一致，那么只要比较两者的特异性就可以了。反之，如果两种检测方法的特异性一致，则只要比较两者的灵敏度就可以了。

但是，当两种方法的灵敏度不一致时，就不能单独比较特异性。同样，当两种方法的特异性不一致时,就不能单独比较灵敏度。此时,联合比较灵敏度和特异性将更有意义。

2. **不能明确诊断的定性试验** 很多免疫学定性试验不具有明确诊断能力,因此很难计算它们的灵敏度和特异性,这时只能比较新检测方法与参比方法的一致性,两种检测方法的一致性可以用一致程度百分比表示:$(A+D)/N \times 100\%$(表7-2)。

表7-2 待验证方法与参比方法的比较

待验证方法	参比方法		总 数
	阳 性	阴 性	
阳 性	A	B	A+B
阴 性	C	D	C+D
总 数	A+C	B+D	N

不过,疾病的患病率对两种检测方法一致程度的计算影响很大。当患病率很低时,总体一致程度较高;当患病率很高时,总体一致率较低。在患病率不明的情况下,可以用公式来计算两种方法一致程度的可信区间。

正态分布条件下,两种方法一致程度95%可信区间的计算方法如下:

$$[(Q1-Q2)/Q3 \times 100\%, (Q1+Q2)/Q3 \times 100\%]$$ 式 7-3

$$Q1=2 \times (A+B)+1.96^2; Q2=1.96 \times \sqrt{1.96 \times 1.96+4(A+D)(B+C)/N}; Q3=2 \times (N+1.96^2)$$ 式 7-4

另外,医学统计学也提供了两种方法学检测结果一致性的检验程序,即非参数统计中的 *kappa*(κ)检验。计算公式为:$\kappa=(P_0-P_e)/(1-P_e)$,P_0 为实际一致比,P_e 为期望一致比。$P_0=(A+D)/N$,$P_e=(A+B)(A+C)/N^2+(B+D)(C+D)/N^2$。$\kappa \geq 0.75$ 表示两种方法的检测结果具有良好的一致性;$0.4 \leq \kappa < 0.75$ 表示两种方法的检测结果具有相当好的一致性;$\kappa < 0.4$ 表示两种方法检测结果的一致性较差。

第四节　检验前过程的质量控制

检验前过程(pre-examination processes)是指从检验项目申请、病人准备、样本采集、运送和处理、直至检验程序启动之前的整个过程。检验前过程的特点是整个流程涉及人员多(医生、护士、病人、样本运送人员、样本接受与检验人员)、牵涉部门多(病区、门急诊、抽血中心、后勤部门、临床实验室)、流程环节多(申请和执行医嘱、采样、登记、运送、接收),任何环节的差错均可能导致检验结果的偏离。因此,临床实验室应该监督检验前过程的整个流程,确保每个环节都能规范操作、有效记录,并定期评估,对存在的问题进行改进,以切实保证检验前流程顺利、有效运行,而最终目的是为了保证样本的质量。

一、检验项目申请

检验项目申请是检验流程的首个环节,其信息的规范性与完整性对后续检验流程十分重要。检验项目申请单的基本信息至少应包括:受检者详细信息;原始样品的类型;申请的检验项目;原始标本采集时间、标本接收时间;临床诊断或疑似诊断;申请者标识(医师签字)等。另外,需要时临床医生还应向实验室提供可能干扰实验检测或检验结果的服药史、特殊的病理变化、与检验有关的既往史等相关临床资料。由于我国医院信息系统(HIS)和实验室信息系统(LIS)越来越规范、有效和方便使用,目前检验医嘱申请的形式和基本信息的提供也越来越规范,但是在进一步提供有可能影响检测结果的相关信息等方面,还需要临床与实验室作出进一步努力。

二、合理选择检验项目

我国国家卫生健康委员会(原卫生和计划生育委员会)颁布的 2013 版《医疗机构临床检验项目目录》共包括 1462 项检验项目,三级甲等综合性医院检验科开展的项目一般超过 400 项。面对如此众多的检验项目,临床医生应该了解它们的临床价值,如筛查试验、确诊试验、鉴别诊断、辅助诊断等。在医疗过程中,医生应根据病情的具体需要合理选择检验项目,避免过度检验、浪费医疗资源以及增加病人经济负担,同时也应保证每个检验结果在对病人的诊治过程中发挥作用,以保证检验项目的经济性、及时性和有效性。

三、病人准备

由于人体不断进行新陈代谢,体内相关成分也一直发生着动态变化,因此,采集样本时应尽量避免相关因素对检测结果的干扰,最大限度地避免病人生理因素、生活习惯、药物因素以及病理因素对检测结果的影响,使采集到的样本能客观地反映受检者的实际情况。采集合格的样本需要受检者的充分理解与密切配合。

四、样本的采集、运送与保存

实验室应制定样本采集手册,以指导采样者正确地采样。实验室应事先评估所测项目需要的用血总量,避免采集病人过多或过少的血液。在采样手册中还应提示需根据不同的检测项目选择正确的抗凝剂、规定使用不同抗凝剂时的采血顺序、选择正确的时间进行采样。另外对于血液样本以外的其他类型样本,需要明示留样时间、需要量,并且应选择正确的容器,以方便运送和保存。当有些免疫检测项目由于种种原因不能当天完成检测时,临床实验室通常以"分单"的方式将样本和尚未完成的检测项目从当前申请的医嘱中分出,因此实验室必须建立合理的流程,使"分单"的样本能追溯到原始样本,并将其保存在合适的条件下,直至检测完成。

五、免疫学检测的干扰因素

免疫学检测基于抗原与抗体的反应,如样本中含有可能干扰免疫反应的物质,就易出现假阴性或假阳性的检测结果。因其来源不同,这些干扰分为内源性干扰和外源性干扰。

(一)内源性干扰

常见的内源性干扰因素包括类风湿因子、补体、非特异性免疫球蛋白、嗜异性抗体、自身抗体及交叉反应物质等。内源性干扰大多数可以通过增加稀释度的方法使其减少和加以鉴别。

1. 类风湿因子(rheumatoid factors,RF) 在类风湿性关节炎和其他自身免疫性疾病,甚至某些老人的血清中,常含有高浓度的 RF,其中 IgG 型和 IgM 型 RF 能与免疫检测体系中使用的抗体 Fc 段发生非特异性结合,影响随后的抗原抗体反应,产生假阴性或假阳性反应。RF 对不同检测体系的干扰程度有所不同,影响程度与 RF 浓度并不成正比。

2. 补体(complement,C) 在试剂盒制备过程中,捕获抗体的包被、第二抗体的标记等均可能导致抗体分子结构发生变化,其 Fc 段的补体 C1q 结合位点暴露,导致 C1q 与两者交联,可出现假阳性检测结果。另外,靶抗体也可能与活化的补体结合,致使抗体的抗原结合位点被封闭,从而导致假阴性结果或定量检测结果降低。

3. 人抗动物蛋白抗体(anti-animal antibodies) 包括医源性和非医源性两类。医源性蛋白包括动物源性蛋白、靶抗体药物或造影剂、被动免疫用的动物血清(如破伤风抗体、胰岛素、凝血因子Ⅷ)等。如使用鼠源性单克隆抗体进行靶向治疗、或者放射性核素标记鼠源性单克隆抗体进行造影诊断等,均可在病人体内产生抗鼠抗体,这些抗体对使用鼠源性抗体的免疫学测定试剂可产生干扰作用。

非医源性蛋白一般来自母婴传递、接触动物蛋白(如兽医、宠物饲养员、食品加工人员等)、选择性 IgA 缺乏症病人食入动物蛋白等。人体受到外源性异种蛋白抗原(如鼠、羊、兔等)刺激,触发机体免疫反应,使人体产生相应抗体。在实验室检测过程中,样本内的人抗动物抗体与试剂中的动物蛋白结合,可能影响检测结果,甚至出现假阴性或假阳性反应。

4. 嗜异性抗体(heterophilic antibodies,HA) 包括天然抗体和因接触未知的动物蛋白而产生的自身抗体,它们可与多种动物免疫球蛋白的 Fc 和 Fab 表位结合,不过亲和力较弱。HA 可与检测系统中的抗体发生 Fc-Fc 或者 Fab-Fab 的结合,从而影响检测结果。

5. 自身抗体 受检者体内存在的自身抗体如抗甲状腺球蛋白抗体、抗胰岛素抗体等,在免疫检测体系中能与相应靶抗原结合形成复合物,从而干扰相应抗原抗体反应。

6. 交叉反应物质 与待测靶抗原发生交叉反应的物质一般具有相似的结构和构型,如人绒毛膜促性腺激素(HCG)、促黄体生成激素(LH)和卵泡刺激素(FSH)具有相似的 α 亚基,测定时应注意这些蛋白分子之间的交叉反应。另外,多肽类激素在血清中往往与其前体物质同时存在,如胰岛素、胰岛素原和 C 肽等,这些前体物质也会与待测物质产生交叉反应。而血清或尿液中的某些小分子物质和代谢产物,往往也是产生免疫学检测交叉反应的影响因素,如环孢素 A 与其体内代谢产物在某些检测系统中可能存在交叉反应。

(二)外源性干扰

1. 样本溶血 血红蛋白中的亚铁血红素有类似过氧化物酶样活性,因此在以辣根过氧化物酶(HRP)为标记物的免疫测定中,如样本严重溶血,高浓度的血红蛋白易吸附于固相载体,进而与后续加入的 HRP 底物反应显色,导致假阳性。

2. 细菌污染 某些检验项目不能及时完成,若样本处理不当,可被细菌污染。在保存过程中,细菌生长所分泌的一些酶可能对抗原、抗体等蛋白产生分解作用;而某些细菌的内源性酶(如辣根过氧化物酶、β-半乳糖苷酶等)也会对一些免疫学检测方法所用的标记酶产生非特异干扰。

3. 纤维蛋白原 如果血液样本未完全凝固即开始离心,则分离的血清中会残留部分纤维蛋白原,在免疫测定中形成肉眼可见的纤维蛋白块,易出现假阳性。

4. 样本反复冻融 样本反复冻融所产生的机械剪切力可能破坏被测蛋白质的分子结

构,导致假阴性结果。

5. 对检测试剂成分的干扰因素　电化学发光免疫测定的试剂中含有钌、链霉亲合素,如果样本中含有抗钌抗体、抗链霉亲合素抗体,将可能影响检测结果;而以吖啶酯作为发光剂的免疫测定试剂,则易受其他荧光物质的干扰,如接受视网膜荧光血管造影术的病人,荧光物质可在术后持续存在 36~48 小时,在此时间段内采集样本的检测结果将受其影响。

(三)样本中干扰物质的鉴定

当怀疑存在干扰因素时(如检测结果与临床症状不符,或与其他相关检测结果不符等),可采取以下方法进行鉴定:用样本稀释液将样本进行系列稀释,观察样本的测定结果与稀释倍数有无线性相关;使用另一种检测方法;直接检测类风湿因子、自身抗体或嗜异性抗体是否存在;采用针对某种可能存在的干扰物的阻断剂对样本进行处理;在样本中加入标准品,通过回收试验进行验证。

(四)样本中干扰物质的消除

如果证实了样本中存在干扰物质,可用下列方法消除。

1. 去除干扰物质　用琼脂糖珠或 A 蛋白偶联抗小鼠或其他物种的抗体,通过免疫吸附去除样本中的人抗动物蛋白抗体和嗜异性抗体;聚乙二醇沉淀去除人抗动物蛋白抗体;运用三氟乙酸沉淀法、巯基试剂法、阳离子交换层析等方法消除自身抗体。如 β- 巯基乙醇能把 IgM 型 RF 五聚体解聚,可消除其对免疫检测的干扰;A 蛋白亲和层析能特异地吸附 IgG 型抗体,可以去除 IgG 型 RF。

2. 阻断干扰物质的影响　非免疫动物血清、物种特异性 IgG、聚合的鼠 IgG,以及与试剂中抗体来源一致的特异性 IgG 片段均可添加到试剂中作为阻断剂。目前商品化的阻断剂已经出现,包括 IIR(以人嗜异性抗体和人抗动物免疫球蛋白为免疫原产生的混合性鼠抗体)、HBR(鼠抗人 IgM 的抗体)、MAK33(以人抗鼠免疫球蛋白为免疫原产生的鼠抗体)等。不过由于个体差异,不同样本中含有的干扰抗体不同,所以很难用某一种阻断剂来消除样本中所有的干扰。

在日常工作中,影响免疫测定的因素非常广泛,而且随着科学技术的发展,免疫学检验项目日益丰富,检测仪器和检测试剂更加多样,因此免疫测定中遇到的干扰因素也会更加复杂。认识这些干扰因素,并尽可能地消除其影响,对于临床获得病人的真实检测结果非常重要。一旦出现检测结果与临床不符,应及时与临床医护人员沟通,并查找、消除相关影响因素,即使不能排除干扰因素,也应该向临床医护人员说明检测结果的不确定性。总之,免疫测定的内源性干扰与其检测原理密切相关,研究和改进检测方法可能是消除相关检测干扰的根本出路。

第五节　检验过程的质量控制

检验过程(examination processes)是指从样本处理到检测完成并形成结果的过程,包括检测系统的选择、性能确认、人员培训、标本前处理、标本检测、室内质量控制、室间质量控制、实验室间比对等。检验中的质量控制是决定检验结果正确、可靠的关键环节,也是临床免疫检测质量保证的核心。室内质量控制(internal quality control,IQC)是指实验室采取一定的方法和步骤,连续评价本实验室工作的可靠性,通过监测和控制实验室常规工作的精密度,提高其批内、批间样本检验的一致性,并判断该批测定结果是否可靠以及可否发出检验报告的活动,是对实验室测定结果的即时性评价。

一、定量检测的室内质量控制

为了规范临床实验室定量检测的室内质量控制,我国国家标准化管理委员会颁布了《临床实验室定量测定室内质量控制指南》(GB/T 20468—2006),对室内质控的目的、计划、控制区间、质控物、质量控制应用、质控数据的实验室间比对等进行了规定。

(一)质控物的选择

国际临床化学联盟(IFCC)对质控物的定义为:专门用于质量控制目的的标本或溶液,不能用于校准。质控物可以是液体、冷冻品或冻干品,一般分成小包装,以便于使用。根据其用途可分为室内质控样本、室间质评样本、质控血清盘三类。室内质控样本主要用于临床实验室日常检测的室内质量控制,其基本要求如下:

1. 质控物的基质应尽可能与实验室待测样本的基质相一致,以避免可能存在的"基质效应"对质控物检测结果的干扰。基质是指样本中除分析物以外的其他组分,即在对样本中某一分析物进行检测时,处于该分析物周围的其他组分。这些组分对分析物检测结果的影响称为基质效应。

2. 质控物所含分析物的浓度应尽可能接近检测系统医学决定水平,最好选择 2 个或 3 个不同浓度水平。

3. 质控物应该具有良好的稳定性,即在厂家设定的保存条件下,至少稳定 1 年。实验室最好一次性购买全年使用的统一批号的质控物,保证质控结果的一致性,以便有效监督检验质量的变化。

4. 质控物应该具有良好的均一性,即同一批次的质控物,不同包装之间的差异较小。只有把自身差异控制到最小,才能使检测结果的差异真正反映日常操作的不精密度。

5. 质控物无已知的传染性危险,对已知的经血液传播的病原体,如乙型肝炎病毒、丙型肝炎病毒和人类免疫缺陷病毒等,必须进行灭活处理。

(二)定值/非定值质控物

定值质控物是指生产厂家联合几个使用相同检测系统的实验室,对同一质控物经多次测定得出均值,作为该质控物的参考值。正规的定值质控物应该在说明书中给出该分析物在不同检测系统中的均值和预期范围。值得注意的是,与用于正确度验证的 RM 不同,该范围是厂家为了保护自身利益设立的保险范围,不可把预期范围当作实际日常室内质控的允许范围。非定值质控物与定值质控物的质量是一致的,只是厂家没有提供预期范围。无论是定值还是非定值质控物,实验室均应根据自身检测系统确定自己的质控范围,其结果仅用于监督自身检验方法的精密度,并不能用于判断检验方法的正确度。

(三)质控物来源和质控物浓度的选择

1. **检测系统配套质控物** 为便于实验室及时了解所用检测系统的质量状况,厂家一般在提供检测系统所需的仪器、试剂、校准物之外,还提供配套的质控物,这为实验室监督、控制自己的检测质量提供了便利。

2. **第三方质控物** 即独立于任何生产厂家检测系统的商品化质控物,其定义为:不专门为某特定设备或方法设计(或优化),其性能与试剂的品牌、批号无关,可以为检测系统提供客观、无偏倚评估的质控物。与配套质控物相比，第三方质控物具有能为实验室提供无偏移的评估、客观反映误差水平的优点。第三方质控物与病人的标本一样，不限于特定设备或方法，通过在检测过程中检测该质控物，可准确发现因检测系统自身原因导致的漂移或趋势，如仪器问题、光源老化、试剂变质等。因此，第三方质控物日益得到检验人员和医疗机构的重视和关注，已逐渐在临床实验室中得到推广。

3. 自制质控物 如果实验室无法买到某些检验项目的商品化质控物，还可根据质量控制的要求自制质控物。不过，由于自制质控物常缺乏均一性和长期稳定性，且存在潜在生物传染风险，不推荐使用。

临床医生非常关注医学决定水平检测的准确性，而实验室更关注临界值水平的质量表现，因此实际临床工作需要多水平的质控物。在日常免疫学检测中，如果实验室只检测1个水平的质控物，其结果仅表明在浓度水平附近的检验结果可接受，难以反映其他浓度水平检验结果的质量。如果同时检测2个或更多浓度水平的质控物，则能反映一定浓度范围内的质量情况，质控效果将更好。因此，临床实验室应根据免疫学检验项目的特点和检测系统的分析性能，适当选择多个浓度水平（如可报告范围的上限、下限及医学决定水平等）的质控物。

（四）质量控制常用术语

1. 质量控制图 临床实验室通常把质控物的测定值按照检测时间或批次标在具有特殊控制线的图表上，并把各点依次连接，然后运用设定的控制线和控制规则对质控值进行评估，这种制图称为质量控制图。

2. 控制线 绘制在质量控制图上的临界线，一般通过连续多次检测质控物，根据用所得质控值计算得到的均值和标准差来确定。

3. 质量控制规则 用来解读质控数据和判断检测结果是否在控的标准，也称为失控规则。既可单独使用，也可联合使用。

4. 总允许误差（total allowable error，TEa） 指临床实验室为开展的检验项目建立的允许误差的极限值，包括随机误差和系统误差两个组成部分。TEa的表达方式存在多种形式，如：①浓度，如临床实验室可将靶值±0.06mmol/L规定为总钙的TEa；②百分率，如可将靶值±20%作为甲状腺素（T4）的TEa；③标准差，如可将靶值±3SD作为TSH的TEa。

5. 偏移（bias） 指临床实验室的检验结果系统地偏离样本真实值，反映了检测系统的系统误差。偏移的存在造成检验结果或总是高于真值或总是低于真值，因而具有方向性，即偏移带有正负号。

6. 均值（mean，x̄） 为样本观察值的总和除以样本观察值的个数，描述的是一组数据在数量上的平均水平。总体均值用μ表示，样本均值用x̄表示。在所有样本检测结果呈正态分布的前提下，x̄代表这组数据的平均水平或集中趋势。在日常工作中，质控物均值的偏离反映检测系统的正确度。

7. 标准差（standard deviation，s） 即方差的算术平方根，反映一组观察值相对于平均值的离散程度的指标。样本标准差用s表示。在免疫学检验的质量控制中，s代表检测系统随机误差的大小。s越大，质控值的分布越分散，随机误差越大；反之，质控值的分布越集中，随机误差越小，检测系统的精密度越好。

8. 变异系数（coefficient of variation，CV） 也称离散系数或相对偏差，是标准差与均值之比，用百分数表示，计算公式为：$CV(\%)=s/\bar{x}\times100\%$，其中$s$为标准差，$\bar{x}$为均值。它反映单位均值的离散程度，常用于两个总体均值不等的离散程度的比较。

9. **西格玛度量**（sigma metric）　在临床实验室中使用的以数字表达且与检测程序故障风险概率成反比的指数，其与六西格玛（six sigma）概念相关，计算公式为：$sigma=(TEa-|bias|)/SD$。西格玛度量综合了最大允许总误差、不精密度和偏移，提供了一个辅助临床实验室设计质量控制计划（quality control plan，QCP）的极佳工具。

（五）质控数据的收集

分析室内质控数据的前提是首先要获得检验过程变异的基线数据，即实验室使用现行检测方法多次重复检测质控物所得检测结果的均值和标准差，用于绘制质控图（定值质控物的所谓定值和参考范围仅可用作参考，决不可直接用于绘制质控图）。最好在1个月内收集20个以上的质控值，剔除离散值（超出$\bar{x}±3s$），计算平均值（$\bar{x}$）和标准差（s），以此作为下个月室内质控图的中心线和标准差，待第2个月结束后，将该月的在控结果与前20个质控测定结果汇集在一起，计算累积平均值和标准差，以此累积的平均值和标准差作为第3个月质控图的中心线和标准差；重复上述操作过程，连续累积。

通过这样累积获得的均值和标准差将日趋稳定和客观，也更具代表性。质控值覆盖的时间越长，计算得到的均值和标准差越客观，越利于对操作人员调换、试剂盒批号改变、校准物批号更新、仪器保养前后的差异等影响因素进行评估。因此，应尽量避免用短短几天内获得的批内重复检测的质控值计算的均值和标准差来绘制质控图。

（六）质控图的选择与应用

室内质控图用于保证实际操作过程的质量，其表达形式应该简单、清楚、直接、便于结果判断，而且质控图上要记录其他相关信息，如日期、试剂批号、质控物批号、操作者等。

临床实验室在完成质控物的检测和基线数据的收集以后，即可绘制质控图。首先根据质控数据的均值设定中心线，然后根据标准差画出控制限，再把以后获得的质控值标在质控图上，根据设定的质控规则判断每个质控值是否在控。常用的质控图包括Levey-Jennings质控图、Westgard多规则质控图、累积和（cumulative sum，CUSUM）质控图等。

1. **Levey-Jennings质控图**　1924年，Shewhart首创了Shewhart质控图，用于工业品的质量控制。1951年，Levey-Jennings将该质控图引入临床检验的质量控制，后经改良成为Levey-Jennings质控图。Levey-Jennings质控图的X轴刻度代表时间，通常设置为日期或者分析比；Y轴代表观察到的质控值，通常质控值的均值位于中间，并分别在均值±2s和均值±3s处画出，控制限线。与此同时，每批检测2个水平的质控物，每个质控物分别测定1次。质控规则包括：

（1）1_{3s}规则：在检测一批样本时，2个水平的质控值中有1个超出3s质控限，即判定该批检测结果失控。正常情况下，超出3s的可能性仅为0.3%，因此一旦出现，应该是质量存在问题的表现。

（2）1_{2s}规则：在检测一批样本时，2个水平的质控值中有1个超出2s质控限，不能判定该批检测结果失控。正常情况下，2个水平的质控值之一超出2s的可能性为10%，如果判为失控，将对正常的随机误差带来误判。因此，该结果应作为警告，继续观察。如果一批检测中只测1个质控物，只要质控值超出2s控制限，即可判为失控，此种情况下假失控的可能性约为5%。

2. **经典Westgard多规则质控程序**　Levey-Jennings质控图虽然简单易行，但由于所用质控规则单一，导致误判率较高。随着自动化技术的发展，Westgard多规则程序逐渐形成。它把1_{3s}和1_{2s}相结合，并引进其他质控规则，形成了多规则质控方法，提高了误差检出的灵敏度和特异性（图7-1）。

Westgard 质控规则如下：

（1）1_{2s}警告规则：1个质控值超出 $\bar{x} \pm 2s$，应作为警告，继续观察，而不是失控。

（2）1_{3s}失控规则：1个质控值超出 $\bar{x} \pm 3s$，结果失控。

（3）2_{2s}失控规则：包括两种情况，一种是1个水平的质控值连续2次同向超出 $\bar{x} \pm 2s$；另一种是在一批检测中，2个水平的质控值同时同向超出 $\bar{x} \pm 2s$；两种结果均为失控。

（4）R_{4s}失控规则：在一批检测中，2个水平的质控值同时反向超出 $\bar{x} \pm 2s$。

（5）4_{1s}失控规则：包括两种情况，一种是1个水平的质控值连续4次超出 $\bar{x}+1s$（或 $\bar{x}-1s$）。另一种是2个水平的质控值连续2次超出 $\bar{x}+1s$（或 $\bar{x}-1s$）。

（6）$10_{\bar{x}}$失控规则：包括两种情况，一种是1个水平的质控值连续10次在质控限的同一侧。另一种是2个水平的质控值连续5次在质控限的同一侧。

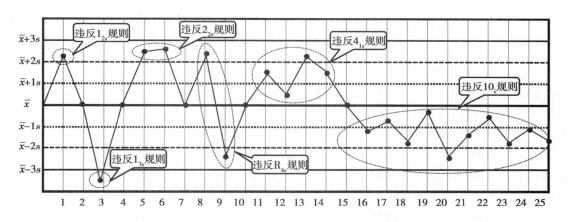

图 7-1　Levey-Jennings 质控图和 Westgard 质控规则示意

3. Westgard 多规则质控方法的主要优势　Westgard 多规则质控方法的主要优势体现在：① Westgard 从理论和实践上提出了完整的方法学评价试验和总误差概念；②具有 Levey-Jennings 质控图的优点，可通过相似的质控图进行分析；③与 Levey-Jennings 质控方法比较，降低了假失控和假警告的概率；④使用2个浓度（一高一低）的质控物，实现了对检测范围的控制；⑤在质控图上画出7条质控线，即 $\bar{x}$、$\bar{x} \pm 1s$、$\bar{x} \pm 2s$、$\bar{x} \pm 3s$，便于观察；⑥所有规则用符号表示，便于使用，而且联合使用可形成逻辑判断检索程序；⑦质控规则包括 1_{2s}、1_{3s}、2_{2s}、R_{4s}、4_{1s}、$10_{\bar{x}}$ 等，提高了误差检出率，对失控的原因具有较强的辨别能力，以便于操作者采取相应的措施进行问题排查和整改。

Westgard 多规则判断流程：

在经典 Westgard 多规则判断流程（图 7-2）中，质控值按照 1_{2s}、1_{3s}、2_{2s}、R_{4s}、4_{1s}、$10_{\bar{x}}$ 的顺序依次进行判断。其中 1_{3s} 和 R_{4s} 失控反映的是随机误差，而 2_{2s}、4_{1s} 和 $10_{\bar{x}}$ 失控反映的是系统误差。不过，系统误差超出一定程度也能由 1_{3s} 和 R_{4s} 规则反映出来。临床实验室应根据实际情况和检测项目的不同制定适合的质控规则，其根本原则是可有效识别可能出现的随机误差和系统误差，保证误差识别的灵敏度和特异性。

4. Westgard 西格玛质控程序　目前国内临床实验室多数仍在采纳上述经典 Westgard 多规则质控程序，但 Westgard 已经将源自工业领域的六西格玛质量管理（six sigma quality management，6σQMS）与临床实验室多规则质控相结合，提出了 Westgard 西格玛质控程序。

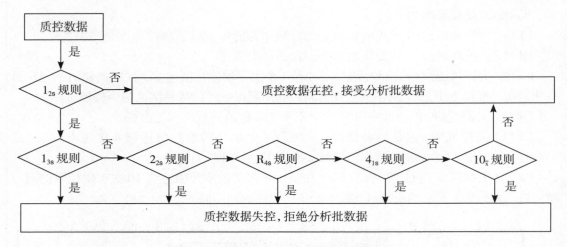

图 7-2　经典 Westgard 多规则判断流程

Westgard 西格玛质控程序要求临床实验室首先评价不同检验项目的西格玛度量水平,并据此制定更为个性化且所用质控规则和质控频率更为合理的质控程序,以此实现室内质量控制效能的最优化。

相对于经典 Westgard 多规则质控程序,Westgard 西格玛质控程序的最大区别在于底部增加的西格玛度量分割尺度。例如:临床实验室开展的某个检验项目的西格玛度量经评估达到了 6σ 时,可以使用 2 个水平的质控物和仅执行一个质控规则 1_{3s},且每个水平的质控物只需各检测一次(N=2,R=1)。Westgard 西格玛质控程序中引入了一些不同于经典 Westgard 多规则质控程序的质控规则:① $8\bar{x}$ 失控规则:8 个连续的质控结果在均值的同一侧;② $2/3_{2s}$ 失控规则:当 3 次质控检测中有 2 次结果超出同侧 $x \pm 2s$ 范围;③ 3_{1s} 失控规则:质控值连续 3 次超出 $\bar{x}+1s$(或 $\bar{x}-1s$)范围;④ $6\bar{x}$ 失控规则:6 个连续的质控结果在均值的同一侧。

通过运用 Westgard 西格玛质控程序,临床实验室对于西格玛度量水平较高的检验项目可以在风险控制的前提下,有的放矢地简化质控流程,降低整体质控成本。但对于西格玛度量水平较低的检验项目,临床实验室需采用更严格的质控流程,降低误差发生导致的临床风险概率。

5. **累积和质控图**　累积和质控方法也是以均值($\bar{x}$)和标准差(s)为基础,计算质控测定值与阈值(k)之差,求得累积和,然后由图形方法或数值控制限(h)来判断累积和。它对系统误差有较好的检测能力(表 7-3)。

表 7-3　累积和质控规则

质控规则	k 值	质控限(h)
$CS_{2.7s}^{1.0s}$	$\bar{x} \pm 1.0s$	$\pm 2.7s$
$CS_{3.0s}^{1.0s}$	$\bar{x} \pm 1.0s$	$\pm 3.0s$
$CS_{5.1s}^{0.5s}$	$\bar{x} \pm 0.5s$	$\pm 5.1s$

累积和质控的操作步骤如下：①根据以前的质控数据得到均值（$\bar{x}$）和标准差（s）；②求得起动累积和计算的阈值（$k=\bar{x}\pm1.0s$）和质控限（$h=\pm2.7s$）；③绘制质控图；④当质控值在 k 值（$\bar{x}\pm1.0s$）之间时，不用处理；⑤当质控值超出 k 值时，计算质控值与 k 值之差，开始累积和的计算（$d_i=x_i-k=CS_i$），连续计算 CS_i，当累积和的"正、负"符号发生改变时即停止计算，直到质控值再次超出 k 值，再启动累积和计算；⑥如累积和超出质控限（h）则判断为失控。

临床实验室应根据实际情况和检测项目的不同制定适当的质控规则，既要保证能有效检出随机误差，也要保证能检出系统误差，过于严格和过于宽泛的质控规则都是不合适的。

（七）新旧批号试剂检测结果差异的评估

当试剂批号变更时，检测性能可随之发生改变。这可能是由于新批号的试剂成分发生改变，或是新批号的试剂成分本身并不稳定，亦或是对新批号不恰当的校准等原因导致。临床实验室有必要在变更试剂批号之前，以真实病人样本评估新批号试剂的检测结果与原有批号的检测结果有无明显差异。免疫试剂的关键原料是单克隆抗体，而批号改变对单克隆抗体有不可预知的影响。因此，在免疫检测过程中，评估新旧批号试剂的检测结果差异尤为重要。

评估方案可以采用 CLSI EP26-A 文件（User Evaluation of Between-Reagent Lot Variation; Approved Guideline），但 EP26-A 方案过于复杂，因此 Don-Wauchope AC 提出了一个实用性更高、更易被实验室接受的简化方案刊登于 *Clinical Biochemistry* 上。首先，选择 10 份真实病人样本（3 份低值样本，3 份中值样本，3 份高值样本，1 份附加样本）；其次，以新旧批号试剂分为 2 组，分别检测上述 10 份样本；再次，选择可接受的差异范围，建议使用 1/3TEa 作为偏移评价标准，回归直线的斜率为 0.9~1.1。最后，分析数据，计算样本平均值、单个样本偏移和平均偏移百分率，要求 10 份样本的偏移均在可接受偏移范围之内。

值得注意的是，新旧批号除了会影响真实病人的样本检测结果，也可能影响质控结果。而且由于真实病人样本和质控物存在基质差异，即使经过上述的方案评估并未发现使用新批号试剂会影响真实病人样本结果，但质控结果仍然可能发生变化。在此种情况下，临床实验室有必要重新调整质控均值，但继续沿用原有标准差。

二、定性检测的室内质量控制

免疫学定性检测的特点是二元性，即根据预先设定的临界值（cut-off）将检测结果判断为阴性或阳性。随着免疫学检测技术的发展，很多检验项目实现了定量分析，但免疫凝集试验、酶联免疫吸附试验、一些用全自动免疫分析仪测定的标记免疫技术的检测项目，以及金标等快速检测技术平台（POCT）等大多还是定性分析。定性检测常以"有"或"无"，也即"阳性"或"阴性"来表示测定结果；半定量测定虽介于定性和定量之间，但从严格意义上来说，其仍属于定性分析的范畴，只不过它对"阳性"结果作了进一步的分级，也即有了强阳性、阳性，或是弱阳性的区别。

相对定量检测来说，免疫学定性检测的室内质量控制还没有得到足够的重视，有些实验室误把试剂盒中的阴阳性对照作为室内质控物，这样的做法是不可取的。试剂盒自带的为内对照，用于监控试剂的有效性和临界值 / 检出限的计算，而阴阳性质控物是作为外对照，用于监控实验的有效性。实验室必须根据免疫学定性试验的特性制定合理的室内质控程序。

（一）非统计学方法

在检测一批临床样本时，于样本中随机插入一定数量的阴性和阳性质控样本，如果阳性质控样本的检测结果为阳性，阴性质控样本的检测结果为阴性，说明该批检测结果有效。

（二）统计学方法

1. 质控物的选择

（1）质控物的基质应尽量选择人血清，基因工程来源或动物源性基质可能与嗜异性抗体发生非特异结合或中和反应而造成假失控。

（2）尽可能选择稳定性高的质控物，在厂家推荐的保存条件下有效期应超过 6 个月，要特别注意原装瓶有效期、开瓶有效期和冻干品复溶后分装的有效期，必要时实验室应对这些有效期进行验证。

（3）一般选择 2 个水平的质控物：弱阳性和阴性。弱阳性质控物的浓度一般为 2~4 倍 cut-off 值，阴性质控物的浓度一般为 0.5 倍 cut-off 值左右。

（4）在引进新的检测方法或试剂批号更换时，可用高值或超高值阳性血清监控"Hook 效应"，但不必长期使用。

（5）同批次质控物的数量应满足本实验室超过半年的使用需求，最好为一年。

（6）试剂盒自备的阴性对照和阳性对照是用来计算 cut-off 值的，只能与同批号试剂配套使用，且不可用作室内质控物。

2. 自制质控物　虽然大部分免疫学检测项目都有相应的商品化质控物，不过仍有部分项目暂无商品化质控物，特别是刚刚用于临床的新项目。此时，实验室可以自己制备质控物。特异抗原和抗体、自身抗体等定性检测质控物的制备可以从日常检测的样本中获得。

（1）阳性质控物：收集日常检验结果为阳性的样本。

（2）弱阳性质控品：① ELISA、CLIA 等方法取 S/CO 比值为 1.5~4.0 的样本；②自身抗体 ANA 取有临床意义的起始稀释度样本；③ LIA 的检测取可见到可判断为阳性条带的样本。

（3）阴性质控品：取日常检测结果为阴性的样本。

若实验室在一定的时间内难以收集到合适的弱阳性样本，也可以先收集足量阳性血清（≥ 6 个月的用量），尽量避免可能的干扰因素和已知的传染性病原体。对收集的血清进行过滤（孔径为 0.2μm 的滤膜），除去细菌和沉淀物，并用人源阴性血清稀释到合适浓度（如可将浓度定为 2 倍 cut-off 值左右），小份分装并做好标识与记录（试剂名称或成分、规格、储存要求、制备或复融的日期、有效期、配制人等）。将此配制的质控物于 –20℃冻存，必要时，对其稳定性和瓶间均一性进行评估。

3. 质控物的检测　实验室可以根据检测系统的实际需要合理设置质控物的检测频次，一般每检测日或检测批，应至少包含一个弱阳性和一个阴性质控物进行质控，实验室还应定义自己的质控批长度。检测位置应随机分布。质控物检测位置不能固定而应随机放置且应覆盖检测孔位。

（三）免疫学纯定性检验的质控要求

使用读数仪根据 cut-off 值或阈值来判断结果的为量值化定性试验，而纯定性试验是指仅用肉眼和经验来判断结果的试验。免疫学检测的纯定性试验大都属于 CLIA' 88 豁免的技术（waived testing sites），如免疫沉淀、凝集试验、胶体金渗滤、斑点渗滤、免疫印迹法等。对于此类纯定性的免疫学检验的质量控制要求大致如下：

1.对于 FDA 等批准家庭使用的技术，只要求检测体系具有内对照，检测结果满足说明书的要求即可。

2.对于根据经验来判定结果的免疫测定技术仍需在实验室进行，并有相应质控要求，但一般无具体的操作规定。

3.根据显色或发光直接判定阴性或阳性的免疫学方法(如胶体金渗滤法)，除使用试剂盒自备的对照以外，每批检测还应有弱阳性和阴性质控物，质控结果根据非统计学方法来判断(FDA 等批准家庭使用的产品除外)。

4.根据滴度或稀释度判定阴性或阳性的免疫学方法(如凝集试验)，需要使用弱阳性和阴性质控物，并要求阳性质控值在均值上下一个滴度(或稀释度)范围以内，且阴性质控结果为阴性即为在控，否则视为失控。

三、室内质量控制结果的处理

在日常免疫学检测的操作中，质控物一般在病人样本检测之前或与病人样本一起检测。当质控值在控时，可以报告病人样本的检测结果；若失控，则应停止正在进行的病人样本检测，寻找原因，解决问题；待问题解决后，重新检测该批病人样本。

(一)预警结果的处理

根据经典 Westgard 多规则判断流程，1 个质控值在$\bar{x} \pm 2s$线外不是失控，属于警告。检查以后，如果没有发现明显问题，可直接发出病人样本的检测报告。但是切忌放任不管，或者简单重做质控物和用新的质控值掩盖原始质控值。此外，当有多次质控值偏于均值同侧，或者超出$\bar{x}+1s$(或$\bar{x}-1s$)同侧，虽然没有失控，操作者也应该主动查找原因，及时纠正。

(二)失控结果的处理

1. **分析质控图** 明确误差的类型 1_{3s} 规则和 R_{4s} 规则是检验质控值分布的尾部或分布的宽度，该规则失控，一般由随机误差增大所致。随机误差的出现比较突然，失控的质控值距离均数的离散度较大。而 2_{2s}、4_{1s} 和 $10_{\bar{x}}$ 规则失控，往往提示有连续质控值超出同一个质控限的趋势，多数由系统误差导致。系统误差造成的失控一般存在多个质控值的连续漂移(或趋势)，随时间延伸而增加，逐渐达到失控。因此，当发现某种漂移或趋势时，应有所警觉，及时查找原因，以避免失控的出现。

2. **误差类型和失控原因** 根据误差类型寻找误差的来源，常见系统误差和随机误差的来源如表 7-4 所示。

3. **全自动分析仪检测系统失控** 一个检测系统进行多个项目检测时，观察失控值是仅发生在 1 个项目上，还是多个项目同时失控。若多个项目同时失控，应从共性上寻找误差原因，如吸样系统、检测系统等。

4. **与近期变化相关联** 失控时出现的系统误差多数与试剂或校准有关，而突然出现的漂移多数与近期事件有关，如刚刚检修了设备、更换了试剂批号或重新作了校准。对于系统误差，可以用逻辑系统分析逐步检查，每次仅对一个因素进行变动，观察变动前后的检测结果，记录并评估；然后再对第二个因素进行观察，直到找出原因并整改。

表7-4 导致系统误差和随机误差的常见原因

系统误差	随机误差
试剂批号变化	试剂瓶或试剂管道中有气泡
校准物批号变化	试剂未充分混匀
校准值变化或设定错误	质控物未充分混匀
试剂预配制错误	恒温部分温度不稳定
试剂质量问题	电源电压不稳
标本或试剂的吸样量错误	检验人员操作不熟练
孵育箱反应温度或时间的变化	重复性差(加样、反应时间重复性)
光电比色光源老化造成光强不足	待检标本问题(凝块、溶血、脂血等)
仪器设定有误(检测波长)	
校准曲线或检测结果计算错误	
检验人员的变动	
环境因素的干扰(如消毒水、温度、湿度)	

随机误差不像系统误差那样可以预计和确定,一般根据经验对常见的随机误差进行分析,也可参照厂家提供的指导和建议进行排查。临床实验室应对仪器、试剂、质控物和校准物的使用建立标准操作规范,形成书面程序和文件,要求工作人员切实遵照执行,培养良好的工作习惯。

5. **纠正与整改** 找出可能的失控原因并及时纠正后,应重测质控物,如果新的检测值在控,说明失控问题已经解决,然后将出现的失控事件和纠正过程形成文件,这样做既方便今后查询,也有利于工作人员积累经验。由于检测系统不同,失控的原因也不尽相同,临床实验室应根据自身检测系统的常见误差进行分析、总结,形成故障排除手册,有利于操作人员学习、交流和参考执行。

(三)室内质控数据的管理

应在月末对当月的所有质控数据进行汇总、统计处理和保存,主要内容包括:

1. 当月所有项目的原始质控数据和质控图。

2. 每个项目当月质控数据的平均值、标准差和变异系数。

3. 每个项目质控数据的累积平均值、标准差和变异系数。

4. 当月的失控报告记录、失控原因分析以及采取的纠正措施。

对当月室内质控数据的平均值、标准差、变异系数与累积平均值、标准差、变异系数分别进行比较,如果两者有显著性差异,就需要对质控图的均值、标准差进行调整,以便更合理地进行室内质量控制,保证检验结果的准确性。

(四)室内质控的局限性

虽然室内质控体系有完整和科学的质控规则、对质控物及其使用有明确的规定、对失控的处理有明确的要求,这在很大程度上保证了检验结果的稳定性,但是室内质量控制计划也存在一定的局限性。

1. 室内质控虽可确保每批测定与既定的质量标准相一致，但不能保证每个测定样本不出现误差，例如当标本错误、标本变质、标本吸样错误、结果记录错误等。此类误差在不同实验室的发生率可能有所不同，但一般要求应小于0.1%，并均匀地分布于检验前、检验中和检验后过程。

2. 室内质量控制的灵敏度和特异性不足以检测出所有的特定变异，不能评估检测的正确度，也无法进行实验室之间检测结果的比对。

四、室间质量评价

实验室除了应按照规定做好室内质量控制以监控实验室检验结果的稳定性外，还应有完善的实验室间的比对体系保证检验结果的正确性。

实验室间比对（interlaboratory comparison）是按照预先规定的条件，由两个或多个实验室对相同或类似的物品进行测量或检测的组织、实施和评价。能力验证（proficiency testing，PT）是指利用实验室间比对，按照预先制定的准则评价参加者的能力。

在医学领域常用室间质量评价（external quality assessment，EQA）这一术语作表述，是指将多个标本周期性地发送到多个实验室进行分析和（或）鉴定，将每一个实验室的结果与同组的其他实验室的结果或指定值进行比较，并将比较的结果报告给参与的实验室。由此可见，PT和EQA本质上都是通过实验室间比对来评价参加者的能力。中国合格评定国家委员会（China National Accreditation Service for Conformity Assessment，CNAS）规定只有符合其准则要求并获得其认可的能力验证提供者组织的实验室间比对计划才能称为PT。

（一）室间质量评价的作用

1. 评定实验室开展特定检验的能力及监测实验室检验能力的保持情况。

2. 识别实验室质量问题，促进启动改进措施，提高检验质量水平，这些问题可能与诸如不适当的检测或测量程序、人员培训和监督的有效性、设备校准等因素有关。

3. 判断不同检验方法的有效性和可比性。

4. 识别实验室间的差异。

5. 增强医生、病人等对检验结果的信任。

6. 根据比对的结果，帮助参加实验室提高能力。因此，室间质量评价是实验室保证和改进检验质量的重要手段。

国内外有不同的室间质量评价计划可供临床实验室选择，如国际上有世界卫生组织（WHO）、国际临床化学协会（IFCC）、英国的NEQAS和美国临床病理家学会（CAP）的EQAS计划等。在我国国家级室间质量评价计划的实施机构为国家卫生健康委员会（原卫生和计划生育委员会）下属临床检验中心，各省、市级卫生行政部门下属的临床检验中心均可开展室间质评工作，临床实验室可以根据自身的需求选择不同的室间质量评价计划。在实验室申请医学实验室质量和能力认可时，CNAS规定应优先选择参加获认可的能力验证提供者的能力验证计划，当无获认可提供者提供的能力验证计划时，优先参加卫生系统权威机构（省部级）提供的实验室间比对（室间质评）。

（二）室间质量评价的实施

实验室应在每年适当的时候订制下年度的室间质量评价活动计划，应满足计划规定的项目、频次,预先订购足量的室间质量评价样本并按要求妥善保存。室间质量评价样本必须由进行常规检测的人员测试,工作人员必须使用实验室的常规检测方法检测室间质量评价样本,以保证室间质量评价的样本与常规标本处理方式相同。实验室检测室间质量评价样本的次数须与常规检测病人标本的次数一致,以保证能够真实反映实验室常规的标本检测状态。在规定回报室间质量评价结果截止日期之前,实验室之间不能进行关于室间质量评价检测结果的交流,也不能将室间质量评价标本送至另一实验室进行检测。

室间质量评价样本检测完成后,应及时把检测结果按照要求(如根据方法学、检测系统等入组)回报给组织者。

(三)室间质量评价的结果分析

当得到不合格的室间质量评价成绩,实验室必须组织相关人员进行适当的培训并对导致室间质量评价失败的问题进行纠正。对不合格室间质量评价成绩的检验项目或室间质量评价活动必须采取纠正措施,并对其进行记录。

未通过 EQA 的常见原因有:①校准或系统维护计划失败;②室内质量控制失控;③实验室操作人员的能力缺陷;④结果评价、计算或抄写错误;⑤ EQA 样本处理不当或样本质量存在问题;⑥ EQA 组织者公议值或靶值不准确等。

室间质量评价也存在有局限性,主要表现在以下几个方面。

1. EQA 的评价结果往往并不能代表实验室的正常水平,而是其最好水平。一般实验室为了得到较好的 EQA 成绩,多选用技术最好的实验人员,采取多次检测,上报最理想的结果。

2. EQA 质控品的基质效应、添加物的影响、运输过程中质控物变质、EQA 结果的计算或换算错误、检测系统的差异(统计结果时未按检测系统分组)、靶值的确定出现偏差等都可能影响 EQA 的评价。因此,EQA 成绩偶然不良不一定就说明实验室质量不好。

3. EQA 的结果不能反映检验前过程和检验后过程存在的问题。

4. EQA 的整个流程时间较长,其结果具有滞后性,导致被考核的实验室不能及时得到反馈结果,并及时纠正存在的偏差。

EQA 只是实验室质量评价的一部分,它并非评估实验室质量的唯一方法。而且某一项目不合格并不能说明实验室一定就存在问题。在有些研究中,约 1/4 不合格 EQA 结果未能揭示其实际原因。

(四)无室间质量评价计划项目的替代方案

通常,实验室至少应参加一项正规的室间质量评价计划,但其往往不能覆盖所有的检测项目,例如骨骼肌抗体、胰多肽、某些药物、游离激素等。为保证这些项目的检测能力,国家卫生健康委员会(原卫生和计划生育委员会)颁布了《无室间质量评价时实验室检测评估方法》(WS/T 415—2013)。该文件要求,在适当、可行的条件下使用替代评价方案来验证检测项目的可靠性。

以下是几种替代的方案:

1. 分割样本程序,即将同一样本分成多份,进行实验室内部不同设备之间的比对、实验室内部人员之间的比对和实验室间的比对。

选择与其他实验室比对时,应规定比对实验室的选择原则,即首先选择使用相同检测方法的配套系统的同级别或高级别医疗机构的实验室。比对的方式采用判断检验结果的可接受性,并在比对样品数量、比对频率、判定标准等方面满足相应要求。

2. 分析厂商校准品或正确度控制品。

3. 复审样品程序,将同一样本分装保存,定期检测以评估重复性和稳定性。

4. 分析病人数据,包括浮动均值法和参考区间评估。

5. 进行临床相关研究。

五、其他因素的质量控制

(一)实验室环境、设施和设备

实验室应有充足的空间、洁净的环境、稳定的湿度和温度、良好的采光与通风设施等;实验室的免疫分析仪应定期进行维护、保养、校准;临床免疫检测项目涉及的其他设备,包括温度计、湿度计、离心机、移液器、孵育箱、酶标读数仪、全自动检测设备等,均应由权威计量机构或生产厂家进行定期校准,以保证检测结果的准确性。

(二)人员培训

专业技术人员是影响实验室检验质量的重要因素之一。如果检验人员没有扎实的专业知识、熟练的操作技能、丰富的临床相关知识以及一切为病人服务的职业道德,将很难保证检测结果的可靠性。因此,临床实验室应定期组织相关人员进行业务学习和培训,建立合理的考核机制,评估操作人员的专业能力。

(三)文件管理

临床实验室必须建立标准的管理体系并形成文件,包括质量体系、程序性文件、标准操作规程以及运行过程中产生的大量记录。规范的文件管理是实验室质量体系重要的环节,也是规范免疫学检测流程、实现全程监控,以及有利于实验室自我完善、持续改进的基本保证。

第六节 检验后过程的质量控制

检验后过程(post-examination processes)质量控制是指在完成样本检测后,为保证检测结果准确、真实,并转化为临床能直接应用的诊疗信息而建立的质量控制措施和方法,主要包括三个方面:检验结果的确认、审核与发放;检测后样本的保存与处理;为病人和医护人员提供咨询服务。分析后质量控制是全面质量控制的最后环节,如果管理不当,将使分析前、分析中的质量保证前功尽弃。

一、检验结果的确认、审核与发放

检验人员是确认检验结果的关键,他们一定要有坚实的理论基础、熟练的检测技术、丰富的临床经验和强烈的责任心,这样才能保证检验报告的准确性,并获得医生和病人的信任。值得注意的是室内质控、室间质评成绩均具有局限性,并不能完全代表实验室检测结果的准确性。

确认检验结果的前提是首先要保证样本的采集、运送、处理符合要求;排除检测的干扰因素;分析仪器运转正常;检测试剂质量合格;检测人员操作无误;室内质控在控。检验报告的审核与发放要关注以下重点:

(一)检验结果的审核

检验报告的审核应关注病人完整的信息、样本信息、申请医生姓名、结果报告时间、检测项目与检测结果、参考区间与异常提示等要素。在操作人员给出检验结果后,还需要有资质的检验人员予以复审并签名,必要时应联系临床医护人员,结合临床资料作出进一步决定。目前国内绝大部分医疗机构内的临床实验室使用了医院信息系统(HIS)和实验室信息系统(LIS),最大限度地避免了信息录入环节产生的差错。

(二)危急值报告制度

危急值是指某一检测项目的结果对临床诊断、治疗和预后具有决定意义,临床必须及时作出处理的阈值。实验室应根据国家卫生健康委员会(卫生和计划生育委员会)颁布的《患者安全目录》选择危急值项目,与临床协商确定合理的危急值范围并建立报告制度,此制度一旦建立,实验室必须严格遵照执行。如果在某一段时间内,同一病人同一检测项目连续多次出现相同检测结果,实验室也可与临床医护人员沟通,适当减少报告频率。

(三)报告周转时间

检验报告的及时性是分析后阶段的重要指标之一,报告时间的延迟不仅可能耽搁病人的诊疗,增加病人的经济负担,也可能危及病人的生命安全。美国的 CLIA'88、我国的《医疗机构临床实验室管理办法》都对检验报告的及时性提出了明确要求。实验室可以通过相关措施,如加入促凝剂/分离胶等加快血清/血浆的分离、优化样本的采集和运送流程,以及完善实验室信息传输系统等缩减报告周转时间(turnaround time, TAT)时间。

(四)报告自动审核

许多实验室在 LIS 功能不断完善的基础上,利用中间件(middleware)建立了检验报告自动审核系统(results auto-verification system),通过设立"确认范围条件"、"历史审核条件"、"逻辑判断条件"、"危急值判断条件"等特定规则(即与病人历史结果比对、与参考区间比对、逻辑判断、危急值判断等)实现了部分检测结果的自动审核。报告自动审核系统不但能使报告的审核更为准确,也缩短了 TAT,同时还能大大降低审核者的工作量,使他们把注意点集中于需要特别关注的检测结果上。在实施自动审核的过程中,实验室应定期评估自动审核系统的准确率,如果与人工审核的符合率≥95%,提示既定的规则可以接受。否则,应及时修改自动审核规则,确保自动审核结果的正确性。

二、检验结果的解读

实验室有义务为病人和临床医护人员对检验结果提供相关咨询和解释,以使检验信息在临床诊断和治疗中发挥更大的作用。在提供咨询服务时,检验人员(包括检验医师)应根据临界值、参考区间以及医学决定水平对检测结果进行综合分析,对由于检测系统、疾病转归、样本质量、检测性能等因素对检测结果的影响做出必要解释。

(一)样本质量

当检测结果与临床不符时,可首先考虑样本的质量问题,如病人状态、样本采集、保存和送检、样本中的干扰因素(如溶血、脂血、黄疸)等情况。如果确认样本质量存在问题,应重新采样进行复检。

(二)窗口期

在病原体感染或炎症初期,其相关标志物在体内含量较低,此时临床常用的检测方法的灵敏度难以检测这些标志物,检测结果往往为阴性,这一时期也被称为感染(炎症)的窗口期。另外,有些病原体在机体免疫的作用下,其抗原或抗体含量随着时间变化而出现波动,在检测时出现忽阴忽阳的现象。实验室应向临床医生或病人作出解释,并应告知间隔一定时间后再进行复查。

(三)临界状态样本的复检

免疫学定性试验的结果常以阴性(非反应性)或阳性(反应性)来报告,阳性和阴性之间的确定基于临界值(cut-off value, COV)。临界值是鉴别、判断特定疾病、状态或是被测定物存在或不存在的界限的数值或量值,其上移或下移会导致假阳性或假阴性结果的出现,因此确定合适的临界值对减少假阳性和假阴性具有重要意义。但是,由于某些原因,如不同试剂盒批号间的临界值存在差异、病原体变异后分析物浓度下降,以及病人个体差异等原因,导致定性试验的结果变异较大,往往使临界值附近存在一个结果可疑区间(或不确定区),实验室常称为"灰区"。

对于处于临界值范围的样本,不同实验室常常给出不同的检测结果,这就容易导致临床或是病人的质疑,因此要求实验室设定合理的临界状态复检范围,处于临界值范围的检测结果必须进行复检。例如,用 ELISA 方法检测 HBsAg、HBeAg、抗 -HCV、抗 -HAV IgM、抗 -HEV IgM 等感染标志物临界状态的标本均应复检,如使用商品化试剂盒时应以试剂盒所附说明书的要求进行,不得小于规定的复检范围。另外,实验室用化学发光、电化学发光、时间分辨荧光方法检测 HBsAg、HBeAg、抗 -HCV 等项目时也至少应遵从制造商推荐的要求制定复检规则,并记录复检结果,归档保存,便于查对。

当复检结果为阳性,应报告"阳性";当复检结果为阴性,则报告"阴性"。如果复检结果仍然处于"灰区",实验室应采用确认试验或跟踪检测进行确诊。如 HIV 抗体、HCV 抗体初筛试验为阳性时,需要通过确认实验(如免疫印迹法或核酸扩增法等)或追踪检测来进一步确定到底是阳性还是阴性。

(四)测量不确定度

检测系统的偶然误差和系统误差是客观存在的,不精密度和偏移也无法消除。因此,临床实验室应尽可能使用可溯源的检测系统(仪器、试剂、校准物等),最大限度地减少测量不确定度(measurement uncertainty)。一般在检验报告中并不表述检验结果的测量不确定度,只在分析结果时用作参考。比如:比较同一病人两次结果是否存在差异或当样本检测结果接近医学决定水平时、或是在临床咨询和解释检验结果时,有必要考虑到并阐明测量不确定度。

（五）医学决定水平

医学决定水平是指对疾病诊断（排除或确认）或对一些疾病（如急性心肌梗死）进行危险分层或分级、分类，或是有助于临床预后作出估计，或是对治疗起关键作用、临床上必须对此采取措施的被测物的浓度。对于有些项目，在检验结果的解读时必须考虑测得值是否高于或低于其医学决定水平，这对临床从检验报告中获得合理、客观的检验信息，以采取适当诊疗措施意义重大。

（赵　缜　樊绮诗）

第八章 免疫测定相关技术

在前面所述的免疫测定技术的基础上，本章主要介绍部分常见的与免疫测定相关的技术和免疫测定衍生技术，以及在免疫测定领域具有发展前景和临床应用价值的新方法和新技术。同时，由于单克隆抗体的应用突破了原有仅限于制备体外诊断试剂和用于科学研究的局限，目前已经应用于一些疾病的治疗中，本章也对单克隆抗体用作免疫治疗作相应介绍。

第一节 免疫组织化学与免疫细胞化学

免疫组织化学(immunohistochemistry, IHC, 简称免疫组化)与免疫细胞化学(immunocytochemistry, ICC)是与免疫测定相关的经典技术，在生物医学研究和临床病理诊断等方面应用广泛。IHC与ICC基于抗原抗体反应原理，结合组织化学或细胞化学技术，检测组织或细胞内多肽、蛋白质或细胞膜表面抗原和受体等，来确定这些物质是否存在，以及它们的表达和分布特点。

一、免疫组织化学

(一)免疫组织化学原理

IHC是应用标记的特异性抗体在组织原位通过抗原抗体相互作用和组织化学呈色反应，在显微镜下观察细胞或组织中抗原抗体复合物，对相应抗原或某些化学成分进行定位、定性或定量测定的技术。IHC可以检测组织或细胞中的蛋白质、多肽、氨基酸、受体、酶、激素等抗原成分，也可以对多糖、磷脂以及核酸等成分进行检测。

IHC免疫组化中抗体的选择是检测中的关键因素。常用的抗体有单克隆抗体和多克隆抗体。多克隆抗体的抗原专一性较差，非特异性反应较为明显，效价不稳定。基于IHC对于检测特异性的要求，目前应用的抗体多为单克隆抗体。虽然其制备复杂，价格昂贵，抗体效价也相对多克隆抗体较低，但单克隆抗体属于纯度较高的均一抗体，多是针对抗原某一特定的决定簇，因此特异性较好，发生交叉反应的现象较少，标记结果可靠且重复性也优越于多克隆抗体。用于IHC的单克隆抗体主要来源于兔、小鼠和大鼠的抗体，也有部分人源化单克隆抗体。

临床上常用的IHC单克隆抗体按照抗原的来源可分为以下几类：

1. 上皮细胞来源的抗原　如位于细胞胞质或胞膜上的细胞角蛋白（cytokeratin，CK）是一种中间丝蛋白，是上皮细胞或上皮细胞来源的肿瘤较特异的标记物，如上皮细胞膜抗原（epithelial membrane antigen，EMA）、上皮特异性抗原（epithelial specific antigen，ESA）等。前列腺特异性抗原（prostate specific antigen，PSA）和前列腺酸性磷酸酶（prostate acide phosphatase，PSAP）等也属于上皮细胞源性标记物。

2. 软组织来源的抗原　如位于胞质中的波形蛋白（vimentin）、来源于肌型细胞的肌动蛋白（actin）、结蛋白（desmin）等。

3. 血管来源的抗原　主要分布于上皮细胞、单核细胞和T细胞内，多数属于人类白细胞CD抗原类，如T细胞表面的CD_4、CD_8等。

4. 神经内分泌组织来源的抗原　如S-100，嗜铬细胞素（chromogranin A，CgA），神经元特异性烯醇化酶（neuron specific enolase，NSE）等。

5. 肿瘤相关抗原　与肿瘤发生或转移相关的蛋白，如P53、EGFR等；肿瘤增殖相关指标，如核抗原（Ki-67）、增殖细胞核抗原（PCNA）、周期素（cycling）等；肿瘤靶点治疗和预后的相关指标，如HER2、EGFR、ER、PR等；肿瘤耐药性指标，如谷胱甘肽转移酶π（GSTπ）、拓扑异构酶Ⅱ（TOPOⅡ）、多耐药基因蛋白（P-Gp）、核抗原（Ki-67）等。

免疫组化的检测依赖于反应体系中标记物的显色或是显影，主要的标记物有酶（辣根过氧化物酶或碱性磷酸酶）、荧光素、胶体金、铁蛋白、放射性核素等，其中应用最广泛的是免疫酶检测和免疫荧光检测。免疫酶检测以酶标记抗体与组织或细胞内的抗原作用，再加入酶的底物，生成不溶性的有色产物或具有一定电子密度的颗粒，通过光学显微镜或电子显微镜，对细胞表面或细胞内各种抗原成分进行定位分析。免疫酶标记的检测方法较荧光检测具有更多优点，如定位更准确、对比度好、标本更适宜长期保存等，所以是临床应用中最主要的免疫组化方法，而荧光标记更多则是用于细胞生物学等科研领域。

免疫细胞化学是免疫组化的一种类型，原理与其相同。根据标记方法的差异把ICC技术分为免疫荧光化学技术、免疫电镜化学技术、免疫酶化学技术等。其中免疫荧光细胞化学是在研究领域应用比较广泛的技术，以荧光素为标记物，用荧光抗体示踪或检查抗原的方法为荧光抗体法；以荧光抗原标记物示踪或检查相应抗体的方法为荧光抗原法。常用的荧光素有异硫氰酸荧光素（FITC）、四乙基罗达明（RB200）、藻红素R、花青素（Cy2，Cy3，Cy5）等。此外，组织或细胞可以进行多种荧光标记，在保持细胞正常形态下，多种荧光标记可以观察细胞内部各种结构的毗邻关系，如线粒体、内质网、细胞膜等，以及蛋白质的相互作用，也可用于观察组织或细胞的三维构象。

（二）免疫组织化学的临床应用

IHC在生物医学和临床医学领域都有广泛应用，主要表现在以下几个方面：

1. 确定组织细胞来源　临床上鉴定疾病类型，往往需要追溯到病变组织或细胞的来源。IHC能够保持组织和细胞原有形态，尤其对于一些形态上难以识别的细胞，通过标记组织特异性抗体来确定细胞类型，其特异性和准确性均较高。如上皮细胞表达的角蛋白、淋巴细胞表达的CD抗原等，均能很好提示病变细胞的来源和种类，是临床确定组织和细胞类型的重要辅助手段，尤其在确定肿瘤细胞来源等方面更能体现其优势。

2. 肿瘤诊断、分期和预后　IHC在肿瘤的诊断、分期、分化表型以及指导治疗和预后等方面具有不可替代的作用，至今仍为临床肿瘤诊断的"金标准"。IHC便于了解肿瘤细胞的分化程度,鉴定病变性质,发现微小病灶,探讨肿瘤起源或分化表型,确定肿瘤分期,辅助疾病诊断,指导治疗和预后等。近年肿瘤治疗中所提倡的精准和个性化诊断中,IHC 同样发挥着巨大作用,如乳腺癌病人的个体靶向治疗主要是针对 c-erb B2/HER2,只有 HER2 表达阳性的病人才能被确定是适用于单抗靶向治疗,而 IHC 和 FISH 技术是临床上测定 Her2 基因或蛋白表达的重要方法。

3. **回顾性研究**　由于组织蜡块保存时间长,能连续切片进行对照观察,因此 IHC 特别适用于回顾性研究,如肿瘤的研究中,常常使用大量的组织蜡块标本进行流行病学分析,以及临床分期或预后与某些基因或蛋白相关性的回顾研究等。此外,由于组织中抗原定位准确,可以在同一组织中对不同抗原进行定位观察,因此可以将形态观察与功能研究相结合,对病理机制的深入研究具有很好的应用价值。

二、组织芯片

随着生物芯片技术的成熟,组织芯片可以在相同的条件下,一次性进行大量组织样本的 IHC 检测,可提供不同组织来源、不同器官类型以及不同疾病状态下的组织抗原表达情况。

(一)组织芯片基本原理与制备

组织芯片(tissue biochip)也称组织微阵列(tissue microarray, TMA),属于一种特殊的新型生物芯片。它将数十至数千个不同个体的组织样本按照预先设计的顺序,固定在微小的玻片表面形成微阵列,进行同一目的蛋白的原位组织学检测。组织芯片的检测原理与免疫组化相同,是通过标记的特异性抗体进行组织中抗原定位、定性或定量的检测技术。与常规 IHC 所不同的是,它提供了快速的、高通量的免疫检测,能够一次性有效地完成大量生理或病理标本中相应蛋白质与疾病关系的研究,对疾病的诊断、治疗靶点定位以及抗体和药物筛选等方面具有重要的实用价值。

组织芯片可以制成多种微缩组织学或病理学"图谱",如正常组织的芯片、不同病理类型的肿瘤组织芯片、同一组织类型的肿瘤组织芯片、少见疾病的组织芯片等。组织芯片的类型多样,以结肠癌为例,有不同生存期和随访期结肠癌芯片、结肠腺癌和癌旁组织芯片、各种类型的结肠癌芯片、不同结肠癌病程的组织芯片、结肠黏液腺癌芯片、结肠腺瘤癌变和浸润癌芯片等几十种类型,为肿瘤的相关研究提供了理想的技术平台。同时,实验动物组织和实验细胞株也可以制备组织芯片。

芯片的制备与单个切片的制作原理类似,只是数量上的差异。组织芯片的样本来源主要是组织的石蜡切块或冷冻样本,现多采用机械化的细针穿孔技术。用细针直接穿刺石蜡样本(供体蜡块)以获取小的圆柱形组织标本,并按照设计重新放置入一个空白的蜡块(受体蜡块)中,制作出组织芯片蜡块,再将此组织芯片蜡块切片后转移至载体玻片上,制作成组织芯片。细针取样的直径一般为 0.2~2.0mm,取样细针的直径越大,芯片上组织样本的数量就越少,理论上一片 45mm×25mm 大小的玻片可以容纳 40~2000 个组织点数。根据组织芯片的密度大小可分为低密度(点数 < 200 点)、中密度(200~600 点)和高密度(> 600 点)芯片。目前的组织芯片点数一般为 50~800 个,但实际上组织芯片不是密度越大越好,最常用的还是 60~100 个,组织直径 2mm 左右的为主,这样既有利于组织细胞形态的观察,也有助于更好地呈现免疫组化或原位杂交的结果。

组织芯片的检测与常规的 IHC 检测方法相同。标记的特异性抗体与组织样本中的抗原进行特异性反应,再通过 HE 或一些特殊方法进行染色,如抗酸染色、阿利新蓝 / 糖原(AB/PAS)、糖原 PAS、Warthin-Starry 染色等。实验完成后组织芯片的每一个组织点最终都可以得到相应的免疫组化结果。同时 DNA、RNA 和 miRNA 可以采用原位杂交、原位 PCR 或 RT-PCR 等技术进行检测。

近年随着技术的发展,出现了新一代组织芯片(next-generation tissue microarray, ngTMA),它将组织学专业内容和数字化病理技术以及自动化组织芯片技术相结合,更加精确地对靶组织区域或细胞类型进行定位,尤其有助于肿瘤微环境的病理机制研究。

(二)组织芯片的应用

目前商品化的组织芯片包括人组织标本、实验动物、细胞等。人源性组织芯片种类最多的还是肿瘤组织芯片,几乎囊括了各种类型的肿瘤。肿瘤的组织芯片根据不同需要也有低密度、中密度和高密度等不同点数的规格,通常同时还提供完整的临床资料,包括临床分期、病理分级、转移与否、随访时间、生存资料等。随着组织芯片制备技术的不断发展,现在可以根据检测的不同目的和需求,设计和制备特定的组织芯片,向"菜单"模式转化。

组织芯片具有高通量、并行性、节约组织材料、实验条件一致,实验误差较小、实验结果可比性好等优点,因此在生物医学研究和临床医学领域应用已经非常广泛。

1. **肿瘤组织芯片的应用**　肿瘤组织芯片是目前组织芯片应用最多的领域,对于检测肿瘤相关蛋白的表达非常有效,如 ERRB2、P53、MYC 等;也可以用于筛选有效的与肿瘤发生发展和预后相关的标志物,尤其与基因芯片联合使用,两者之间存在很好的互补作用,是研究肿瘤有效的策略。基因芯片一次可以对数万个基因进行筛选,得到与肿瘤相关的候选基因,再通过组织芯片对候选基因进行筛选或通过组织芯片进一步在蛋白质水平进行确认和深入研究。

2. **药物研究和筛选**　研究药物对关键靶蛋白在组织中表达的影响是药物开发和研究中重要的方面。美国 FDA 要求一种药物的研发需要其在 32 种不同器官组织中的表达状况的实验结果,因此组织芯片的检测特点非常适合用于药物筛选靶蛋白的高通量研究,可避免大量组织样本的重复性工作。

3. **其他**　商品化的抗体或探针的特异性和敏感性对试剂的性能乃至检测结果影响很大,因此必须对抗体或探针的有效性进行验证。过去需要对大量样本进行检测,存在工作量巨大、组织标本用量大等问题,组织芯片则能节约大量实验材料、实验成本和工作时间。

实际上,组织芯片对于免疫组化的质量控制和标准化同样具有重要作用。将一个组织芯片蜡块连续切片,分送到不同的实验室进行相同的抗体染色,用以 IHC 质量控制,这是国外实验室在 20 世纪 90 年代就已经开展的质量控制和标准化操作,未来组织芯片在我国的 IHC 的质量控制等方面还将起到更大的作用,并且有更广阔的应用前景。

第二节　免疫测定的衍生技术

本节所述的"免疫测定的衍生技术"是指在免疫反应的基础上衍生和扩展的免疫技术,如免疫测定与磁珠或离心技术结合用于蛋白质的分离、免疫沉淀与聚合酶链反应结合以提高抗原检测的灵敏度、免疫测定技术与细胞芯片或细胞培养融合衍生的高敏感性和高特异性的免疫分析方法等。这些衍生技术极大地丰富了免疫测定的种类,具有很大的应用潜力。

一、免疫沉淀与免疫共沉淀

免疫沉淀(immunoprecipitation,IP)和免疫共沉淀(co-immunoprecipitation,Co-IP)技术是进行蛋白质分离和鉴定的重要方法。

(一)免疫沉淀与免疫共沉淀基本原理

免疫沉淀是利用抗原抗体的特异性反应将抗原(靶蛋白)从混合物中沉淀下来,以达到分离、纯化和富集靶蛋白的作用,这是一种初步分离靶蛋白的常用方法。

免疫沉淀中需要使用 Protein A 或 Protein G 作为抗体与磁珠或琼脂糖连接。Protein A 来源于金黄色葡萄球菌,有 5 个可以与抗体 IgG 中 Fc 段特异性结合的结构域(现也有重组的 Protein A,对空间位阻作改造后,通常与抗体的结合能力更强),Protein A 与抗体的结合能力更重要的是依赖于抗体自身特点、种属、亚型等。Protein G 主要来源于链球菌的胞壁蛋白,可以通过 Fc 段与多种种属的 IgG 结合。与 Protein A 相比,Protein G 具有更广泛的特异性结合抗体的能力,但其与人的 IgG1~IgG4 结合更强。为了达到更好的沉淀效果,在使用时可以用 Protein A 和 Protein G 的混合物沉淀蛋白质。

免疫共沉淀与免疫沉淀原理相同,都是利用抗原抗体专一性相互作用,所不同的是免疫共沉淀过程中,靶蛋白的分离与沉淀是通过另外一个与之发生相互作用的蛋白质来实现的。当细胞在非变性条件下被裂解时,由于许多蛋白质未遭到破坏,使得蛋白质与蛋白质之间的相互作用被保留。当使用 X 抗体免疫沉淀蛋白质 X 时,在细胞内与蛋白质 X 本身存在相互作用关系的蛋白质 Y 同时也被沉淀下来。这种使用一种抗体沉淀某一种蛋白质时,另外一种蛋白质也同时会被沉淀下来的技术就是免疫共沉淀技术(图 8-1,彩图见文末彩插)。

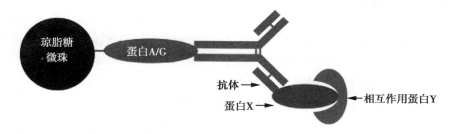

图 8-1　CO-IP 作用原理

目前微珠技术尤其是磁微珠技术是 IP 或 Co-IP 中应用最广泛的分离方法。免疫共沉淀时首先使用针对蛋白质 X 的特异性抗体,会捕获在细胞内本身存在着相互作用关系的蛋白质 X- 蛋白质 Y,因此形成了"抗 X 抗体 - 蛋白质 X- 蛋白质 Y"复合物,再加入针对 X 抗体的连接着磁性微珠的 Protein A 或 G,在磁场作用下富集此复合物,从而能将蛋白质 X 和蛋白质 Y 一起从混合物中沉淀、分离出来。去除上清液后重新收集复合物,再用 SDS 等方法将蛋白质变性,断裂蛋白质 X 和蛋白质 Y 之间的连接,使蛋白质 X 和蛋白质 Y 以单体形式重新游离出来。

免疫共沉淀可以与其他技术结合(SDS- 聚丙烯酰胺凝胶电泳)来确定蛋白质分子量,或通过 Western 印迹杂交技术、质谱技术等进一步对蛋白质进行定性或定量分析。

(二)免疫沉淀与免疫共沉淀的特点与应用

免疫沉淀可用来分离、富集和纯化蛋白质,但这仅仅是一种初步的分离,因为 IP 沉淀下来的蛋白质纯度不高,多数情况下含有多种与抗体直接或间接结合的蛋白质或其他成分(如核酸等),尤其当使用的沉淀抗体是多克隆抗体时,更容易出现非特异性沉淀,使得后续检测的背景很高。

免疫共沉淀是研究体内蛋白质相互作用的经典途径,被用于蛋白质的分离和鉴定,以及蛋白质之间的相互作用研究(如确定转录因子与靶蛋白的相互作用等)。与 GST-Pull Down 和酵母双杂交系统相比,Co-IP 具有明显的优势,得到的目的蛋白是经过翻译后修饰的一种天然蛋白,展示了体内生理状态下蛋白质之间的相互作用,结果可信度更高。此外,Co-IP 还可以筛查和鉴定新的蛋白质,也可以用于低丰度蛋白质的富集和浓缩。

免疫共沉淀也存在一些不足:① Co-IP 的基础是蛋白质之间紧密的结合,对于结合比较疏松的蛋白质,沉淀效果不够理想;②蛋白质的相互作用可能会封闭某些蛋白质表位,导致特异性抗体不能起到沉淀蛋白质的作用,出现假阴性结果;③ Co-IP 是在自然状态下的蛋白质相互作用,因此不同时间和不同处理方式可导致结果差异很大,重复性不佳,需要进行大量重复实验加以验证。

二、免疫 PCR

免疫 PCR(immuno-PCR)是将免疫反应与聚合酶链反应(polymerase chain reaction,PCR)结合起来的方法。免疫 PCR 主要有两种技术形式,一种是在 ELISA 基础上建立的免疫 PCR 技术(ELISA-PCR),另一种是基于磁珠捕获的免疫捕获 PCR 技术(immunocapture-PCR,IC-PCR)。

(一)免疫 PCR 基本原理

1. ELISA-PCR 与其他免疫技术中多使用酶、荧光素或放射性核素等进行标记不同,免疫 PCR 是以 DNA 标记抗体,利用 PCR 可高效扩增 DNA 片段的特性,大大提高了免疫反应的灵敏度。因此,ELISA-PCR 技术的关键是用 PCR 扩增一段 DNA 报告分子代替了 ELISA 反应最终的酶催化底物显色的步骤。

ELISA-PCR 需要一个与 DNA 报告分子和抗体都能结合的连接分子,使 DNA 分子能特异地结合到抗原抗体复合物上,形成 DNA-抗体-抗原复合物,再通过 PCR 或定量 PCR 技术扩增 DNA 靶分子,对抗原进行定性或定量测定。其中构建连接分子是一个重要步骤,它的特异性和均一性会对 PCR 结果有很大影响。目前认为链亲合素作为连接分子效果比较理想,一端可以连接 protein-A 或 G,另外一段可以通过生物素连接 DNA 分子。

ELISA-PCR 过程需要待测抗原、单克隆抗体、连接分子(protein A-链亲合素)、生物素化的 DNA 分子等,主要由 ELISA 和 PCR 检测两个部分组成。

(1)ELISA:首先用待测抗原包被微孔板孔,加入相应的特异抗体形成抗原抗体复合物,再加入 protein A-链亲合素连接分子。反应体系中 protein A 可与抗体 IgG 结合,链亲合素与构建的质粒 DNA 连接,如含有生物素标签 pUC19 质粒(Biotin-pUC19),可将 DNA 报告分子间接地与固相免疫复合物连接。

(2)PCR 检测:以 DNA 报告分子为模板,扩增特定的核酸片段,可用普通 PCR 进行定性或定量 PCR 技术检测 DNA 报告分子初始模板量,它与抗原的含量成正比。为了能使后续 PCR 反应更加准确,减少步骤,尽可能使 ELISA 与 PCR 在同一反应管中进行,有些还可以直接用微孔板进行 PCR 扩增。

2. **免疫磁珠捕获定量 PCR**　免疫磁珠捕获 PCR 包括两个部分。

(1)免疫磁珠捕获:将针对病原体的特异性抗体包被在免疫磁珠上。为了减少非特异性捕获,单克隆抗体为最佳选择。不同大小的磁珠对抗体包被效果也有很大的差别,因此必须选择合适大小磁珠(50~5μm)。将带有抗体的免疫磁珠与待测细胞悬液孵育,使得抗原与免疫磁珠抗体充分反应,并在外加磁场的作用下捕获抗原抗体复合物以及病原体细胞。

(2)PCR 检测:通过免疫磁珠捕获而获得的复合物转移至试管中,直接裂解病原体细胞以获得 DNA 或将 mRNA 反转录为 cDNA,并以此为模板,进行实时荧光定量 PCR,以确定病原体是否存在,以及病原体核酸载量。

(二)免疫 PCR 的特点与应用

ELISA-PCR 具有敏感性高、特异性强的特点。这是由于 PCR 技术的高灵敏度特点使检测信号被放大,敏感性得以明显提高,理论上可以检测出 1~10 个抗原分子,比普通的 ELISA 可以提高 2 个数量级。而 ELISA 也在抗原抗体特异性反应的基础上进行 PCR 特异性扩增,使得免疫 PCR 比 ELISA 或普通 PCR 的特异性更高,如用免疫 PCR 检测结核分枝杆菌的敏感性达到 97%,特异性可达 100%。

ELISA-PCR 可用于抗原的定量检测,尤其是微量或痕量抗原,因而在食品与环境中致病菌的检测等方面具有很好的应用价值,如可明显提高食品中大肠埃希菌、沙门菌、霍乱毒素等的检出率,有效提高食品安全预警的能力。但目前 ELISA-PCR 产品多处于开发阶段,尚无系列的商品化试剂盒,因此还没有得到广泛应用,但它的应用前景不容低估,很有必要进一步完善免疫 PCR 的实验过程、标准化和试剂的研发。

IC-PCR 也是一种定量检测微量病原体抗原的高敏感性、高特异性的方法。它的主要优势在于所检测的是完整的病原体,对传染性疾病诊断、环境微生物鉴定以及流行病学研究等方面都有应用价值,尤其对于检测一些含量很少的病原微生物抗原具有重要的意义,在植物感染病毒等病原体的检测中应用非常广泛。

三、酶联免疫斑点试验

酶联免疫斑点试验(enzyme lined immunospot,ELISPOT)是酶联免疫吸附技术结合细胞培养的一种技术,用于在单细胞水平检测细胞因子的分泌,是定量酶联免疫吸附试验技术的发展和延伸。

(一)酶联免疫斑点试验基本原理

ELISPOT 是生物实验中常用的一种检测免疫细胞因子的试验。首先将待测细胞因子的特异性抗体(高亲和力、高特异性、低内毒性单抗)包被在细胞培养板底部或 PVDF 膜上过夜,加入免疫细胞及抗原刺激物孵育,在抗原或多肽等有丝分裂原的刺激下免疫细胞分泌细胞因子。局部分泌出的细胞因子将被培养板或膜上的特异性抗体捕获。移除细胞后,加入生物素标记的抗体与捕获的细胞因子结合,再用酶标的链霉亲合素与生物素结合,形成特异性抗体 - 细胞因子 - 生物素标记抗体 - 链霉亲合素复合物。当酶显色后,可在膜的局部形成一个个直径为 50~200μm 的紫色圆形斑点,每一个斑点代表在这个位置上的细胞曾分泌的相应细胞因子。根据最终计得的斑点形成细胞(spot forming cell,SFC)数目,并对应最初加入的细胞总数,即可计算出分泌细胞因子的阳性细胞频率。

(二)酶联免疫斑点试验的特点与应用

ELISPOT突破了传统的ELISA检测细胞因子的方法,操作更简单,结果更精确。ELISA检测的是游离在细胞体液中的细胞因子总量,但由于自身的生物特点和半衰期,细胞因子在体内不断被代谢或与靶细胞结合,因此实际上并不能十分准确地反映细胞内相应因子的水平。与ELISA相比,ELISPOT的每一个斑点代表一个细胞,可在显微镜下直接计数或使用分析系统计数细胞数量,从而可以计算出每个细胞分泌细胞因子的量,这种直接计算细胞因子的生成量明显比ELISA更有优势。

ELISPOT检测的是单细胞分泌,因此反映的是活细胞功能,同时这种单细胞水平的检测明显比ELISA或稀释法等测定细胞因子灵敏度更高,可以在几十万阴性细胞中找到一个分泌细胞因子的阳性细胞,是迄今为止最为灵敏的酶联免疫检测技术,灵敏度比传统的ELISA法高2~3个数量级。

目前ELISPOT技术主要用于分泌细胞因子的细胞的定量分析,对细胞分泌抗体或细胞因子能力进行评估,如B细胞分泌抗体功能检测、结核特异性抗原T细胞激活试验等。ELISPOT已广泛应用于临床疾病的免疫监测,如艾滋病、肿瘤、自身免疫性疾病、感染性疾病、移植等免疫监测,以及免疫显性表位鉴定和疫苗研发等。

第三节 基于免疫反应的细胞分离技术

免疫分选技术是通过标记的抗体将一种细胞从多种细胞样品中分离出来。目前常用的免疫分选细胞的技术有免疫磁珠分选术、流式细胞分选术、免疫密度离心技术等。

一、免疫磁珠分选术

免疫磁珠(immunomagnetic beads,IMB)也称免疫磁性微球,是在乳胶微球的基础上发展而来。IMB内部核心一般含有氧化铁(Fe_2O_3,Fe_3O_4)成分,形成均一的、超顺磁性的微球,少数是二氧化铬,但它的磁性比氧化铁弱。IMB外层有乳胶颗粒和功能基团,其中乳胶颗粒可以防止内部氧化铁接触试剂,而功能基团如氨基、羧基、羟基等,可以结合特异性蛋白质、抗体或DNA、RNA、凝集素等各种配基。

免疫磁珠分选术是将具免疫反应性的抗体包被在磁珠表面,在外加磁场中利用磁珠将表达相应抗原分子的细胞捕获,并与其他细胞分离的技术。免疫磁珠分选术的应用已经越来越广泛,成为细胞分选的重要手段,可直接在血液、组织液、体液以及细胞培养液中分选细胞,其捕获和分离的细胞可以用于细胞功能测定、分子检测或再培养。

目前商品化的免疫磁珠有两类:一种是包被针对特定细胞亚群单抗的磁珠,可以直接用于细胞分离;另外一种是包被链霉亲合素的磁珠,通过链霉亲合素与生物素标记的单抗结合,再与细胞表面抗原反应,形成抗原-生物素标记单抗-链霉亲合素磁珠复合物,从而间接捕获细胞。第二类免疫磁珠可根据需要选择各种生物素标记的单抗,因而使用更灵活,应用范围也更广泛。

（一）免疫磁珠分离术基本原理

目前免疫磁珠分离术主要通过识别细胞表面特异的抗原分子来分离细胞，最常用的是分化抗原决定簇（clusters of differentiation, CD）。免疫磁珠分离可分为正分选和负分选。

1. **正分选** 免疫磁珠结合待分离的细胞亚群，而不需要的细胞在上清液中，移除上清后即可收集到待分离细胞。正分选是一种应用广泛的免疫磁珠分离术，尤其对于数量较少的细胞亚群，通过正分选可以获得较高的细胞纯度。但正分选获得的分离细胞中既含有结合相应抗原的免疫磁珠，也存在过量的游离磁珠，在接下来的研究或检测中，需要首先去除免疫磁珠。此外，免疫磁珠与细胞表面抗原结合后可能会刺激细胞信号的级联反应，引起细胞活化。

2. **负分选** 将不需要的细胞群与免疫磁珠结合，而待分离细胞则游离在磁珠之外。负分选方法多不需要特异性抗体，但通常需要选择多种类型的抗体，磁珠的用量也比正分选法大，但这种方法更加简单、有效，尤其对于没有特异性抗原的细胞，可采用负分选法进行分离，如造血干细胞、祖细胞的分离等。此外负分选不需要去除磁珠，也不会激活细胞的信号途径。

（二）免疫磁珠分离术的特点

免疫磁珠不会改变免疫配基的生物活性和免疫反应性，保证了免疫配基的特异性生物识别。免疫磁珠体积很小，对细胞没有机械损伤，可与细胞结合形成稳定的复合物，在磁场中不会发生沉淀或凝集，因而分离过程简单。免疫磁珠的成分可以生物降解，不会影响细胞自身的生理功能，因此利用 IMB 富集和分离细胞后可以直接进行后续的免疫或分子检测以及细胞培养等实验研究。

免疫磁珠分离术是目前一种高效、易行的方法，理论上可以分离任何一种细胞，分离的细胞纯度可以达到 80%~99%，得率为 60%~90%，相当于流式细胞仪的分选效率。与流式细胞仪相比，磁珠分离设备简单，耗时极短，成本较低，具有明显的优势。虽然免疫磁珠分选目前不比流式细胞分选应用得更普及，但它已经显示出极大的潜力和应用前景。

免疫磁珠分离细胞时，可以将正选法和负选法联合使用，先用负选方法去除大量不需要的细胞，再选用特异性抗体进行富集和分离细胞亚群，这样可以极大地提高免疫磁珠分选的特异性和回收细胞的纯度。而目前更有利于提高细胞分选效率和纯度的方法是将免疫磁珠分离术与流式细胞分选术联合起来，把免疫磁珠分离细胞的方法作为流式细胞分选前的预分离，以提高流式细胞分选的效率。两者可以选择不同的抗原表位，即免疫磁珠结合的抗原与荧光标记抗体结合的抗原是两种不同的细胞表面抗原。但近年也有报道针对同一个抗原表位的"三明治"标记方法，即第一抗体使用荧光标记抗体，而第二抗体是针对第一抗体的带有免疫磁珠的抗体。与流式细胞分选联合使用时，应选择较小的免疫磁珠，因为分离后的细胞进入流式细胞仪，小磁珠既不会影响散射光，也不容易阻塞流式细胞仪。

（三）免疫磁珠分离术的应用

IMB 在细胞分离、微生物检测、蛋白质组研究、药物靶向治疗等众多领域迅速发展，成为目前最有广泛应用前景的技术之一。主要应用在：①分离与纯化细胞。②免疫学检测：临床可用于快速鉴定和诊断病原微生物。IMB 分离技术可联合其他技术，如 PCR、ELISA、化学发光、电发光等检测技术，对分离出的物质进行鉴定，能对不同类型的疾病进行诊断和分型。③药物定向释放的靶向载体：将药物固定在免疫磁珠上，在需要进行治疗的部位外加磁场，可以更准确地将药物运输到特定靶组织。在肿瘤治疗的研究中已经发现这种药物的输送方式能更有效地杀伤肿瘤细胞,提高药物疗效。

目前免疫磁珠分离术主要是用于分离与纯化细胞的作用,现以循环肿瘤细胞和干细胞的分离为例,阐述免疫磁珠分离术的实际应用。

1. 循环肿瘤细胞的分离 循环肿瘤细胞(circulating tumor cells, CTC)是指由原发肿瘤组织脱落后进入外周血的肿瘤细胞。CTC 含量较低,多数病人每 10ml 外周血中仅有 1~10 个循环肿瘤细胞。由于它携带原发肿瘤细胞的所有特征,对于临床上肿瘤的早期诊断、分子分型、判断疗效、评估预后和耐药性分析等具有重要的意义。

CTC 是肿瘤分子标志物研究的热点,但分离 CTC 难度较大。利用免疫磁珠从血液样本中富集 CTC,是目前最常使用的 CTC 分离方法。包括正选法和负选法。正选法包括免疫磁珠法和芯片法,负选法常用免疫磁珠法。

(1)免疫磁珠正选法:常用的免疫抗体是 EpCAM 抗上皮标志物单抗、N- 钙黏蛋白抗间质标志物单抗以及 Plastin3 抗上皮细胞和间充质标志物单抗等。本方法的缺点是无法获取全部 CTC,如使用 EpCAM 抗体仅能富集 EpCAM 阳性或 CK 阳性的 CTC 细胞,而 EpCAM 表达阴性的部分膀胱癌、黑色素瘤等 CTC 则无法被分离。

CellSearch 全自动免疫细胞分选仪是唯一通过 FDA 认证的免疫磁珠分选 CTC 的仪器,虽然它在临床应用中存在争议,但仍作为重要的参比对象用以评价 CTC 分离效率。CellSearch 分选的基本过程包括免疫磁珠分离细胞和荧光标记抗体检测两个部分,首先使用 EpCAM 抗体磁珠对上皮细胞进行富集,然后将富集的细胞固定,用 DAPI 荧光核染料以及 CD45(别藻蓝蛋白,APC)、CK8、CK18 和 CK19(抗 CK 藻红蛋白,PE)荧光抗体标记细胞,再用半自动 4 色荧光显微镜进行 CTC 鉴定和计数。当细胞形态符合肿瘤细胞特征,并 EpCAM(+)、DAPI(+)、细胞角蛋白 CK(+)、CD45(-)可被分类为 CTC,目前主要应用于乳腺癌、结直肠癌和部分前列腺癌的 CTC 检测。

(2)微芯片捕获法:在芯片上包被大量抗体,如 EpCAM 抗体的微阵列。血液样本流经芯片时,肿瘤细胞与芯片上的抗体结合在而得以捕获,多用于 EpCAM 或 CK 阳性的 CTC。其局限性与免疫磁珠法相同,即无法捕获全部特征的 CTC。

第一代 CTC 芯片是微流体硅芯片,称为 CTC-Chip,该芯片表面可以排列 78000 个包被抗体的位点,当血液流过芯片,其中的肿瘤细胞可以与芯片结合,理论上可从 10 亿个细胞中检测到一个肿瘤细胞,但该方法目前仅用于研究。第二代 CTC 芯片是 HB-Chip(herringbone chip),其特点是将光滑的表面改为带有凹槽的结构,当血液流经后可以形成微漩涡,可增大血液与抗体的结合面积,能够检出 90% 的 CTC。该技术还可以同时安装一个载玻片,将分离的肿瘤细胞直接进行病理学分析,更加可靠。

(3)免疫磁珠负选法:多使用抗 CD45 抗体,在磁场作用下,去除白细胞,从而富集 CTC。这种方法的最大优点是可以富集符合特征的全部 CTC,通常作为 CTC 的初选。

但是,无论采用哪种分离方法,为了确保 CTC 的富集和分离效率更高,不同类型肿瘤常使用多种不同抗体组合。例如,乳腺癌常用的混合抗体包括 Muc-1、HER-2、EpCAM、ER、PR;前列腺癌混合抗体是 EpCAM、Muc-1、CA-125、ERCC1;卵巢癌应用的混合抗体包括 Muc-1、HER2、EpCAM、ALDH1、Pi3K、AKT2 等。

2. 干细胞的分离 干细胞是具有多向分化潜能和自我复制能力的未分化细胞。人体干细胞的分离和培养主要是脐血造血干细胞、骨髓间充质干细胞、肿瘤干细胞等。脐血干细胞分离目前主要应用流式细胞分选技术,而含量很低的肿瘤干细胞和间充质干细胞的筛选最常使用的方法是免疫磁珠分选术。

肿瘤干细胞表面兼有干细胞和肿瘤细胞的特点,如:①干细胞特有抗原,如 CD133、CD90、CD44、ABCG2 等;②肿瘤相关标志物,如 CD33 是多种肿瘤干细胞表面标记物之一,这种 CD33 阳性细胞具有很强的体内致瘤能力,被用于肿瘤干细胞的筛选。

间充质干细胞在骨髓中数量非常少,约占整个骨髓有核细胞的 1/10 万,并随年龄的增加细胞数量逐渐减少。寻找高度特异性的表面抗原是有效地从骨髓中获取高纯度干细胞的关键因素。间充质表面抗原不具有专一性,它表达了间质细胞、内皮细胞和表皮细胞等诸多表面标志。主要包括:①黏附分子类:如 CD166、CD54、CD102、CD44、CD106 等;②生长因子和细胞因子受体:如 IL-1R、IL-3R、IL-4R、IL-6R、IL-7R、IFN-CR、TNF-A 等;③整合素家族成员:如 CD49a、CD49b、CD49c、CD29、CD104 等;④其他分子:如 CD90、CD105 等。

(四)其他

磁性纳米粒子(magnetic nanoparticles, MNPs)是一种具有顺磁性和体积效应的新型材料。MNPs 体积更小,达纳米级别,由磁性内核和高分子聚合物组成。其中磁性内核主要由铁、钴、镍等金属氧化物组成,最常使用的磁性内核是 Fe_3O_4 和 $\gamma\text{-}Fe_2O_3$,具有磁导向性,在外加磁场的作用下可以实现定向移动。磁性纳米粒子兼具有磁性粒子磁导向性、生物兼容性、量子尺寸效应和量子隧道效应等。

磁性纳米粒子的应用与免疫磁珠相同,但由于它体积更小,可以缩短免疫反应时间,并形成更加稳定的复合物,现多用于移植前富集祖细胞或干细胞、分离循环肿瘤细胞以及分离母亲外周血中的胎儿细胞等。磁性纳米粒子在药物定位运输、药物的靶向治疗、磁致过高热治疗和磁共振等方面更具有优势,它可以在外界磁场作用下通过毛细血管直接进入到靶组织,进行定位治疗,这大大提高了药物疗效,尤其可明显提高单抗免疫药物的治疗效果。

二、流式细胞分选术

流式细胞仪在免疫分析方面应用非常广泛,可利用荧光抗体进行免疫标记而快速分析细胞或分离细胞。本节主要侧重介绍基于荧光标记的流式细胞分选。

(一)流式细胞分选术基本原理

荧光活化细胞分选技术(fluorescence activated cell sorting, FACS)即在流式细胞仪上利用荧光标记抗体分选和分离细胞,也称流式细胞分选术。与流式细胞分析原理相同,FACS通过一系列限定的参数(如荧光强度、分子大小、细胞内颗粒分布等)以及细胞自身理化性质和免疫学等方面的特征参量,将待选细胞亚群从细胞群体中分选出来。流式细胞仪的标记荧光检测已由单色、双色荧光发展为多色荧光,最多已有 17 色荧光,这能更精确地识别和分选细胞。

最常用的荧光标记抗原是细胞膜自身的表面抗原或蛋白质,如细胞膜表面 CD 类抗原,以及细胞内携带的含有荧光标记的外源性质粒。流式细胞分选时,带有荧光的细胞通常是待分选的阳性细胞。

FACS 由电荷加载系统、超声压电晶体、液流断点监控系统、偏转电极、细胞收集系统和气溶胶控制系统组成。当经荧光染色或标记的细胞悬液进入流动室内,通过电荷加载系统将根据发射光荧光强度和波长等特征区分出的有特定荧光信号的目的细胞加载电荷。在流动室末端的高频压电晶体作用下，流动室高频振动，在鞘液的包裹和推动下，使带有正电荷或负电荷的细胞液滴形成连续均匀的单细胞液滴，并以一定速度从流动室喷口喷出。在高压条件下，带有电荷的细胞发生偏转落入各自的收集容器中，而其他未带电荷的细胞垂直落入中间的废液容器，实现细胞的分离。

（二）流式细胞分选术的特点和应用

流式细胞分选的速度为 5000 个细胞／秒 ~70000 个细胞／秒，分选纯度可达到 90%~99%，是目前最有效的细胞分选技术之一，被广泛应用于肿瘤干细胞分选、染色体分离、外周血细胞分离和稳转细胞株筛选等方面。

流式分选后的细胞仍有活性，能直接用于细胞培养、移植、核酸提取、PCR 扩增或原位杂交等。虽然细胞的活性会有所降低，可能会为后续的细胞培养等实验带来困难，但这仍是为构建稳转细胞株和检测细胞或基因功能而获取细胞的行之有效的方法。

利用流式分选术可以从母亲外周血或羊水中分离出少量胎儿细胞，进行胎儿染色体核型、基因突变等无创产前诊断，如地中海贫血、唐氏综合征、血友病等。胎儿有核红细胞内包含了胎儿全部的遗传信息，而在正常成人外周血中有核红细胞非常罕见，因此可以用作胎儿细胞流式分选的主要目标细胞。有核红细胞表面抗转铁蛋白受体 CD71、抗 HbF 抗体、血型糖蛋白 A 抗体等都可以用于分选胎儿细胞，但 CD71 除了在有核红细胞表达外，也可以在白细胞、母体有核红细胞等细胞表达。为了提高胎儿细胞分选的准确性，可以使用两种荧光素分别标记 CD71 和抗 HbF 抗体或抗血型糖蛋白 A 抗体，因为 CD71 和抗 HbF 抗体双阳性细胞，或者 CD71 和抗血型糖蛋白 A 双阳性的细胞被认为是胎儿细胞。虽然双荧光素标记的方法会减少分离到的胎儿细胞数量，但准确率可达到 98%。

此外，实验室芯片（lab-on-a-chip，LOC）中的微流控分离芯片就是基于流式细胞分选单细胞后进行基因芯片检测的技术，LOC 在生物和临床诊断领域应用前景广泛。

第四节　高通量免疫检测技术

高通量免疫检测技术广义上可分为固相免疫芯片和液相免疫芯片，它们都具有高通量、自动化、微型化等特点。免疫芯片技术可以大量减少样本和试剂的用量，可高通量平行地检测多种靶分子，信息含量大，是免疫测定技术发展的趋势和方向。

免疫组库技术是利用高通量技术测定不同情况下 T 细胞和 B 细胞的多态性，故将免疫组库的内容也列入本章介绍。

一、固相免疫芯片

（一）固相免疫芯片基本原理

固相免疫芯片以微阵列为基础，主要原理与 ELISA 类同。先将抗原分子或单克隆抗体固定于固相载体表面形成微阵列，在免疫复合物形成后，加入酶标记或荧光素标记（Cy3 和 Cy5）的第二抗体进行反应，再通过化学发光或 CCD、激光扫描系统进行分析。

传统的固相免疫芯片与其他新技术联合使用，可提高固相免疫芯片的检测性能和灵敏度，如滚环扩增技术、质谱分析技术等。免疫滚环扩增技术非常适合在蛋白质芯片的微阵列上进行,用一段寡核苷酸序列与第二抗体共价结合。当在芯片上形成抗原抗体复合物后,加入核酸标记的第二抗体,形成双抗体夹心反应,再以滚环扩增方式扩增这段核酸序列。滚环扩增技术与免疫芯片技术融合,既不影响芯片靶点的独立空间和抗原抗体的反应性,又能极大提高检测的灵敏度,使 PSA 的检测限可以达到 0.1pg/ml,细胞因子的检测可以达到 pg/ml 水平。

固相免疫芯片与质谱技术结合,使固定在芯片上的蛋白质或免疫反应复合物离子化,形成不同的质荷比。由于蛋白质之间质荷比的差异可产生不同的飞行速率,通过飞行时间质谱(time of flight, TOF)进行鉴定,目前质谱免疫芯片多用于筛选生物标志物。

(二)固相免疫芯片的特点与应用

固相免疫芯片与蛋白质芯片原理和特点相同,高通量、高信息含量、省时是它主要的优势,可以明显缩短检测时间,节省样本和试剂的用量。

目前已经有多种固相免疫芯片应用于临床检测,如肿瘤免疫芯片可使用单克隆抗体制备微阵列,同时检测十几种肿瘤标志物,为临床提供全面、客观的临床依据。结核分枝杆菌蛋白质芯片可以将 3 种不同的结核分枝杆菌特异性抗原制备微阵列,以免疫金标记 IgG 抗体,可以在固相膜直接显色而获得结果,这种方法简单、快速,特别对于痰涂片阴性的病人,可提高检测灵敏度,此外对肺外结核也具有较大的临床诊断价值。

二、液相蛋白芯片

液相芯片(liquid chip)是一种基于免疫微球的高通量免疫检测技术,它将流式细胞技术与免疫微球相结合,实现了对可溶性成分的高通量分析,是一种均相微球免疫分析系统。虽然液相蛋白芯片无法完全取代固相芯片,但它在很多方面具有更大的优势,尤其在 POCT 检测领域有极大的应用前景。

(一)液相蛋白芯片基本原理

目前液相蛋白芯片主要包括两类,一类是多指标同步分析技术(flexible multi-analyte profiling, xMAP),结合了流式细胞分析和芯片技术,另外一类是流式微球阵列(cytometric bead array, CBA),结合了流式细胞分析和 ELISA 技术。

1. xMAP　是一种液相悬浮芯片,以直径 5.6μm 的乳胶微球(聚苯乙烯材料)为核心作为反应载体,悬浮于液相体系中。每一个微球都有一个色彩编号,含有 2~3 种不同的红色分类荧光染料,根据不同红色荧光染料比例的差异可以组合成 100~500 种以上不同颜色的微球。每一个微球可以偶联一个特异性的抗体,形成一个高通量检测的蛋白芯片。偶联特异性抗体的微球与样本蛋白质抗原(待测分子)反应后,加入荧光素(如绿色荧光)标记的第二抗体(检测抗体或报告分子)。当微球流经多功能流式点阵仪的液流系统,首先通过第一束红色激光,对微珠进行"身份"识别,后经过第二束激光激发,对绿色荧光信号的强弱进行检测和比较,经软件分析后计算得到每一种待测蛋白质的含量。这样通过确定微球基质上的报告荧光分子数量,即可确定被检测物的种类和数量。Luminex 公司在 xMAP 基础上使用磁性微珠代替乳胶微球,发展成微孔板液相悬浮芯片,它是将高度特异用于捕获的单克隆抗体偶联到不同荧光标记的磁珠上,将磁珠混合后悬浮于 96 个微孔中再进行后续检测。这种方法目前多用于定量检测多种微量的细胞因子。

2. CBA　是将 ELISA 与流式细胞分析技术相结合进行多种蛋白质定性或定量的检测

方法。基于 ELISA 双抗体夹心法,首先将不同荧光强度的圆形微球(目前有 75 种带有不同荧光强度的微球)与特异性抗体偶联,当加入标本检测时,微球偶联的抗体捕获待测物,去除未结合标本后,再加入 PE 标记的二抗,形成复合物,将复合物通过流式细胞仪,利用微球荧光强度差异确定复合物的存在,再通过 PE 的荧光强度确定待测蛋白质的含量。

CBA 比 ELISA 能更有效地捕获目的抗原,检测快速、灵敏度高、检测范围更宽,可同时检测单份标本中多达 75 个待分析物。与 xMAP 相比,CBA 方法更简单、方便,仅需流式细胞仪即可,但 CBA 检测灵敏度比 xMAP 略低,而且它只能检测蛋白质而不能检测核酸。目前 CBA 多用于细胞因子检测,以及磷酸化蛋白或其他凋亡相关蛋白检测。

(二)液相芯片的特点

液相蛋白质芯片技术将传统的固相 - 液相反应转变为完全的液相系统,具有以下的优势和特点:①液态芯片与生理条件更加接近,这对保持蛋白质高级结构和活性非常重要,更有利于微球与待测抗原的结合。②操作简单,反应快速。液相芯片能在 1 小时内对 96 个不同样本进行检测,也可对同一样本中的不同分子进行分析,检测效率高于固相芯片。③灵活性好:可以根据需要随意组合检测指标并进行多元分析。④应用范围广:微球不仅可用来标记各种抗体或探针,也可以标记 DNA,进行免疫分析、核酸研究以及酶学分析等。

(三)液相蛋白芯片的应用

液相芯片是免疫测定未来有广阔应用前景的新技术,任何使用微量分析系统测定的项目都可以用液态芯片进行检测。液相悬浮蛋白质芯片经过美国 FDA 认证,已被允许进入临床实验室用于临床诊断。

随着液相蛋白质芯片技术的发展,目前已经有 100 多种液相芯片检测系统被用于临床,主要有:①感染性疾病:炎症液相悬浮蛋白质芯片等,检测的敏感度可高于 ELISA 数倍。②细胞因子类芯片:细胞因子液相芯片适用于血清或血浆、细胞上清液、细胞或组织裂解液中的细胞因子检测。包括细胞因子液相悬浮蛋白芯片、趋化因子液相悬浮蛋白芯片、细胞因子受体液相悬浮蛋白芯片等。③特定疾病液相芯片:如肿瘤标志物液相悬浮蛋白芯片、肾病、骨代谢病和心血管病液相悬浮蛋白芯片等。④其他:抗核抗体和疫苗检测等。例如使用多种抗核抗体(抗 dsDNA、抗 SSA、抗 SSB、抗 Sm、抗 U1PNP、抗 Scl70、抗 Jo、抗核糖体等抗体)制成的液态芯片用于临床检测自身抗体,敏感度和特异性可分别达到 99% 和 100%,且 CV 小于 10%。

由于可以根据实际需要来设计和制作相应特定的液相蛋白质芯片,其具有更好的灵活性,因此未来在临床检测中也将发挥越来越大的作用。

三、免疫组库

免疫组库(immune repertoire, IR)也称抗体组库(antibody repertoire, AR),是指在特定的时间,个体循环系统中所有免疫 B 细胞或 T 细胞多态性的总和。它是一个动态的集合,与基因、年龄、疾病、使用的药物等多种因素相关,能更准确地反映机体在特定时间对外界刺激的免疫应答状态。

人类免疫 T 细胞和 B 细胞都具有高度多态性。T 细胞抗原受体(T cell receptor, TCR)具有 α 和 β 两条肽链,每条肽链存在可变区(V 区)、恒定区(H 区)、跨膜区和胞质区,可变区又存在多个高变区(CDR1、CDR2 和 CDR3),而且在淋巴细胞分化过程中可变区和连接区域多个片段间存在随机重组。这些机制导致了免疫细胞高度的多态性和 TCR 的特异性,可以形成约 10^{11} 个 TCR 分子。

B 细胞抗原受体(B cell receptor,BCR)是 B 细胞识别抗原的一种表面免疫球蛋白(SmIg),由两条重链和两条轻链组成,重链包括可变区(V 区)、恒定区(H 区)、跨膜区和胞质区,轻链只有 V 区和 H 区,可变区也存在三个高变区:CDR1、CDR2 和 CDR3,可形成 $10^{9} \sim 10^{12}$ 个多样性分子。

免疫细胞产生的亚群越多,机体抵御外来病原体的能力越强。由于免疫组库的多态信息含量巨大,高通量的免疫组库检测成为首选的方法。

(一)免疫组库检测技术原理

免疫组库研究需建立 TR 和 BV 受体库,这决定了免疫组库检测的水平。蛋白质水平的免疫组库研究目前主要针对的是细胞膜表面受体、分泌出的蛋白质等。研究技术主要依赖于单细胞受体的流式细胞分析技术和抗原微阵列芯片以及半定量的免疫印迹技术等。

1. 传统免疫组库研究方法 流式细胞分析技术可以通过检测抗原受体或其他细胞表面标志物,获得大量免疫球蛋白或 TR 信息。随着流式细胞仪技术的不断发展,一次可选用的参数由最初的十几个,到现在质谱流式细胞技术参数可达到 70~100 个。但这种方法仍存在很大的局限,限制了它的应用,这主要是由于:①可用于筛选的单克隆抗体数量有限;②不同年龄或治疗过程中所需的抗体类型存在很大差异;③针对连接方式的多样性以及 Ig 和 TR 的基因多态性,流式细胞分析方法无法获得理想的结果。

2. 免疫组库测序技术 免疫组库测序技术(immuno-sequencing,Immuno-Seq)是免疫组库研究的一次技术飞跃,它可以单次测定几十万,甚至几百万条序列的信息,这可以为免疫组库全面、系统的研究提供高效的技术平台,对于影响疾病发生和发展的免疫分子机制研究有重要意义。

Immuno-Seq 通常是针对免疫受体的深度测序(immune repertoire deep sequencing)。TCR 与 BCR 的 CDR3 序列信息能够整体反映一个生物体免疫组库的状态,因此具有高度多态性的 CDR3 是免疫组库检测的重要靶点。有报道表明 Immuno-Seq 可以在血液中发现大约 420000 个独特的 CDR3 核酸序列,进而估计一个成人体内有 3×10^{6} 个 CDR3 分子。它们通常是 15~60 个核苷酸的短序列,虽然测序本身并没有难度,但在基因组上获得这些高度多态性的短核苷酸序列存在困难。如何捕获到 CDR3 序列非常关键,这需要设计数量众多的有效引物以及选择适当的引物位置。目前可以通过多重 PCR 技术将 Ig 重链或 T 细胞受体 CDR 区域捕获下来,再进行高通量深度测序,这样使得检测的分辨率有了较大的提高,可用于检测机体免疫系统的适应性反应。此外,免疫系统的多态性并不仅存于基因组中,还有大量体细胞重组,以及连接区的随机重组,增加了基因组 DNA(genomic DNA,gDNA)分析的难度。因此除了 gDNA 水平以外,mRNA 和 cDNA 测序可以作为有效补充。目前可以通过两种方式实现免疫组库转录子测序:一种是在非变异区设置 1~2 个引物和一系列 V 区引物,进行扩增,类似于 gDNA 的扩增;另外一种是利用 5′-RACE 方法扩增 mRNA,可获得整个 CDR 区,适用于已知 C 区物种的 RNA 样品。

(二)免疫组库的应用

免疫组库研究可以鉴别不同 T 细胞或 B 细胞亚群,了解在不同年龄、不同发育阶段以及不同抗原压力下免疫细胞的应激状态,反映在病原体感染、自身免疫疾病以及肿瘤等各种疾病情况下机体的免疫状态,有利于深入了解机体对抗外源性病原体的免疫反应机制,避免自身抗体导致的机体损害,以及研究肿瘤发生机制等,在研制疫苗和生物医药、发现生物标志物、检测微小残留病等方面都具有应用价值。

1. 筛选特异性抗体 学者们在动物实验中发现,将免疫刺激后小鼠的单个细胞进行免疫组库深度测序,其中 1%~10% 丰度最高的序列,按照轻链和重链的组合频率进行筛选,这种方法确认的大部分抗体具有极高的特异性。免疫组库不仅可以筛选动物特异性抗体,也可以获得人源性抗体。除外目前噬菌体展示、酵母展示等方法,免疫组库也将成为获得人源抗体的一个重要来源。

2. 机体免疫应答的相关研究 抗体组库技术可以用于病原体或疫苗导致的机体免疫应答的研究。对比生理状态与不同刺激因素或病理状态下的免疫组库信息的差别,研究体内的免疫应答状态,明确免疫系统选择性地产生不同的免疫细胞克隆的机制。

3. 在肿瘤疫苗研制中的作用 肿瘤疫苗的研究和应用存在很多困难,同种异体疫苗治疗肿瘤病人,生存质量并没有得到明显改善,远远没有自体肿瘤疫苗好,可能因为自体肿瘤诱导的机体免疫反应具有专一性。免疫组库的信息为肿瘤疫苗的研究提供了依据,未来可能会有大的突破和发展。

第五节 单克隆抗体免疫治疗

自单克隆杂交瘤技术诞生后,单克隆抗体一直主要用于制备体外诊断试剂和科学研究。经过数十年的发展,如今单克隆抗体又被赋予了一种新的功能,成为用于疾病治疗的一类临床药物,并迅速成为临床生物药物治疗领域的热点。

单克隆抗体在体内可以诱导补体介导的细胞毒性作用、抗体依赖细胞介导的细胞毒性作用、诱导凋亡和参与体内细胞信号传导等。最初用于免疫治疗的单克隆抗体多为鼠源性,容易产生过敏反应,甚至会引起病人休克以及多器官功能衰竭等严重的并发症。随着单克隆抗体的逐步优化,由鼠源抗体,到小分子抗体或者嵌合抗体,直到使用人源性的单抗,这极大地降低了单克隆抗体的免疫原性,目前人源性单抗已经占治疗用单抗的90%以上。

单抗药物的作用方式主要有:①封闭抗原分子,如 TNF 抑制剂是一种较为成功的单抗药物,用以封闭细胞因子和生长因子;②单抗药物通过结合受体,阻断配体 - 受体的相互作用而发挥作用,如 IL-1 受体拮抗剂等。

近年单抗免疫治疗发展迅速,现已有近 30 种单抗药物被批准用于临床,治疗自身免疫性疾病、肿瘤、炎症、器官移植、心血管疾病、眼科疾病等,尤其在肿瘤治疗中的应用更加令人瞩目。由于单克隆抗体治疗具有靶向功能强、特异性高和毒副作用低等特点,已经成为目前靶向治疗和精准治疗中最活跃的领域。

过去肿瘤免疫治疗多是将免疫细胞或效应分子输注入宿主体内,协同机体免疫系统杀伤肿瘤细胞、抑制肿瘤生长,其本质是通过 T 细胞发挥抗肿瘤作用。单克隆抗体的优势是针对某个分子进行靶向治疗,具有明确的治疗靶点,被认为是未来肿瘤治疗的希望。

一、针对信号传导途径关键蛋白质的单抗免疫治疗

目前用于肿瘤治疗的单克隆抗体多数集中在信号传导的关键蛋白质,主要包括以下几

个方面：①表皮生长因子受体（EGFR）：如西妥昔单抗，属于 EGFR 单抗，是一种人鼠嵌合单克隆抗体，可竞争性抑制 EGFR 与其他配体的结合，对 EGFR 表达过度的肿瘤细胞效果明显，可以抑制肿瘤细胞增殖、逆转化疗耐药等；②血管内皮生长因子（VEGF）：如贝伐单抗，为人源性 VEGF 抗体，阻断 VEGF 与受体结合；③人表皮生长因子受体（HER2）：如曲妥珠单抗，也是人源化抗 HER2 蛋白（p185）的抗体，对 HER2 阳性的乳腺癌疗效显著，同时可以提高肿瘤细胞对化疗的敏感性；④肿瘤坏死因子（TNF）：抗 TNF 抗体可以封闭细胞因子或生长因子，抑制肿瘤细胞增殖；⑤ CD 抗原：如利妥昔单抗（CD20 单抗），是一种人鼠嵌合型单克隆抗体，与 CD20 分子结合，用于 CD20 高表达的淋巴瘤等血液系统肿瘤。

二、针对肿瘤免疫检查点和免疫检查点抑制的单抗免疫治疗

肿瘤细胞的免疫逃逸是肿瘤发生和进展的一个重要原因，其中 T 细胞的免疫调控失衡是造成免疫逃逸的最重要的因素之一。

在体内的免疫过程中，是由共刺激信号和共抑制信号的共同作用来精细调节 T 细胞反应的强度和质量，其中的抑制信号即为免疫检查点（图 8-2，彩图见文末彩插）。肿瘤细胞可以通过异常上调免疫检查点分子及其相关配体，抑制 T 细胞激活，从而逃避免疫杀伤。因此，阻断免疫检查点是增强 T 细胞激活的有效策略之一，也是近年抗肿瘤药物研发的聚焦热点。共抑制信号受体包括 CTLA-4、PD-1 以及 PD-L1 配体等，这些都是目前免疫治疗最主要的靶点，除此之外还有 BTLA、VISTA、TIM3、LAG3 等靶位点。

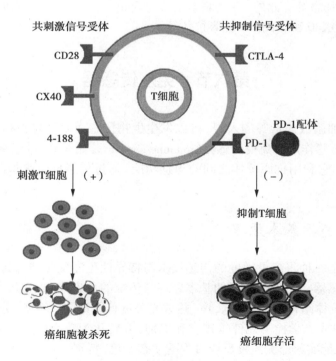

图 8-2　免疫检验点共信号机制

1. anti-CTLA-4 单抗　细胞毒 T 淋巴细胞抗原 4（cytotoxic T-lymphocyte antigen 4，

CTLA-4)即 CD152,是 T 细胞表面的一种跨膜受体,与 CD28 具有共同的配体分子 B7。当 CTLA-4 与 B7 分子结合后将抑制 T 细胞被激活,可以使肿瘤细胞免受 T 细胞攻击,形成免疫逃逸,属于负调控机制。因此能封闭 CTLA-4 的单克隆抗体可以激活 T 细胞的免疫活性,增强机体的抗肿瘤免疫反应,毒副作用低,被认为是一种较有希望的免疫抑制药物。目前两种靶向 CTLA-4 的抗体 Ipilimumab 和 Tremelimumab 已在黑色素瘤、肾癌、前列腺癌、肺癌等不同类型肿瘤中进行广泛的临床试验,其中 Ipilimumab 是全人源化单抗,已被美国 FDA 批准用于晚期黑色素瘤和肺癌的治疗,临床资料显示可明显提高黑色素瘤病人的生存期,治疗有效性提高 70%。Tremelimumab 也是一种人源化的 CTLA-4 单抗,是一种 IgG2 抗体,目前已在多种肿瘤中进行临床试验。

2. anti-PD-1/PD-L1 单抗 程序性死亡受体 1(programmed death 1,PD-1)为 CD28 超家族成员,是一种重要的免疫抑制分子。活化的 T 细胞、B 细胞和髓系细胞都可以表达 PD-1。PD-1 有两个配体,即程序性死亡配体 -1(programmed death ligand 1,PD-L1)和程序性死亡配体 -2(programmed death ligand 2,PD-L2)。PD-1 与 PD-L1 结合介导了 T 细胞活化的共抑制信号,抑制 T 细胞活化和增殖。以 PD-1 为靶点的免疫调节对抗肿瘤、抗感染、抗自身免疫性疾病以及抗器官移植排斥等均有重要的意义,其配体 PD-L1 也可作为靶点,相应的抗体也可以起到相同的作用。

近年来,抗 PD-1/ 抗 PD-L1 抗体应用发展得较快,目前 Pembrolizumab 和 Nivolumab 已被 FDA 批准用于晚期黑色素瘤,后者用于晚期鳞状非小细胞肺癌的治疗。另外,MPDL3280A 和 Avelumab 两种抗 PD-L1 的单克隆抗体也已进入多个晚期肿瘤临床研究中,如非小细胞癌、黑色素瘤、膀胱癌等。此外,在共刺激信号途径也有相应的单抗在研究中,如肿瘤坏死因子受体家族的 OX40 和 4-1BB 单克隆抗体等。

第六节 免疫传感器

生物体针对细菌或病毒等的入侵,可以发生生物传感而启动自身相应的免疫系统,这是一种天然生物传感作用。免疫传感器(immune sensor)是始于 20 世纪 90 年代人工研制的一种生物传感器,它利用抗原抗体之间的识别功能,通过传感信号来检测样品中的抗体或抗原的含量。

一、免疫传感器基本原理

免疫传感器是一种将高灵敏度的传感技术与特异性免疫反应结合起来,用以检测抗原或抗体的生物传感器。免疫传感器的基本原理与传统的免疫检测相似,所不同的是生物传感器需要在抗原抗体结合后,通过电、声、热或光等进行能量信号转换,分别被电极、声波检测装置、热敏电阻或光学检测元件等接收和识别,并转化为数字信息。免疫传感器不但能定量测定抗原,也能实时监测免疫反应过程的动态变化,特别适合动力学分析。

免疫传感器主要包括 3 个部分:生物受体(biological receptor)、传感器(transducer)和检测系统(detection system),其中传感器装置本身是免疫传感器的核心部位,检测结果很大程度上取决于能量转换的精确度和稳定度。按照能量信号转换方法可以将免疫传感器分为光学免疫传感器、电化学免疫传感器、质量检测免疫传感器以及热量检测免疫传感器等。

（一）光学免疫传感器

光学免疫传感器使用光学换能器，它既能接收紫外或可见光，也能接收生物或化学发光，以及光纤装置的发射光等。根据光感传感器的不同，光学免疫传感器有夹层光纤传感器、位移光纤传感器、光栅生物传感器、表面等离子体共振传感器等，其中表面等离子共振型免疫传感器应用较多。表面等离子共振型免疫传感器是利用电荷振动的原理，当入射光发生在介电常数不同的两个介面上，入射光的电磁波和金属表面自由电子的电荷密度波相互作用形成电荷振动。在免疫测定中只需要将交联抗体的生物膜固定在金属介质表面，当抗原与抗体发生免疫反应，共振峰位置发生改变，其改变的角度与固定在金属表面的抗体分子成比例关系，由此进行定量免疫测定。

根据标记特点，光学免疫传感器分为标记和未标记两种类型。目前标记传感器主要是光纤传感器，可以使用放射性核素标记、酶标记、荧光素标记等。光纤传感器一般体积较小，更方便免疫检测，是标记免疫传感器发展的重要方向。

非标记免疫传感器检测前不需要对分析物进行标记，仅仅是通过抗原抗体相互作用而产生的物理或化学变化直接进行检测，分析过程简单方便，实际应用比标记型传感器更加广泛。非标记免疫传感器设有两种具有不同折射率的介质（低折射率介质和高折射率介质），当入射光穿过高折射率介质到达两个介质界面时，就会有折射光进入到低折射率介质中；当入射光角度超过临界角度，光线会向内部发生反射，在低折射率介质表面产生一高频电磁场，称为消失波，消失波的方向与两介质界面垂直。将抗原或抗体固定在具有光敏元件的低折射率介质的传感器上，发生免疫反应时就会与消失波相互作用，反射光强度发生改变，变化值与样品中的抗体或抗原浓度成正比。

（二）电化学免疫传感器

电化学免疫传感器由电极组成，根据电信号的不同分为电位型、电流型、电导型和电容型等。

1. **电位型免疫传感器**　使用聚氯乙酰膜把抗体固定在金属电极上，当抗原抗体结合后会改变抗体膜上的离子迁移，导致电极上膜电位发生改变，变化程度与溶液中待测抗原或抗体的浓度存在对数关系。电位型免疫传感器用于抗原检测的下限值可以达到 10^{-8}mol/L，同时电位变化还可以进行动力学分析。但抗体膜类型的免疫传感器由于非特异性吸附和背景干扰等因素，导致它的实际应用受到限制。

2. **电流型免疫传感器**　电流型免疫传感器发展迅速，是电化学免疫传感器的代表，已经有部分实现商品化。电流型免疫传感器是结合了免疫技术和电化学技术的一种标记型免疫传感器，一般使用酶标记，包括碱性磷酸酶、辣根过氧化物酶、乳酸脱氢酶、葡萄糖氧化酶和尿素水解酶等。电流型免疫传感器是在恒定电压下测定传感电极上产生的电流，电流强度与待测物的浓度成正比。电流型免疫传感器具有高选择性和高灵敏度，在医疗生物、环境和食品分析等领域应用越来越多，具有极大应用前景。

3. **电导型免疫传感器**　利用免疫反应可引起溶液或薄膜电导发生变化原理而设计的生物传感器，可应用于化学检测系统中。将酶固定在贵金属电极，在化学反应中通过产生或消耗离子引起电导率改变，其改变程度与检测物浓度成正比关系。电导型免疫传感器可以在尿液中检测吗啡等小分子物质，但由于它也存在非特异性问题，近年发展缓慢。

4. **电容型免疫传感器**　这是近年出现的新型电化学免疫传感器，灵敏度高，结构简单，无需标记便可以直接进行检测,如电容型生物传感器可以检测金属离子 Cu^{2+}、Zn^{2+}、Hg^{2+}、Cd^{2+} 等,也可以检测 DNA,因此可以与 PCR 技术联合使用。

(三)质量检测免疫传感器

质量检测免疫传感器可分为压电免疫传感器和声波免疫传感器。

压电免疫传感器又称压电晶体微天平(quartz crystal microbalance,QCM),应用在气相检测中。QCM 多使用非均质晶体,石英是最常用的压电晶体,性质比较稳定。压电免疫传感器在晶体表面包被抗体或抗原,当抗原抗体发生反应时,晶体质量和晶体振频会随之发生改变,而振频与抗原或抗体的浓度成正比。

声波免疫传感器(surface acoustic wave,SAW)是近年颇受关注的一种质量检测传感器。交流电压通过交叉金属电极时会产生声波,因此将抗原或抗体交联在金属电极上,当与样品中抗体或抗原发生反应时,会减慢声波的速度,其声波信号就可以被相邻数毫米的另外一个金属电极检测出来,而声波减慢的速度与待测物中抗体或抗原浓度成正比。

(四)热量检测免疫传感器

热量检测免疫传感器使用的是热敏材料,将抗原或抗体固定在有热敏电阻柱上,当样品中的抗体或抗原与之反应后会引起酶促反应,产生 20~100kJ/mol 的热量,传递到热敏电阻等检测元件上,即可定量测定抗原或抗体的含量。目前热量检测免疫传感器逐渐向微型发展,未来可能发展为便携式的免疫传感器。

(五)纳米力学传感器

纳米力学传感器(nanomechanics sensor)是将纳米力学原理用于免疫传感,构建一种更加灵敏的检测微量样本的方法。纳米力学传感器使用微悬臂梁(microcantilever)多功能感应器,通过受体与配体结合导致微悬臂梁表面的压力变化,纳米检测仪可计算出微悬臂梁的振幅频率,这与质量检测传感器原理基本相同。纳米力学传感器可以检测蛋白质、核酸、各种有机物或无机物(如各种重金属离子、葡萄糖、神经毒素等)。此外,纳米力学传感器被用于活细胞检测,以活细胞作为感应元件,检测活细胞的纳米力学特性。学者们通过研究发现,肿瘤细胞和正常细胞在细胞弹性、细胞脆性以及变形能力等方面都存在差异,因此纳米力学传感器未来也可以用来鉴别肿瘤细胞。

二、免疫传感器技术的特点与应用

与传统的免疫测定相比,理想的免疫传感器应该具有以下特点,这也是免疫传感器发展的方向:①体积较小,便携式,能与现有的实验室仪器对接使用;②操作简单,不需要专业特殊培训,使用时仅需加入样品,不需要加入试剂;③样品用量较少,且样本可选种类包括全血、血浆、血清、尿液等,样本不需要预处理;④传感器同时具有多个检测系统,可用于基因检测、免疫化学、酶学检测等;⑤检测时间短,一般在 5 分钟内便可获得结果;⑥灵敏度高,检测下限低,可以达到 nmol 或 pmol 水平;⑦实时监测传感器表面的抗原抗体反应,不需要进行分离步骤,在抗原抗体反应的动力学研究中具有较大优势。

免疫传感器为免疫诊断提供了定量化和自动化的检测方法。目前发展最为迅速的是酶免疫传感器、压电免疫传感器和光学免疫传感器,这些免疫传感器品种繁多,应用广泛,可用于检测抗原、抗体、毒素、病原体、农药残留、药品或毒品等。虽然目前多数免疫传感器还尚在研究开发中,并未真正应用于临床,但其在免疫诊断方面具有定量准确、操作简单等优势,未来能够成为免疫诊断的一种重要工具,在诊断疾病、判断疗效和监测预后等方面发挥作用。

基于免疫传感器的上述优势,未来在临床中主要应用于以下几个方面:

1. POCT 免疫传感器的微型化、便携式、简单快速的特点适合 POCT 的要求,且免疫传感器的开发注重多检测系统,可以同时检测多种指标,未来将会有大量检测项目通过免疫传感器的检测方法实现 POCT 检测,如临床快速检测心肌肌钙蛋白、BNP、CK-MB、C 反应蛋白和 D- 二聚体等判断心肌梗死和心衰等。免疫传感器要求低,操作与分析结果都不需要专业培养,因此对于一些临床常用的监测项目如血糖、胰岛素等检测,病人可以用免疫传感器自行检测,更有利于广泛应用。

2. **检测含量极低的抗原分子** 对于 μmol 水平的检测物而言,绝大多数免疫方法都能满足检测要求,但一些表达很低的物质,如内分泌疾病中激素的表达,往往是 nmol 水平,甚至是 pmol 水平,如可以使用免疫传感器检测中性粒细胞明胶酶相关的脂质转运蛋白(lipocalin)等。

3. **免疫传感器在感染性疾病诊断中的应用** 电化学免疫传感器用于结核分枝杆菌、志贺菌等检测,结核分枝杆菌的检测最低限可达到 5.3ng/ml,传感器检测 HCV 可以使检测的最低限达到 0.01pg/ml。此外有学者报道,将免疫磁珠分离和电化学免疫传感器联合,在免疫磁珠富集和分离病原体抗原后,再利用电化学免疫传感器进行病原检测,能进一步提高灵敏度、特异性,如用于监测 H5N1 禽流感病毒,经免疫磁珠分离后再用免疫传感器进行检测,可以在 2 小时内获得结果,灵敏度可达到 10^3EID/50ml。

第七节 微流控免疫测定技术

现代的微流控技术常常与芯片技术并存,即微流控芯片技术(fluidic microchip)。它是在芯片技术基础上,以微管道形成网络为特征,将生物、化学、医学分析过程的样品制备、反应、分离、检测等集约在一张芯片上自动完成,构建微型全分析系统(miniaturized total analysis system,μTAS),在此基础上又逐渐发展成"芯片实验室(lab-on-a-chip,LOC)"。微流控免疫测定技术将微流控芯片技术与免疫测定相结合,是当今世界上前沿的科技领域之一。

微流控芯片最主要的材料是玻璃、石英和高聚物材料,并用化学方法对其表面进行改造,包括硅烷化、聚合诱导接枝、本体掺杂、共价偶联等,制成微流控载体。玻璃和石英虽然具有很好的电渗性和光学性质,但在微流控中不能获得很高的纵横比,因此效果不够理想。近年发展起来的高聚物微流控载体材料,如聚二甲硅氧烷(polydimethylsiloxane,PDMS)即硅橡胶,易于处理、价格低廉,是制作微流控芯片比较理想的材料。

微流控的控制系统使进样、混合、反应、分离、检测等过程在流体运动中自动完成,主要的控制力是电渗控制和微阀控制等,其中电渗控制是目前应用最广泛的一种微流控控制体系。

225

一、微流控芯片基本原理

根据抗原或抗体的固定方式,将微流控免疫测定分为均相和非均相两类。

(一)微流控免疫均相反应

芯片凝胶免疫电泳是一种免疫印迹芯片,属于免疫均相反应,以毛细管作为微反应器载体,使抗原/抗体在同一介质中分离和分析。将微流控芯片和毛细管电泳(连续或不连续聚丙烯酰胺电泳)整合在一张芯片上。通过设计微通道大小(如长 20μm,宽 80μm)、改变凝胶单体配比以及光聚合作用,形成微通道两端不同的凝胶状态,通道的前面是大孔径凝胶,后面是小孔径凝胶,形成浓度梯度,这样可以使免疫复合物聚集在相对较小的范围,减少样本或免疫复合物的分散,能有效提高免疫分析的灵敏度。

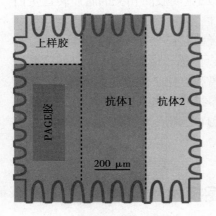

图 8-3 免疫印迹芯片示意图

当待测蛋白进入凝胶微通道后,在电渗流作用下不断向前移动,被凝胶中相应的抗体捕获,没有被捕获的抗原则向前移动并离开凝胶(图 8-3)。待测的蛋白质样品如果预先进行荧光素标记,电泳结束后即可激发荧光进行定性或定量检测,但临床检测的样品很少能实现预先标记,因此可以将抗体捕获蛋白质后,再加入荧光标记的第二抗体,标记抗体在凝胶中移动,形成夹心抗原抗体复合物,在激光诱导下进行荧光检测。

微流控免疫印迹芯片避免了蛋白质转移的过程,减少蛋白质的损失,可以进行蛋白质的连续检测,提高检测的灵敏度和效率。这种方法可以快速测定微量样本或微量物质,如分离和测定病人唾液、泪液等样本中的相应物质;检测血清中皮质甾醇、茶碱等。

(二)微流控非均相免疫反应

微流控非均相免疫反应是将抗原或抗体固定在修饰后的载体上,在载体上完成免疫反应。根据载体的性质可分为固相载体、微球或磁珠载体。

1. **固相载体表面的直接修饰** 不同于普通的固相免疫芯片,微流控芯片以微通道作为固相载体,以微泵微阀作为控制系统。在微通道的交叉处设置微型的免疫反应室。Kartalov 等建立一种新的非均相免疫芯片,分为上、下两层,上层是控制层,由多种微泵微阀组成,控制液体流动;下层是液体流动层。通过微阀的控制,可以使试剂和样品依次进入流动通道,形成抗原抗体复合物,并进行荧光检测,整个过程可以在 10 分钟内完成。芯片上最多有 100 余个微反应体系。这种方法与 ELISA 相比,速度快,且节约试剂用量,同时可以实现免疫反应的实时检测。

2. **微球载体表面修饰** 对磁珠或非磁性微球表面进行修饰,分别形成基于表面微阵列的多指标检测系统和基于微球的多指标检测系统。微球作为载体,表面积明显大于固相载体表面,增加接触面积,减少扩散距离,因此可以提供免疫测定更多的活性位点,同时具有富集作用,在微流控芯片中应用最广泛。

(1)微流控芯片的磁性微珠:磁性微珠作为一种非常有效的固相载体,可以在磁场中进行流动或分离。近年磁性微珠的微流控芯片不断发展,2000 年 Choi 等设计的微流控是将磁性微珠均匀地固定在微通道中作为固相载体,包被抗体后,再依次与样本抗原,以及标记的荧光二抗结合形成抗原抗体复合物。磁性微珠微流控利用微阀或蠕动泵等动力系统控制样本或试剂的流动,通过加热系统加快免疫反应,当磁场去除后,结合了复合物的磁珠可以离开结合区域,进入到分离检测区域(图8-4,彩图见文末彩插)。在微阀微泵作用下进行清洗,再将抗原抗体复合物输送到检测系统进行光学检测。

近年Jans等建立了基于磁性微珠和金纳米粒子材料构建的双粒子夹心免疫分析方法。以检测前列腺抗体为例,将前列腺抗体分别单独与磁性微珠和金纳米粒子孵育一段时间,形成磁性微珠-抗体复合物和金纳米粒子-抗体复合物。检测时先将不同浓度的前列腺抗原与磁性微珠复合物共孵育,再加入过量的偶联抗体的金纳米粒子复合物,最终形成磁性微珠-抗体-抗原-抗体-金纳米粒子复合物。通过磁场效应分离出上述复合物后,利用光谱分析技术检测吸光度,吸光度与抗原浓度成反比。这种双粒子夹心免疫方法检测限低、灵敏度高、且光学检测快速廉价,有望应用在POCT中。

最新的数字微流控芯片技术可以通过电场和磁场在平面上控制液滴,不需要在芯片上构建微通道,结构更加简单。它利用液滴和磁珠使样本、试剂按照指定顺序进入,完成抗原抗体反应,形成磁珠-抗体-抗原-标记抗体-磁珠复合物,在磁场作用下分离。以心肌肌钙蛋白为例,应用数字流控技术能够在8~10分钟内完成检测,检测下限可以达到5ng/ml。这种数字微流控技术建立了一种集成的、自动化、便携式的测定系统,更有利于临床进行快速、准确的免疫测定。

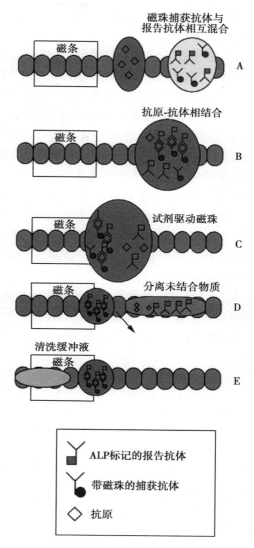

图8-4 磁性微珠的微流控芯片

(2)微流控芯片非磁性微球:非磁性微球是另外一种固相载体,采用微阀控制系统,依次将样本、清洗液、酶标记抗体、底物等反应试剂输送到微球区域,在微球表面完成免疫反应,最后进行光学检测。也有以离心驱动作为微流控芯片的动力,使反应液流入到反应池,与预先放置的微球发生竞争性的免疫反应,之后再通过离心力将免疫复合物流入到检测池,对抗原进行定量检测。

二、微流控技术的特点与应用

微流控免疫测定系统能将免疫测定的所有过程整合到1μm大小的载体上,形成微通道网络,其特点是所用样品量小、低能耗、检测速度快、便携、易于掌握、批量分析、小型化和自动化等。

微流控芯片技术可用于生物医学、医药、食品安全检验、环境监测、军事和航天等不同领域。微流控芯片已经在临床应用中初现端倪,可明显改善临床免疫测定指标的性能,尤其在体外便携式免疫分析中有良好的应用前景。

1. 微流控技术在POCT中的应用 微流控技术的优势符合临床POCT检测的需求(快速、实时、低成本、不需专业设备等),因此成为POCT发展的重要方向。微流控芯片技术不断改进传统的免疫试剂条,现多采用免疫层析技术,并用荧光替代原有的胶体金技术,能够快速检测全血或唾液等样本中的蛋白质。随着新型材料的应用,如表面等离子体谐振、磁性纳米材料、量子点材料等,POCT的集成度和检测效率明显提高,如可以在数分钟内检测肌钙蛋白、白细胞介素等,检测快速,灵敏度和特异性都比较高。

2. 微流控技术在医药领域的应用 微流控技术可以进行新药的筛选、鉴定和分析,如对新药作用的靶物质筛选、新药活性成分的高通量筛选,以及药物有效成分含量测定和药理机制研究等。

3. 微流控技术在分子检测中的应用 微流控芯片以毛细管电泳为芯片主体,可以进行快速而精确的DNA测序,是一种高效的测序方法,同时也可以通过微流控技术进行基因突变的检测,以及定量检测病原体核酸载量。

（刘湘帆　王佳谊　樊绮诗）

参考文献

1. Edwards R. Immunodiagnostics. A practical approach. The Practical Approach Series. Series Editor: Hames B. http://www. oup. co. uk/PAS. 1999.

2. Turgeon ML. Immunology & Serology in Laboratory Medicine. 5th ed. Mosby. Elsevier, 2013.

3. Burns Rt. Immunochemical Protocols. Methods in Molecular Biology. Volume295, 3rd ed. New Jersey. Human Press, 2005.

4. Wild D. The immune assay Handbook. Theory and applications of ligand binding, ELISA and related techniques. 4th ed. Oxford. Elsevier, 2013.

5. Law B. Immunoassay. A practical Guide. Bristol. Taylor & Francis Inc. , 1997.

6. Rifai N, Watson ID, Miller G. Commercial immunoassays in biomarkers studies: research Beware！ Clinical Chemistry, 2012, 58(10): 1387-1388.

7. Ackermann BL. Understanding the role of immunoaffinity-based mass spectrometry methods for linical application. Clinical Chemistry, 2012, 58(12): 1620-1622.

8. Chappell DL, Lassman ME, McAvoy T, et al. Quantitation of human peptides and proteins via MS: Review of analytically validated assays. Bioanalysis, 2014, 6(13): 1843-1857.

9. 陶义训. 免疫学和免疫学检验. 北京:人民卫生出版社, 1991.

10. 周光炎. 免疫学原理. 北京:上海科学技术出版社, 2007.

11. William EP. Fundamental Immunology. 7th ed. Lippincott, 2013.

12. 李金明, 刘辉. 临床免疫学检验技术. 北京: 人民卫生出版社, 2015.

13. 吴俊英, 陈育民. 临床免疫学检验. 武汉: 华中科技大学出版社, 2014.

14. Turgeon ML. Immunology & Serology in Laboratory Medicine. 5th ed. Mosby. Elsevier, 2013.

15. Burns R. Immunochemical Protocols. Methods in Molecular Biology. Volume 295, 3rd ed. New Jersey. Human Press, 2005.

16. Ullman EF, Kirakossian H, Singh S, et al. Luminescent oxygen channeling immunoassay:measurement of particle binding kinetics by chemiluminescence. Proc Natl Acad Sci USA. 1994, 91(12):5426-5430.

17. 刘稳, 李杨, 高培基, 等. 过氧化物酶研究进展. 纤维素科学与技术, 2000, 8(2): 50-64.

18. 余晓玲, 米力, 陈志南, 等. 鼠源性单克隆抗体F(ab′)2片段制备工艺. 第四军医大学学报, 2000, 21(12): 1533-1536.

19. 朱艳冰, 李庆阁, 王桂兰, 等. 新型铕络合物用于HBsAg的时间分辨荧光免疫检测. 标记免疫分析与临床, 2002, 9(3): 157-160.

20. 庄惠生, 张明翠, 张静. 环境监测中的化学发光免疫分析研究. 世界科技研究与发展, 2004, 26(4): 89-95.

21. 宋春美, 职爱民, 贾国超, 等. 稀土发光材料及其在食品安全检测中的应用. 食品科学, 2013, 34(11): 300-303.

22. 马强,贺安,董志宁,等.HBeAb光激化学发光免疫分析试剂盒的研制.南方医科大学学报,2011,31(5):810-812.

23. 柳帅,刘洁,杨亚妮,等.抗体修饰纳米载体表面构建主动靶向制剂常用偶联方法.中国医药工业杂志,2015,46(4):404-411.

24. 周蕾,纪军,杨瑞馥.上转磷光技术在快速生物分析中的应用.生物技术通报,2003,3:20-25.

25. 邢仕歌,熊齐荣,钟强,等.量子点抗体偶联技术研究进展.分析化学,2013,41(6):949-955.

26. 张鹏飞,宋杰,陈佳,等.量子点与抗乙肝表面抗原(HBsAg)抗体的偶联研究.分析化学,2013,41(6):846-850.

27. 医疗器械监督管理条例.中华人民共和国国务院.2014.

28. 李金明.临床酶免疫测定技术.北京:人民军医出版社,2008.

29. Rebeski D E, Winger E M, Shin Y-K, et al. Identification of unacceptable background caused by non-specific protein adsorption to the plastic surface of 96-well immunoassay plates using a standardized enzyme-linked immunosorbent assay procedure. J Immunol Methods,1999,226:85-92.

30. Hobbs R N. Solid-phase immunoassay of serum antibodies to peptides covalent antigen binding to adsorbed phenylalanine-lysine copolymers. Journal of immunological methods,1989,117(2):257-266.

31. 何涛,陈曼玲.共价连接的多肽酶联免疫测定法的研究.生物化学与生物物理进展,1999,26(6):609-610.

32. Suslick K S, Fang M, Hyeon T. Sonochemical synthesis of iron colloids. Journal of the American Chemical Society,1996,118(47):11960-11961.

33. QuanFu Xu, Hong Xu, Hongchen Gu, et al. Development of lateral flow immunoassay system based on superparamagnetic nanobeads as labels for rapid quantitative detection of cardiac troponin I. Materials Science and Engineering C,2009,29:702-707.

34. 施海燕,王鸣华.半抗原的间隔臂长度对免疫识别的影响.农药学学报,2008,10(2):172-177.

35. Hermanson G T. Bioconjugate techniques. Academic press,2013.

36. Tamura T, Terada T, Tanaka A. A quantitative analysis and chemical approach for the reduction of nonspecific binding proteins on affinity resins. Bioconjugate chemistry,2003,14(6):1222-1230.

37. 王立言,李基,王缦.低温等离子体对酶标板性能改进初步研究.第五次全国免疫诊断暨疫苗学术研讨会,2011.

38. 郑力行.低温等离子体对聚苯乙烯微孔板表面改性的研究.天津科技大学硕士学位论文,2012.

39. 虞伟,林颖,武建国.聚苯乙烯微孔板的表面修饰对酶免疫分析结果的影响.第十届全军检验医学学术会议,2005.

40. 冯波,曾虹燕,唐裕芳,等.^{60}Co辐照聚苯乙烯微孔板在抗-HCV ELISA中的应用.辐射研究与辐射工艺学报,2005,23(6):321-333.

41. 冯波,曾美霞.Co^{60}辐照聚苯乙烯微孔板的ELISA研究.湘潭大学自然科学学报,2005,27(2):120-122.

42. 刘平果.一种定量检测人血清高敏C反应蛋白的化学发光免疫方法.生物工程学报,2010,26(8):1150-1156.

43. 马乐.疏水微孔板诱导CRP变构形成兼具pCRP和mCRP双重抗原性的生物活性异构体.兰州大学博士学位论文,2011.

44. 陈兆鹏,韩松,陶义训.抗双链DNA抗体测定方法改进的研究.标记免疫与临床,1995,2(1):29-31.

45. 冯仁丰.临床检验质量管理技术基础.第2版.上海:上海科学技术文献出版社,2007.

46. GB/T 21415—2008 体外诊断医疗器械 生物样品中量的测量 校准品和控制物质赋值的计量学溯源性.中华人民共和国国家质量监督检验检疫总局,中国国家标准化管理委员会.2008.

47. 基质效应与互通性评估指南. 中华人民共和国卫生部. 2012.

48. EP14-A2 Evaluation of matrix Effects; Approved Guideline—Second Edition. CLSI. 2005.

49. Guidance on the application of the requirements for measurement uncertainty. CNAS-GL05. 2011.

50. General requirements for the competence of reference material producers. ISO Guide 34. 2000.

51. 阿拉法特. 制备样品基质效应的评估及控制. 中国医药导刊,2007,9,2(49):158-159.

52. 病原体特异性M型免疫球蛋白定性检测试剂注册技术审查指导原则. 国家食品药品监督管理总局. 2013.

53. EP5-A2 Evaluation of Precision Performance of Quantitative Measurement Methods; Approved Guideline—Second Edition. CLSI. 2004.

54. 国家药典委员会. 中华人民共和国药典 2015年版 三部. 北京:中国医药科技出版社,2015.

55. YYT 1183-2010酶联免疫吸附法试剂(盒). 国家食品药品监督管理局. 2010.

56. YYT 1164-2009人绒毛膜促性腺激素检测试纸(胶体金免疫层析法). 国家食品药品监督管理局. 2009.

57. 尚红,王毓三,申子瑜. 全国临床检验操作规程. 第4版. 北京:人民卫生出版社,2014.

58. 大便隐血(FOB)检测试剂盒(胶体金免疫层析法)注册技术审查指导原则(2016年修订版). 国家食品药品监督管理总局. 2016.

59. 人绒毛膜促性腺激素检测试剂(胶体金免疫层析法)注册技术审查指导原则. 国家食品药品监督管理总局. 2016.

60. EP17-A Protocols for Determination of Limits of Detection and Limits of Quantitation; Approved Guideline. CLSI. 2004.

61. EP6-A Evaluation of the Linearity of Quantitative Measurement Procedures: A Statistical Approach; Approved Guideline. CLSI. 2003.

62. EP15-A User Demonstration of Performance for Precision and Accuracy; Approved Guideline. CLSI. 2001.

63. GB/T 21415-2008 体外诊断医疗器械 生物样品中量的测量 校准品和控制物质赋值的计量学溯源性. 中华人民共和国国家质量监督检验检疫总局,中国国家标准化管理委员会. 2008.

64. EP7-A2 Interference Testing in Clinical Chemistry; Approved Guideline—Second Edition. CLSI. 2005.

65. C28-A2 How to Define and Determine Reference Intervals in the Clinical Laboratory; Approved Guideline—Second Edition. CLSI. 2000.

66. EP25-A Evaluation of Stability of in Vitro Diagnostic Reagents; Approved Guideline. CLSI. 2009.

67. ISO Guide 35 Reference Materials-General and Statistical Principles for Certification. ISO. 2006.

68. DG XII-5-C(SMT Programme)Guidelines for the Production and Certification of Reference Materials. Document BCR/01/97. European Commission. 1997.

69. David Wild. The Immunoassay Handbook: Theory and application of ligand binding, ELISA and related techniques. 4th ed. Oxford: Elsevier,2013.

70. Robert Burns. Immunochemical Protocols. 3rd ed. New Jersy: Human Press,2005.

71. Eleftherios PD, Theodore KC. Immunoassay. California,1996.

72. Brian Law. Immunoassay: A Practical Guide. London, Taylor & Francis Ltd,2005.

73. Mary Louise Turgeon. Immunology & Serology in Laboratory Medicine. 5th ed. St. Louis, Elsevier Mosby,2014.

74. Raymond Edwards. Immunodiagnostics: The Practical Approach Series. NewYork, Oxford University Press,1999.

75. James O. Westgard. Basic QC practice. 3rd ed. Madison WI. Westgard QC Inc, 2010.

76. Mary L. Turgeon. Immunology and Serology in Laboratory Medicine. 5th ed. New York: Elsevier Mosby, 2014.

77. 中华人民共和国国家卫生和计划生育委员会.《医疗机构临床实验室管理办法》卫医发〔2006〕73号.北京: 2016.

78. 中华人民共和国国家卫生和计划生育委员会. WS/T 420-2013: 临床实验室对商品定量试剂盒分析性能的验证. 北京: 中国标准出版社, 2013.

79. 中华人民共和国国家卫生和计划生育委员会. WS/T 415-2013: 无室间质量评价时实验室检测评估方法. 北京: 中国标准出版社, 2013.

80. 中华人民共和国国家卫生和计划生育委员会. WS/T 407-2012: 医疗机构内定量检验结果的可比性验证指南. 北京: 中国标准出版社, 2012.

81. 中华人民共和国国家卫生和计划生育委员会. WS/T 402-2012: 临床实验室检验项目参考区间的制定. 北京: 中国标准出版社, 2012.

82. CLSI EP12-A2. User Protocol for Evaluation of Qualitative Test Performance; Approved Guideline-Second Edition. CLSI, Wayne, PA: 2008.

83. CLSI EP7-A2. Interference Testing in Clinical Chemistry; Approved Guideline-Second Edition. CLSI, Wayne, PA: 2005.

84. CLSI EP17-A2. Evaluation of Detection Capability for Clinical Laboratory Measurement Procedures; Approved Guideline—Second Edition. CLSI, Wayne, PA: 2012.

85. CLSI EP28-A3C: Defining, Establishing, and Verifying Reference Intervals in the Clinical Laboratory; Approved Guideline—Third Edition. CLSI, Wayne, PA: 2010.

86. CLSI EP6-A. Evaluation of linearity of quantitative measurement procedures: A statistical approach; Approved Guideline. CLSI, Wayne, PA: 2003.

87. CLSI EP15-A3. User Verification of Precision and Estimation of Bias; Approved Guideline—Third Edition. CLSI, Wayne, PA: 2014.

88. CLSI EP9-A3. Measurement Procedure Comparison and Bias estimation using patient samples; Approved Guideline-Third Edition. CLSI, Wayne, PA: 2013.

89. U. S. Department of Health and Social Services. Medicare, Medicail, and CLIA programs: Clinical Laboratory Improvement Amendments of 1988(CLIA). Final Rule. Fed Regist, 1992, 57: 7002-7186.

90. 冯仁丰. 临床实验室分析质量目标的共识(上). 检验医学, 2016, 31(1): 1-8.

91. 冯仁丰. 临床实验室分析质量目标的共识(下). 检验医学, 2016, 31(2): 83-86.

92. 李金明. 感染性疾病血清学检验中应重视对弱反应性标本的确认. 中华检验医学杂志, 2006, 29(7): 577-580.

93. 李金明. 免疫测定技术的临床应用及应注意的问题. 中华检验医学杂志, 2008, 31(11): 1205-1208.

94. CLSI EP26-A. User Evaluation of Between-Reagent Lot Variation; Approved Guideline. CLSI, Wayne, PA: 2013.

95. CLSI C24-Ed4. Statistical Quality Control for Quantitative Measurement Procedures: Principles and Definitions. CLSI, Wayne, PA: 2016.

96. James O. Westgard. Useful measures and models for analytical quality management in medical laboratories. Clin Chem Lab Med, 2016, 54(2): 223-233.

97. Andrew C. Don-Wauchope. Lot change for reagents and calibrators. Clin Biochem,2016,49(16-17): 1211-1212.

98. DIXIT C K, KADIMISETTY K, OTIENO B A, et al. Eletrochemistry-based approaches to low cost, high sensitivity, automated, multiplexed protein immunoassays for cancer diagnostics. Analyst,2016,141(2): 536-547.

99. Heo J, Reid T, Ruo L, et al. Randomized dose-finding clinical trial of oncolytic immunotherapeutic vaccinia JX-594 in liver cancer. Nat Med,2013,19(3): 329-336.

100. 曹雪涛. 免疫学前沿进展. 第2版. 北京: 人民卫生出版社,2011.

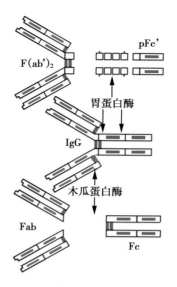

图 2-1　人 IgG 分子的酶裂解

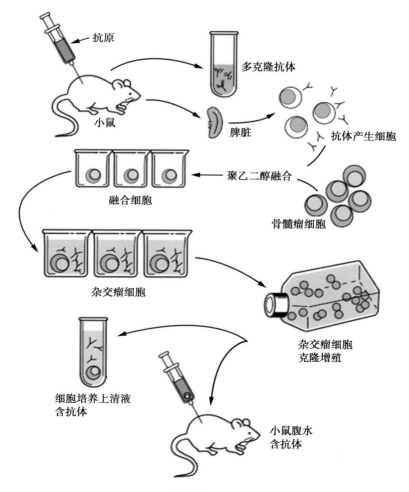

图 2-2　单克隆抗体的制备途径

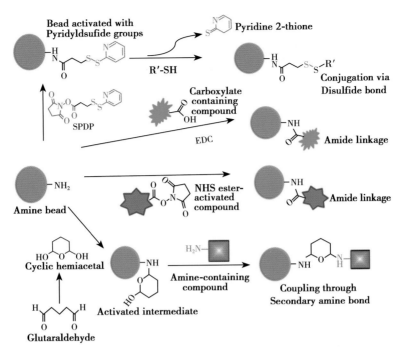

图 4-4　氨基磁珠与包被分子共价交联的原理示意图

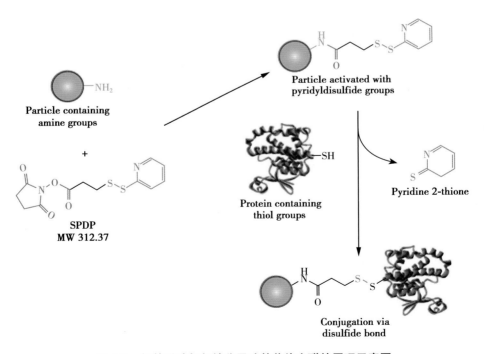

图 4-5　氨基磁珠与包被分子巯基共价交联的原理示意图

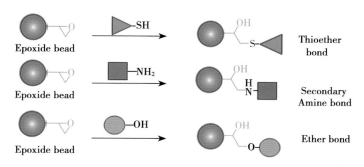

图 4-7　环氧基磁珠与包被分子共价交联的原理示意图

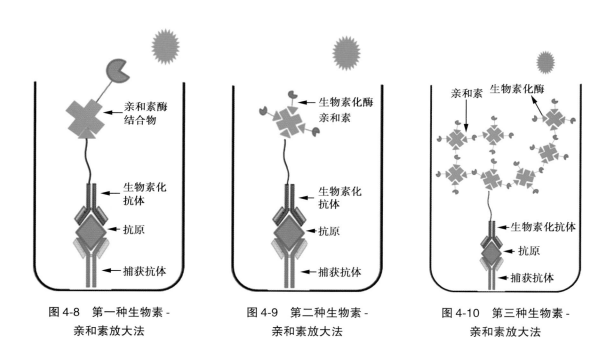

图 4-8　第一种生物素 - 亲和素放大法

图 4-9　第二种生物素 - 亲和素放大法

图 4-10　第三种生物素 - 亲和素放大法

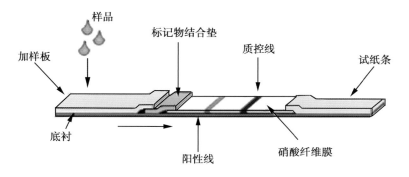

图 6-19　免疫层析试验的基本反应原理

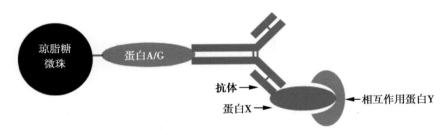

图 8-1　CO-IP 作用原理

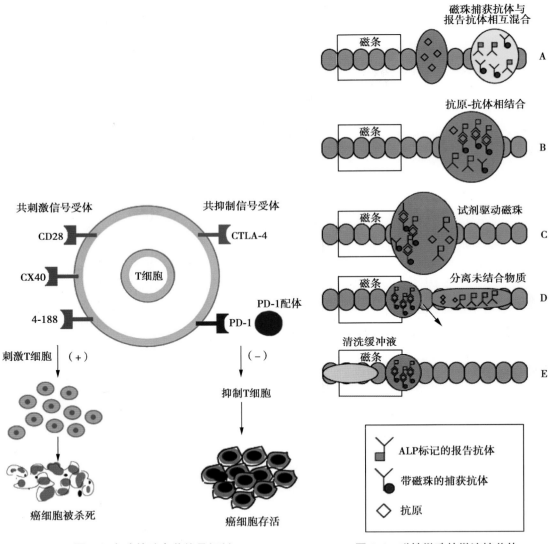

图 8-2　免疫检验点共信号机制

图 8-4　磁性微珠的微流控芯片